U0741597

微生物学基础

（供药学、中药学、药品生产技术、生物制药技术、药物制剂技术、
化学制药技术、药品质量与安全、药品经营与管理专业用）

主　编　吴丽民　贺立虎

副主编　王金凤　冯仰辉　钟秀丽

编　者　（以姓氏笔画为序）

王　翠（福建生物工程职业技术学院）

王金凤（山东中医药高等专科学校）

冯仰辉（山东药品食品职业学院）

李　洋（哈尔滨医科大学大庆校区）

吴　静（福建卫生职业技术学院）

吴丽民（福建生物工程职业技术学院）

林玲辉（邢台医学高等专科学校）

钟秀丽（哈尔滨医科大学大庆校区）

贺立虎（杨凌职业技术学院）

蒋　兰（重庆三峡医药高等专科学校）

中国健康传媒集团

中国医药科技出版社

内容提要

本教材是"全国高职高专院校药学类专业核心教材"之一，系根据本课程教学大纲的基本要求和课程特点编写而成。本教材共十四章，内容涵盖绪论，细菌，放线菌，其他原核微生物，真菌，非细胞型微生物，微生物的营养、繁殖与代谢、遗传与变异，菌种选育与保藏、微生物与药物生产、药物的微生物检测，灭菌与消毒技术，免疫学基础与应用等；章后设有相关实验，有助于理实一体化教学。本教材为书网融合教材，即纸质教材有机融合电子教材、教学配套资源（PPT、微课、视频、图片等）、题库系统、数字化教学服务，使教学资源更加多样化、立体化。

本教材主要供全国高职高专院校药学、中药学、药品生产技术、生物制药技术、药物制剂技术、化学制药技术、药品质量与安全、药品经营与管理专业教学使用，也可以作为药品、食品从业人员的培训和参考用书。

图书在版编目（CIP）数据

微生物学基础/吴丽民，贺立虎主编. —北京：中国医药科技出版社，2021.12
全国高职高专院校药学类专业核心教材
ISBN 978 – 7 – 5214 – 2878 – 0

Ⅰ.①微… Ⅱ.①吴… ②贺… Ⅲ.①微生物学 – 高等职业教育 – 教材 Ⅳ.①Q93

中国版本图书馆 CIP 数据核字（2021）第 254092 号

美术编辑　陈君杞
版式设计　友全图文

出版　**中国健康传媒集团** | 中国医药科技出版社
地址　北京市海淀区文慧园北路甲 22 号
邮编　100082
电话　发行：010 – 62227427　邮购：010 – 62236938
网址　www. cmstp. com
规格　889mm × 1194mm $^1/_{16}$
印张　17
字数　498 千字
版次　2021 年 12 月第 1 版
印次　2021 年 12 月第 1 次印刷
印刷　北京市密东印刷有限公司
经销　全国各地新华书店
书号　ISBN 978 – 7 – 5214 – 2878 – 0
定价　**48. 00 元**

获取新书信息、投稿、为图书纠错，请扫码联系我们。

出版说明

为了贯彻党的十九大精神，落实国务院《国家职业教育改革实施方案》文件精神，将"落实立德树人根本任务，发展素质教育"的战略部署要求贯穿教材编写全过程，充分体现教材育人功能，深入推动教学教材改革，中国医药科技出版社在院校调研的基础上，于2020年启动"全国高职高专院校护理类、药学类专业核心教材"的编写工作。在教育部、国家药品监督管理局的领导和指导下，在本套教材建设指导委员会和评审委员会等专家的指导和顶层设计下，根据教育部《职业教育专业目录（2021年）》要求，中国医药科技出版社组织全国高职高专院校及其附属机构历时1年精心编撰，现该套教材即将付梓出版。

本套教材包括护理类专业教材共计32门，主要供全国高职高专院校护理、助产专业教学使用；药学类专业教材33门，主要供药学类、中药学类、药品与医疗器械类专业师生教学使用。其中，为适应教学改革需要，部分教材建设为活页式教材。本套教材定位清晰、特色鲜明，主要体现在以下几个方面。

1. 体现职业核心能力培养，落实立德树人

教材应将价值塑造、知识传授和能力培养三者融为一体，融入思想道德教育、文化知识教育、社会实践教育，落实思想政治工作贯穿教育教学全过程。通过优化模块，精选内容，着力培养学生职业核心能力，同时融入企业忠诚度、责任心、执行力、积极适应、主动学习、创新能力、沟通交流、团队合作能力等方面的理念，培养具有职业核心能力的高素质技能型人才。

2. 体现高职教育核心特点，明确教材定位

坚持"以就业为导向，以全面素质为基础，以能力为本位"的现代职业教育教学改革方向，体现高职教育的核心特点，根据《高等职业学校专业教学标准》要求，培养满足岗位需求、教学需求和社会需求的高素质技术技能型人才，同时做到有序衔接中职、高职、高职本科，对接产业体系，服务产业基础高级化、产业链现代化。

3. 体现核心课程核心内容，突出必需够用

教材编写应能促进职业教育教学的科学化、标准化、规范化，以满足经济社会发展、产业升级对职业人才培养的需求，做到科学规划教材标准体系、准确定位教材核心内容，精炼基础理论知识，内容适度；突出技术应用能力，体现岗位需求；紧密结合各类职业资格认证要求。

4. 体现数字资源核心价值，丰富教学资源

提倡校企"双元"合作开发教材，积极吸纳企业、行业人员加入编写团队，引入一些岗位微课或者视频，实现岗位情景再现；提升知识性内容数字资源的含金量，激发学生学习兴趣。免费配套的"医药大学堂"数字平台，可展现数字教材、教学课件、视频、动画及习题库等丰富多样、立体化的教学资源，帮助老师提升教学手段，促进师生互动，满足教学管理需要，为提高教育教学水平和质量提供支撑。

编写出版本套高质量教材，得到了全国知名专家的精心指导和各有关院校领导与编者的大力支持，在此一并表示衷心感谢。出版发行本套教材，希望得到广大师生的欢迎，对促进我国高等职业教育护理类和药学类相关专业教学改革和人才培养做出积极贡献。希望广大师生在教学中积极使用本套教材并提出宝贵意见，以便修订完善，共同打造精品教材。

全国高职高专院校药学类专业核心教材

建设指导委员会

姚腊初　益阳医学高等专科学校
贾　强　山东药品食品职业学院
高璀乡　江苏医药职业学院
葛淑兰　山东医学高等专科学校
韩忠培　浙江药科职业大学
覃晓龙　遵义医药高等专科学校
程一波　广西卫生职业技术学院

委　　　员（以姓氏笔画为序）

王庭之　江苏医药职业学院
兰作平　重庆医药高等专科学校
司　毅　山东医学高等专科学校
刘　亮　遵义医药高等专科学校
刘林凤　山西药科职业学院
李　明　济南护理职业学院
李　媛　江苏食品药品职业技术学院
李小山　重庆三峡医药高等专科学校
何　雄　浙江药科职业大学
何文胜　福建生物工程职业技术学院
沈　伟　山东中医药高等专科学校
沈必成　楚雄医药高等专科学校
张　虹　长春医学高等专科学校
张奎升　山东药品食品职业学院
张钱友　长沙卫生职业学院
张雷红　广东食品药品职业学院
陈　亚　邢台医学高等专科学校
陈　刚　赣南卫生健康职业学院
罗　翀　湖南食品药品职业学院
郝晶晶　北京卫生职业学院
胡莉娟　杨凌职业技术学院
徐贤淑　辽宁医药职业学院
高立霞　山东医药技师学院
黄欣碧　广西卫生职业技术学院
康　伟　天津生物工程职业技术学院
傅学红　益阳医学高等专科学校

全国高职高专院校药学类专业核心教材

评审委员会

数字化教材编委会

主　编　吴丽民　贺立虎

副主编　王金凤　冯仰辉　钟秀丽

编　者　（以姓氏笔画为序）

王　翠（福建生物工程职业技术学院）

王金凤（山东中医药高等专科学校）

冯仰辉（山东药品食品职业学院）

李　洋（哈尔滨医科大学大庆校区）

吴　静（福建卫生职业技术学院）

吴丽民（福建生物工程职业技术学院）

林玲辉（邢台医学高等专科学校）

钟秀丽（哈尔滨医科大学大庆校区）

贺立虎（杨凌职业技术学院）

蒋　兰（重庆三峡医药高等专科学校）

前 言

本教材为"全国高职高专院校药学类专业核心教材"之一,将"落实立德树人根本任务,发展素质教育"的战略部署要求贯穿教材编写全过程,突出体现高等职业教育药学类专业教学标准中的核心内容。

微生物学基础是药学类及相关专业基础课,旨在为专业核心课程奠定理论知识和技能基础。本教材主要由一线教师编写而成,另有企业、行业人员参与,在总结以往教材使用经验的基础上,进一步满足高职高专院校药学类及相关专业的实际教学和就业需求,更加突出高等职业教育理实一体化教学特色。本教材将相同或相似的知识点归入同一章节,使内容层次更加清晰;通过导学情景引入,让学生能够提前了解岗位需求;将实验内容贯穿全书,便于学生对所学技能进行复习与实时巩固,提升动手能力;书末设有附录,方便师生查阅。全书共十四章,内容涵盖绪论,细菌,放线菌,其他原核微生物,真菌,非细胞型微生物,微生物的营养、繁殖与代谢、遗传与变异,菌种选育与保藏,微生物与药物生产,药物的微生物检测,灭菌与消毒技术,免疫学基础与应用等,具有文字精练、重点突出以及针对性、实用性强等特点。本教材搭载"医药大学堂"在线学习平台,配有课件、微课视频、习题库等数字资源,提升知识性内容数字资源的含金量,激发学生学习兴趣。本教材主要供全国高职高专院校药学、中药学、药品生产技术、生物制药技术、药物制剂技术、化学制药技术、药品质量与安全、药品经营与管理专业教学使用,也可以作为药品、食品从业人员的培训和参考用书。

本书的编写分工如下:山东中医药高等专科学校王金凤老师编写第一章和实验一;邢台医学高等专科学校林玲辉老师编写第二章和实验二、实验三;哈尔滨医科大学大庆校区李洋老师编写第三章、第四章和实验四、实验九;福建生物工程职业技术学院王翠老师编写第五章和实验五、实验六;山东药品食品职业学院冯仰辉老师编写第六章和实验七;重庆三峡医药高等专科学校蒋兰老师编写第七章和实验八;哈尔滨医科大学大庆校区钟秀丽老师编写第八章、第十章和实验十二;杨凌职业技术学院贺立虎老师编写第九章、第十一章和实验十、实验十一、实验十三至实验十六;福建生物工程职业技术学院吴丽民老师编写第十二章、第十三章和实验十七至实验二十;福建卫生职业技术学院吴静老师编写第十四章和实验二十一。附录部分:附录一由王金凤老师编写,附录二由林玲辉老师编写,附录三由蒋兰老师编写。全书由福建生物工程职业技术学院的吴丽民老师负责统稿工作,广州中医药大学林佳怡同志参与校对及部分章节的制图工作。

本教材在编写过程中,参考了国内已出版的部分教材,在此向所有相关专家表示衷心的感谢。

由于编写时间紧迫和编者水平所限,对职业教育的认识和理解尚有不足,书中疏漏、不足之处在所难免,恳请广大读者批评指正,以便再版时完善。

编 者
2021 年 9 月

目录

第一章　绪论 ……………………………………………………………………………………… 1

　第一节　微生物和微生物学基础 ……………………………………………………………… 1

　　一、微生物的概念 ………………………………………………………………………… 1

　　二、微生物的分类 ………………………………………………………………………… 2

　　三、微生物的特点 ………………………………………………………………………… 2

　　四、微生物的命名 ………………………………………………………………………… 3

　　五、微生物学及其分支学科 ……………………………………………………………… 4

　第二节　微生物学发展简史 …………………………………………………………………… 4

　　一、微生物学发展史前期的经验 ………………………………………………………… 4

　　二、微生物学发展形态学期的启蒙人 …………………………………………………… 5

　　三、微生物学发展生理学期的奠基者 …………………………………………………… 5

　　四、微生物学发展分子时代的关键假说 ………………………………………………… 7

　　五、微生物学基础发展大事记 …………………………………………………………… 7

　第三节　微生物学的应用 ……………………………………………………………………… 8

　　一、微生物资源的开发与利用 …………………………………………………………… 9

　　二、微生物在药物生产方面的应用 ……………………………………………………… 9

　　三、微生物在农业生产方面的应用 ……………………………………………………… 10

　　四、微生物在食品工业方面的应用 ……………………………………………………… 10

　　五、微生物在环境保护方面的应用 ……………………………………………………… 11

　实验一　微生物实验室操作规范和生物安全 ………………………………………………… 12

第二章　细菌 ……………………………………………………………………………………… 17

　第一节　细菌的大小与形态 …………………………………………………………………… 17

　　一、细菌的大小 …………………………………………………………………………… 18

　　二、细菌的形态 …………………………………………………………………………… 18

　　三、细菌染色法 …………………………………………………………………………… 19

　第二节　细菌细胞结构和功能 ………………………………………………………………… 20

　　一、细菌的基本结构和功能 ……………………………………………………………… 21

　　二、细菌的特殊结构和功能 ……………………………………………………………… 26

　第三节　细菌的繁殖 …………………………………………………………………………… 28

　　一、细菌的繁殖方式 ……………………………………………………………………… 28

　　二、细菌的菌落特征 ……………………………………………………………………… 28

　第四节　细菌与人类的关系 …………………………………………………………………… 29

　　一、细菌在制药工业中的作用 …………………………………………………………… 29
　　二、细菌的致病性与致病细菌 …………………………………………………………… 29
　实验二　光学显微镜的使用 ………………………………………………………………… 35
　实验三　微生物的染色技术 ………………………………………………………………… 37

第三章　放线菌 ……………………………………………………………………………… 41
　第一节　放线菌的形态结构 ………………………………………………………………… 41
　　一、放线菌的形态 ………………………………………………………………………… 42
　　二、放线菌的基本结构 …………………………………………………………………… 43
　第二节　放线菌的营养与繁殖 ……………………………………………………………… 44
　　一、放线菌的营养 ………………………………………………………………………… 44
　　二、放线菌的繁殖 ………………………………………………………………………… 45
　第三节　放线菌与人类的关系 ……………………………………………………………… 45
　　一、放线菌在药物生产中的应用 ………………………………………………………… 45
　　二、致病放线菌 …………………………………………………………………………… 47
　实验四　细菌的接种、放线菌的插片培养和观察 ………………………………………… 48

第四章　其他原核微生物 …………………………………………………………………… 53
　第一节　蓝细菌 ……………………………………………………………………………… 53
　　一、蓝细菌的生物学特征 ………………………………………………………………… 53
　　二、蓝细菌与人类的关系 ………………………………………………………………… 54
　第二节　支原体 ……………………………………………………………………………… 55
　　一、支原体的生物学特征 ………………………………………………………………… 55
　　二、支原体与人类的关系 ………………………………………………………………… 56
　第三节　衣原体 ……………………………………………………………………………… 57
　　一、衣原体的生物学特征 ………………………………………………………………… 57
　　二、衣原体与人类的关系 ………………………………………………………………… 57
　第四节　立克次体 …………………………………………………………………………… 59
　　一、立克次体的生物学特征 ……………………………………………………………… 59
　　二、立克次体与人类的关系 ……………………………………………………………… 59
　第五节　螺旋体 ……………………………………………………………………………… 61
　　一、螺旋体的生物学特征 ………………………………………………………………… 61
　　二、螺旋体与人类的关系 ………………………………………………………………… 61

第五章　真菌 ………………………………………………………………………………… 65
　第一节　酵母菌 ……………………………………………………………………………… 65
　　一、酵母菌的形态结构 …………………………………………………………………… 65
　　二、酵母菌的菌落特征 …………………………………………………………………… 66
　　三、酵母菌在药物生产中的应用 ………………………………………………………… 67
　　四、酵母菌的生长繁殖 …………………………………………………………………… 68

五、致病酵母菌 ··· 69

第二节 霉菌 ··· 70

一、霉菌的形态结构 ··· 70

二、霉菌的生长繁殖 ··· 74

三、霉菌的菌落特征 ··· 74

四、霉菌在药物生产中的应用 ··· 75

五、霉菌的致病性与致病霉菌 ··· 75

第三节 大型真菌 ··· 76

一、大型真菌的形态结构 ··· 77

二、大型真菌的繁殖 ··· 77

三、大型真菌在药物生产中的应用 ····································· 77

四、致病大型真菌 ·· 78

实验五 酵母菌的形态观察 ··· 78

实验六 青霉、曲霉、根霉、毛霉的形态观察 ····················· 81

第六章 非细胞型微生物 ··· 84

第一节 病毒 ··· 84

一、病毒的特点 ··· 84

二、病毒的形态结构和化学组成 ·· 85

三、病毒的增殖 ··· 87

四、病毒的分类 ··· 88

第二节 病毒的干扰现象与干扰素 ····································· 89

一、干扰现象 ··· 89

二、干扰素 ·· 89

第三节 病毒与人类的关系 ··· 91

一、噬菌体与发酵工业的关系 ··· 91

二、常见的病毒性疾病 ··· 92

实验七 噬菌体的分离、纯化与效价测定 ··························· 97

第七章 微生物的营养 ··· 102

第一节 微生物的营养需求 ··· 102

一、微生物细胞的化学组成 ··· 102

二、微生物营养的六大要素及其生理功能 ···························· 103

三、营养物质进入细胞的方式 ··· 103

第二节 微生物的营养类型 ··· 104

一、光能自养型 ··· 105

二、光能异养型 ··· 105

三、化能自养型 ··· 105

四、化能异养型 ··· 105

第三节 培养基 ·· 105

一、培养基的类型 ……………………………………………………… 105

二、配制培养基的基本原则 …………………………………………… 107

三、培养基的制备 ……………………………………………………… 108

实验八　细菌、放线菌、真菌基本培养基的配制 ……………………… 109

第八章　微生物的繁殖与代谢 ……………………………………………… 113

第一节　微生物的生长繁殖 ………………………………………………… 113

一、微生物生长繁殖的概念 …………………………………………… 113

二、微生物的纯培养 …………………………………………………… 114

三、微生物生长的测定方法 …………………………………………… 116

四、微生物的个体生长和同步生长 …………………………………… 117

五、微生物的生长曲线 ………………………………………………… 118

六、影响微生物生长繁殖的因素 ……………………………………… 119

第二节　微生物的代谢 ……………………………………………………… 120

一、微生物的能量代谢 ………………………………………………… 120

二、微生物的分解代谢与合成代谢 …………………………………… 121

三、微生物的初级代谢与次级代谢 …………………………………… 123

四、微生物发酵中的代谢调控 ………………………………………… 123

第三节　医药生产中常用的微生物培养技术 ……………………………… 124

一、微生物的接种 ……………………………………………………… 124

二、分批培养 …………………………………………………………… 125

三、连续培养 …………………………………………………………… 125

四、固定化细胞培养 …………………………………………………… 126

实验九　微生物的分离和纯化 ……………………………………………… 127

第九章　灭菌与消毒技术 …………………………………………………… 131

第一节　灭菌相关的基本概念 ……………………………………………… 131

一、灭菌 ………………………………………………………………… 131

二、消毒 ………………………………………………………………… 132

三、防腐 ………………………………………………………………… 132

四、除菌 ………………………………………………………………… 132

第二节　物理灭菌消毒方法 ………………………………………………… 133

一、高温灭菌 …………………………………………………………… 133

二、紫外线灭菌 ………………………………………………………… 135

三、过滤除菌 …………………………………………………………… 135

第三节　化学灭菌消毒方法 ………………………………………………… 135

一、化学消毒剂 ………………………………………………………… 136

二、化学治疗剂 ………………………………………………………… 138

实验十　玻璃器皿的洗涤、包扎和干热灭菌 ……………………………… 139

实验十一　高压蒸汽灭菌法 ………………………………………………… 141

第十章 微生物的遗传与变异 145

    第一节 微生物遗传变异的物质基础 146

      一、证明 DNA 是遗传物质基础的经典实验 146

      二、证明 RNA 是遗传物质基础的经典实验 147

      三、遗传物质在微生物中的存在形式 147

    第二节 细菌变异的机制 150

      一、基因突变 151

      二、基因的转移与重组 151

    第三节 基因工程 153

      一、基因工程的概念 153

      二、基因工程的应用 154

      三、微生物在基因工程领域的重要作用 154

    实验十二 皮肤、空气、实验设备的微生物检测 155

第十一章 菌种选育与保藏 159

    第一节 菌种的来源 159

      一、生产用菌种的要求 159

      二、生产用菌种的来源 160

    第二节 菌种选育 160

      一、自然选育 160

      二、诱变育种 160

      三、杂交育种 163

      四、原生质体融合 164

      五、基因工程 165

    第三节 菌种的退化、复壮与保藏 166

      一、菌种的退化 166

      二、菌种的复壮 167

      三、菌种的保藏 168

    实验十三 紫外线诱变选育 α–淀粉酶高产菌株 169

    实验十四 亚硝酸诱变筛选乳糖发酵突变株 170

    实验十五 微生物菌种保藏 171

    实验十六 微生物复壮 172

第十二章 微生物与药物生产 176

    第一节 微生物制药 176

      一、制药微生物的种类 177

      二、微生物药物类型 177

      三、微生物发酵的类型 178

      四、微生物发酵的特点 178

第二节 抗生素 ……………………………………………………………… 179
　　一、抗生素的概念、特点和分类 …………………………………… 179
　　二、抗生素的生物合成 ……………………………………………… 180
　　三、抗生素产生菌的分离和筛选 …………………………………… 181
　　四、抗生素的制备 …………………………………………………… 182
第三节 其他微生物药物 ……………………………………………… 184
　　一、氨基酸 …………………………………………………………… 184
　　二、维生素 …………………………………………………………… 185
　　三、甾体化合物 ……………………………………………………… 186
　　四、酶制剂 …………………………………………………………… 186
　　五、酶抑制剂 ………………………………………………………… 187
　　六、菌体制剂 ………………………………………………………… 188
　　七、其他微生物制剂 ………………………………………………… 189
第四节 药物的抗菌试验 ……………………………………………… 190
　　一、抗生素药效试验 ………………………………………………… 190
　　二、抗生素的含量测定 ……………………………………………… 194
　　三、抗药性 …………………………………………………………… 195
实验十七 药物的体外抗菌试验 ……………………………………… 196
实验十八 抗生素效价的测定 ………………………………………… 198

第十三章 药物的微生物检测 ………………………………………… 202

第一节 微生物与药物变质 …………………………………………… 202
　　一、引起药物霉变的微生物 ………………………………………… 202
　　二、药物生产中微生物污染的来源 ………………………………… 203
　　三、药物的变质 ……………………………………………………… 204
　　四、药物生产中的 GMP 和 GLP …………………………………… 205
　　五、防止微生物污染的措施 ………………………………………… 207
第二节 灭菌制剂的无菌检查 ………………………………………… 208
　　一、无菌检验的基本原则 …………………………………………… 208
　　二、无菌检查的药物制剂种类 ……………………………………… 208
　　三、无菌检查的基本方法 …………………………………………… 208
第三节 非灭菌制剂的微生物限度检查 ……………………………… 212
　　一、微生物限度检查的概念 ………………………………………… 212
　　二、微生物限度检查的项目 ………………………………………… 212
　　三、微生物菌落总数测定 …………………………………………… 213
　　四、控制菌检查 ……………………………………………………… 215
实验十九 灭菌制剂的无菌检查 ……………………………………… 217
实验二十 微生物的限度检查 ………………………………………… 219

第十四章 免疫学基础与应用 ………………………………………… 223

第一节 抗原 …………………………………………………………… 223

一、构成抗原的条件 ……………………………………………………… 223

二、抗原的分类 …………………………………………………………… 224

三、医学上重要的抗原 …………………………………………………… 225

第二节　免疫系统与免疫应答 …………………………………………… 226

一、免疫系统 ……………………………………………………………… 226

二、免疫应答 ……………………………………………………………… 231

三、超敏反应 ……………………………………………………………… 233

第三节　免疫学应用 ……………………………………………………… 237

一、免疫预防 ……………………………………………………………… 237

二、免疫治疗 ……………………………………………………………… 238

三、血清学试验 …………………………………………………………… 240

四、微生物快速检定 ……………………………………………………… 242

实验二十一　纸片法快速检测食品中的大肠菌群 ……………………… 242

附录 ………………………………………………………………………… 246

附录一　常用洗涤剂的配制 ……………………………………………… 246

附录二　常用染色液的配制 ……………………………………………… 246

附录三　常用培养基的配方 ……………………………………………… 248

参考文献 …………………………………………………………………… 253

第一章 绪 论

学习目标

知识目标：

1. 掌握 微生物的概念；微生物的分类和特点；列文虎克、巴斯德和科赫的主要贡献。

2. 熟悉 微生物的命名；微生物学的发展简史；微生物在药物生产方面的应用。

3. 了解 微生物资源的开发和利用；微生物在我国农业、食品工业、环保方面的应用。

技能目标：

1. 微生物实验室的规范操作。

2. 实验室常见意外事故的处理。

素质目标：

正确认识事物的两面性，培养科学的辩证思维和严谨的实验态度。

📖 导学情景

情景描述： 高某，5 岁，早起高热，咽痛，被妈妈带到医院，医生诊断是急性扁桃体炎，是一种细菌感染，嘱其回家服药。服药后，妈妈又为他拿来了他最爱喝的酸牛奶。

情景分析： 急性扁桃体炎的常见病原体是乙型溶血性链球菌，是一种致病菌，对人体是有害的，被人类视为"敌人"；酸牛奶里含有乳酸杆菌和嗜热链球菌，是正常菌群，可以帮助消化和吸收营养，对人体是有益的，被人类视为"朋友"。

讨论： 人类对微生物的认识经历了怎样的过程？我们可以在哪些方面利用微生物造福人类？

学前导语： 微生物是一群肉眼看不到的微小生物的总称，有其独特的分类和特点。微生物与人类相爱相杀，关系十分密切。人类对微生物的认识经历了史前经验期、形态学时期、生理学时期、分子学水平时期。我们要利用微生物对人类有益的一面，开发微生物资源，将其应用到农业、食品工业、环境保护和医药卫生行业，为人类的生活和健康服务。

第一节 微生物和微生物学基础

PPT

一、微生物的概念

微生物（microorganism）是一群体积微小、结构简单、肉眼看不见，必须借助光学显微镜或电子显微镜才能观察到的微小生物的总称。微生物在生物界中的地位非常重要。

18 世纪中期，人们把生物分成两大界，即动物界和植物界。20 世纪 70 年代，有人将生物分为有细胞结构生物和无细胞结构生物两类。再后来，我国微生物学家王大耜提出了六界分类系统，包括动物界、植物界、原生生物界、真菌界、原核生物界、病毒界，除动物和植物外，其他绝大多数都属于微生物的范畴（图1-1）。

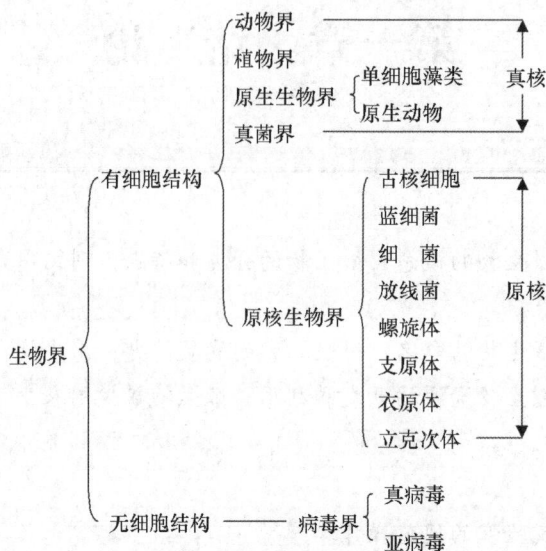

图1-1　微生物在自然界中的分类地位

二、微生物的分类

根据有无细胞及细胞组成结构不同，将微生物分为三种类型。

（一）非细胞型微生物

由单一核酸（RNA或DNA）和蛋白质组成，有的甚至仅为一种核酸或仅有蛋白质，无细胞结构，必须寄生于活的易感细胞中才能生长繁殖，如病毒、亚病毒。

（二）原核细胞型微生物

由单细胞组成，具有原始的核，没有核膜、核仁，仅有裸露的DNA，缺乏完整的细胞器，如古细菌、蓝细菌、细菌、放线菌、螺旋体、支原体、衣原体、立克次体。

（三）真核细胞型微生物

大部分由多细胞组成，少数为单细胞，细胞核分化程度高，有核膜、核仁，有完整的细胞器，如真菌、原生动物、单细胞藻类。

练一练

下列属于真核细胞型微生物的是（　　）

A. 病毒　　　　　　B. 蓝细菌　　　　　　C. 放线菌

D. 真菌　　　　　　E. 螺旋体

答案解析

三、微生物的特点

（一）个体小，比表面积大

微生物个体微小，以微米（μm）或者纳米（nm）作为计量单位。如葡萄球菌，直径约1μm，需用光学显微镜放大上千倍才能看到；而脊髓灰质炎病毒大小约20~30nm，需用电子显微镜放大上万倍才能观察到其形态结构。微生物形态多样，有球形、杆形、螺旋形、蝌蚪形等。

比表面积指某一物体单位体积所占有的表面积。微生物体积越小,比表面积越大,如一个直径为 0.5μm 的球菌的比表面积为 120000,而人体的比表面积仅为 0.3。由此可见,微生物是一个小体积、大面积系统,具有巨大的营养物质吸收面、代谢物质排泄面和环境信息交换面,对微生物与周围环境进行物质、能量交换具有十分重要的意义,也决定了微生物的其他特点。

(二)代谢强,繁殖快

微生物吸收多,转化快,代谢强。大肠埃希菌在 1 小时内可分解相当于自重 1000~10000 倍的乳糖;产朊假丝酵母合成蛋白质的能力比大豆强 100 倍,比食用公牛强 10 万倍。微生物的食谱广,可利用的基质十分广泛,包括动植物不能利用甚至有毒的物质,因此,应用微生物可处理污水、净化空气等。

微生物繁殖快,如大肠埃希菌在适宜的条件下以二分裂方式繁殖,约 12.5~20 分钟分裂一次,以每 20 分钟分裂一次为标准,1 个大肠埃希菌经过 24 小时的培养可分裂 72 次,细菌数量可达 4722366500 万亿个,总重达 4722 吨。但在自然条件下,由于营养条件的限制,此种几何级数分裂只能维持数小时,因此在液体培养时,细菌细胞的浓度一般仅达 10^8~10^9 个/ml。

(三)适应性强,易变异

微生物的适应性强。微生物对自然界中的极端环境,如高温、低温、酸碱、高盐、高毒、高渗等有极强的适应能力,这是高等动植物无法比拟的。如多数细菌能耐受 −196~0℃,某些嗜盐菌可在饱和盐水中正常存活,有芽孢的细菌可在干燥的环境中保藏几十年甚至上百年。

微生物易变异。微生物多以独立的单细胞存在,正常情况下突变概率较低,约为 10^{-10}~10^{-5}。但微生物代谢旺、繁殖快,在短时间内仍可产生大量变异的后代。变异分为有益变异和有害变异。有益的变异可为人类创造巨大的经济和社会效益,利用微生物易变异的特点,对生产用菌种进行改造,使之增加产量,如产青霉素的菌种,1943 年每毫升发酵液仅分泌青霉素 20 单位,如今已超过 5 万单位。有害的变异如菌种退化给微生物药物生产带来不利的影响,再如医学上的"超级细菌",即滥用抗生素所产生的多重抗药的变异菌株,青霉素在 20 世纪 40 年代刚问世时,金黄色葡萄球菌对其的抗药菌株仅占 1%,到 20 世纪末已超过 90%,超级细菌的出现严重威胁着人类健康。

(四)种类多,分布广

微生物的种类繁多,迄今为止,有记载的大约有 20 万种,包括病毒 4000 种,原核生物 3500 种,真菌 9 万种,原生动物和藻类 10 万种。据估计,目前已知的微生物种类仅占地球实际存在微生物种类的 10% 左右。微生物除了物种的多样性外,还有代谢类型的多样性、代谢产物的多样性、遗传基因的多样性等。

微生物分布广泛。我们虽然肉眼看不到微生物,但其无处不在、无孔不入,分布十分广泛。地球上除了火山中心区域等少数地方外,无论是动植物的体内外,还是土壤、江河湖泊海洋、空气、沙漠、冰川、盐湖等,都存活着大量与其相适应的各种微生物。

四、微生物的命名

微生物的命名采用林奈的"双名法"。学名由两部分组成:前面为属名,通常为拉丁字的名词,描述微生物的主要特征,首字母大写;后面为种名,是拉丁文的形容词,描述微生物的次要特征,首字母小写。有时需要添加人名或者地名来表示菌的名称,但可省略。如金黄色葡萄球菌的学名如下(图 1−2)。

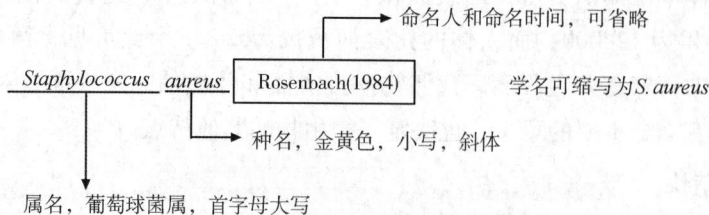

图 1-2 金黄色葡萄球菌的命名方法

亚种的命名：有的情况下，当细菌是一个亚种时，应按照"三名法"进行命名，即属名 + 种名 + 亚种名，亚种名的缩写是"subsp."，正体，后接表示其差异特征的亚种名。如蜡状芽孢杆菌的蕈状亚种应命名为：*Bacillus cereus* subsp. *Mycoides*。

菌株的命名：通常在学名后面用数字编号、字母、人名、地名等表示。例如，大肠埃希菌的两个菌株（B 菌株和 K_{12} 菌株）可分别命名为 *Escherichia coli* B（缩写为 *E. coli* B）和 *Escherichia coli* K_{12}（缩写为 *E. coli* K_{12}）。

微生物的俗名：除了学名，微生物通常还有俗名，俗名通俗易懂，便于记忆。例如，结核分枝杆菌学名为 *Mycobacterium tuberculosis*，俗名是结核杆菌，英文是 tubercle bacillus，缩写为 TB。

五、微生物学及其分支学科

微生物学（microbiology）是生物学的一个分支，是研究微生物在一定条件下的形态结构、分类、生理代谢、遗传变异、生态分布及微生物与人类、动植物和自然界相互关系的一门学科。研究微生物的目的在于发掘、利用有益微生物，控制、消灭有害微生物，更好地为人类服务。

微生物学经历了百余年的发展，其研究领域和范围日益广泛，已形成了大量的分支学科。按照应用领域的不同，微生物学可分为工业微生物学、农业微生物学、医学微生物学、药用微生物学、食品微生物学、兽医微生物学等；按照研究对象，分为细菌学、真菌学、病毒学、原核生物学、厌氧菌生物学等；按照生命活动规律，分为微生物生理学、微生物遗传学、微生物生态学、分子生物学、微生物基因组学等。

第二节　微生物学发展简史

PPT

一、微生物学发展史前期的经验

古代人们虽未观察到微生物，但对微生物的认识和利用却有着悠久的历史，并将微生物知识应用于食品工艺、农业生产和疾病防治中。早在 4000 多年前的龙山文化时期，我们的祖先已能用谷物酿酒；殷商时期的甲骨文中即有酒、醴的记载；北魏时期（386～534）贾思勰著有《齐民要术》，书中详细记载了酒、醋、酱的制作过程及食品保存方法。在农业方面，公元前 1 世纪的《氾胜之书》中指出，肥田要熟粪，同时提出豆类作物与其他作物间作，可见古人已懂得利用豆类植物的共生性固氮作用改善植物营养条件。在防治疾病方面，我国古代亦有较多记载，前 112 年～公元 212 年间，华佗提出"割腐肉以防传染"；公元 2 世纪，张仲景提出"禁食病死兽类的肉和不洁食物"；公元 4 世纪初，东晋葛洪所著《肘后方》中描述了防治狂犬病的方法。据记载，我国在公元 10 世纪已用种人痘的方法来预防天花，明代隆庆年间（1567～1572），人痘已经广泛使用，并先后传到俄国、日本、朝鲜以及英国等国家。

二、微生物学发展形态学期的启蒙人

1676 年，荷兰人安东尼·范·列文虎克（Antonie van Leeuwenhoek，1632～1723）利用自制放大266 倍的原始显微镜观察到污水、牙垢、血液、粪便中的各种微生物，证明了微生物在自然界中的客观存在，并对其进行绘图，总结微生物有球形、杆形、螺旋形三种基本形态，开始了微生物形态学的研究。显微镜的发明，为人类打开了通往微生物世界的大门，对微生物学发展具有里程碑式的意义。

列文虎克的一生手工磨制镜片 400 余张，放大倍数从 40 倍到 300 倍，自制简易显微镜 247 架，1680 年当选为英国皇家学会会员，成为举世闻名的显微镜家和生物学家，被称为"微生物学的先驱者"（图 1-3）。

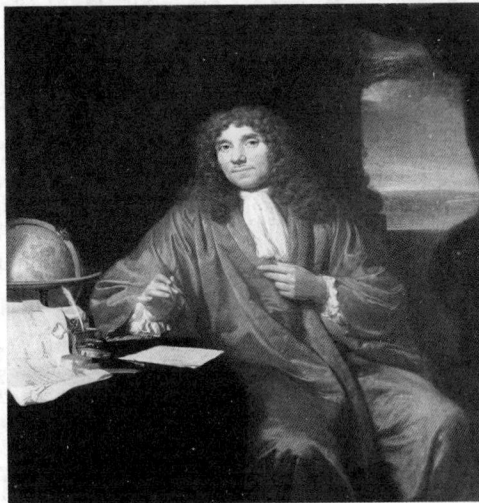

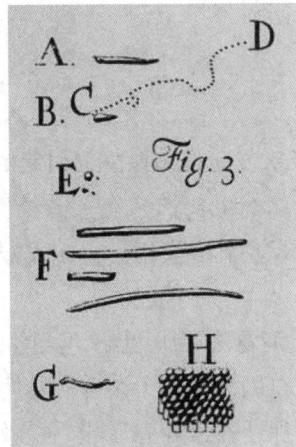

列文虎克　　　　　　　　列文虎克画的微生物画

图 1-3　列文虎克发现微生物

三、微生物学发展生理学期的奠基者

19 世纪 60 年代，在欧洲一些国家占有重要经济地位的酿酒业和蚕丝业出现酒味变酸和蚕病危害，促进了微生物学的研究和发展。以巴斯德和科赫为代表的科学家们将微生物从形态学研究推进到生理学研究，成为微生物生理学时期的奠基人。

（一）巴斯德的贡献

法国的微生物学家、化学家路易斯·巴斯德（Louis Pasteur，1822～1895）研究微生物的性状、营养、繁殖和作用，开创了微生物生理学，奠定了工业微生物学和医学微生物学的基础。巴斯德是一位科学巨人，探索研究一生，取得多项重大成果，是 19 世纪最有成就的科学家之一（图 1-4）。

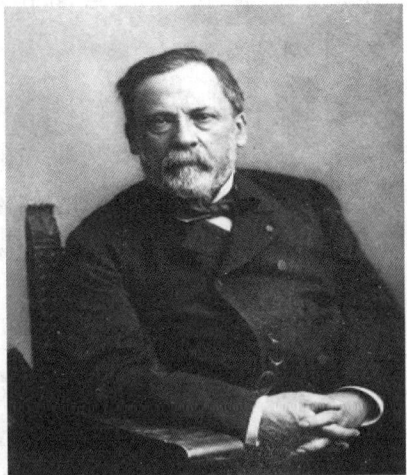

1. 否定"自然发生说"　19 世纪中叶，关于生命的起源仍盛行古老的"自然发生说"，如"腐肉生蛆""腐草化萤"或"谷仓生鼠"，而煮沸后的肉汤很快腐败并产生细菌更是这种学说"最有力的例证"。巴斯德设计了著名的曲颈瓶实验，实验结

图 1-4　路易斯·巴斯德
（**Louis Pasteur，1822～1895**）

果证实，肉汤的腐败变质是微生物在其中生长所致，而这些微生物来自空气，生命不是自然发生的（图1-5）。

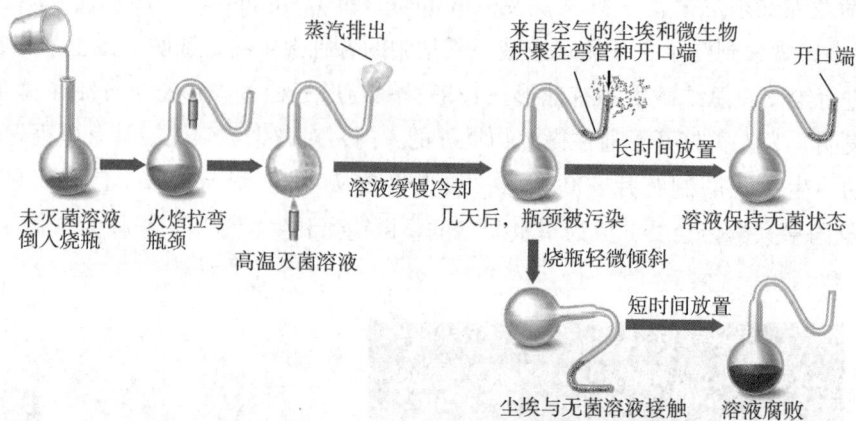

图1-5 曲颈瓶实验

2. 发现并证实发酵是由微生物引起的 巴斯德在否定"自然发生说"的基础上，认为一切发酵作用都可能和微生物的生长繁殖有关。经反复实验，巴斯德发现并证实，酒精发酵是由酵母菌引起的。此外，巴斯德还发现乳酸发酵、醋酸发酵和丁酸发酵是由不同细菌引起的，为进一步研究微生物的生理生化奠定了基础。

3. 首创巴氏消毒法 19世纪，法国酿酒业面临的比较严重的问题就是酒味变酸。经过研究，巴斯德认为酒类变质是因为污染了杂菌。为防止酒类变质，巴斯德首创了巴氏消毒法，用较低的温度杀死酒里的杂菌，但保留其营养和口味，挽救了法国酿酒业。此方法沿用至今，现主要用于牛奶和酒类的消毒。

4. 研制多种疫苗 巴斯德在研究鸡霍乱的过程中，通过给鸡注射陈旧菌液使其获得免疫力，达到预防鸡霍乱的目的。此后，巴斯德又研制出炭疽减毒疫苗和狂犬疫苗，在免疫预防方面做出了重要贡献。

此外，巴斯德还参与了蚕病的研究，挽救了法国的养蚕业，推动了微生物病原学说的发展。

（二）科赫的贡献

德国医生、细菌学家罗伯特·科赫（Rober Koch，1843～1910）是医学微生物学的奠基人（图1-6）。他分离出多种病原菌，于1876年首先提出疾病的微生物致病学说。

1. 建立微生物纯培养技术 科赫创用了固体培养基和细菌染色技术，使病原菌的分离培养和鉴定研究成为可能。

2. 发现多种病原菌 科赫先后发现了炭疽芽孢杆菌（1876年）、结核分枝杆菌（1882年）和霍乱弧菌（1883年）。到19世纪末，在他的影响和带动下，各国细菌学家相继发现了多种重要的病原菌。基于其在结核病方面的贡献，科赫荣获1905年诺贝尔生理学或医学奖。

3. 提出科赫法则 科赫法则用于确定某一新病原体与疾病的关系，在传染病病原鉴定方面具有指导意义。科赫法则有4条标准：①从同一疾病的机体中能发现同一特定病原菌，而健康

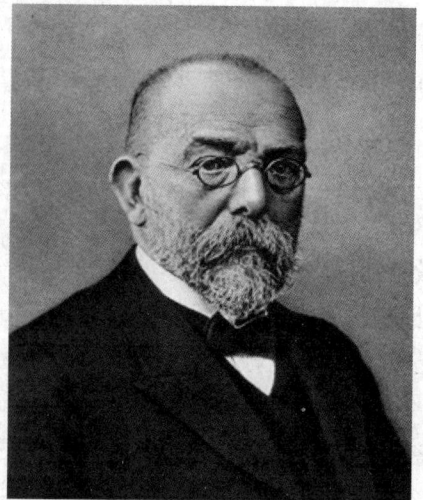

图1-6 罗伯特·科赫
（Rober Koch，1843～1910）

机体中没有。②从该患病机体中可以获得特定病原菌的纯培养。③将该种特定病原菌的纯培养物接种到易感动物体内，可引起相同的疾病。④能从感染的实验动物体内重新获得特定病原菌的纯培养。

四、微生物学发展分子时代的关键假说

19 世纪末至 20 世纪初，是微生物学全面发展的时期。1897 年，德国人布赫纳（Buchner）用无细胞酵母菌压榨汁中的"酒化酶"对葡萄糖成功进行酒精发酵，开创了微生物生化研究的新时代。

20 世纪中期，生物化学、遗传学、细胞生物学和分子生物学等相关学科的快速发展以及电子显微镜技术、免疫学技术和分子生物学技术的应用，促进了微生物学的发展，微生物研究到了分子学水平。1941 年，比德尔（Beadle）和塔特姆（Tatum）提出"一个基因一个酶"假说。1944 年，艾弗里（Avery）在研究细菌的转化因子时，认为 DNA 很有可能是主要的遗传物质。1953 年，沃森（Watson）和克里克（Crick）共同发现 DNA 的双螺旋结构，标志着分子生物学的诞生。1961 年，雅可布（Jacob）和莫诺德（Monod）在研究大肠埃希菌乳糖代谢的调节时，提出了乳糖操纵子学说，开启了微生物代谢调控基因的研究。1965 年，尼伦伯格（Nirenberg）破译了 DNA 碱基组成的三联密码，揭示了生物统一性的本质。

五、微生物学基础发展大事记

见表 1 - 1。

表 1 - 1 微生物学基础发展大事记

年份	重大事件
1676	A. van Leeuwenhoek 发现微生物
1857~1864	L. Pasteur 提出乳酸发酵由微生物引起；证明酒精发酵由酵母菌引起；推翻"自然发生说"
1876~1884	R. Koch 发现炭疽芽孢杆菌、结核分枝杆菌、霍乱弧菌；建立微生物纯培养技术；提出科赫法则
1884	C. Gram 发明革兰染色法
1892	D. Iosifovich Iwanowski 提出烟草花叶病由比细菌更小的微生物引起
1908	P. Ehrlich 发明梅毒的化学治疗剂——砷凡纳明
1928	F. Griffith 发现肺炎链球菌转化现象
1929	A. Fleming 发现青霉素
1934	L. Laszlo Marton 首次使用电子显微镜检测生物标本
1935	W. Meredith Stanley 获得烟草花叶病毒的结晶
1941	G. Beadle 和 E. Tatum 提出"一个基因一个酶"假说
1943	S. Luria 和 M. Delbruck 发现细菌自发突变现象
1944	O. Avery 证明 DNA 是遗传物质
1944	S. Waksman 发现链霉素
1945	S. Luria 和 A. Day Hershey 证实噬菌体变异
1949	J. Franklin Enders、T. Huckle Weller 和 F. Chapman Robbins 发明培养脊髓灰质炎病毒的方法
1950	R. Hungate 发明了转管培养技术来进行厌氧菌培养
1952	J. Lederberg 和 E. Lederberg 发明影印平板法
1953	J. Watson 和 F. Crick 提出 DNA 分子双螺旋结构
1956	汤飞凡等首次分离出沙眼衣原体
1961	F. Jacob 和 J. Monod 提出乳糖操纵子学说

年份	重大事件
1966	M. Nirenberg 和 H. Gobind Khorana 破译遗传密码
1970	H. Smith 发现限制性内切酶
1973	S. Cohen 将重组质粒转入大肠埃希菌，首次成功转移基因
1977	F. Sanger 测定 ΦX174 噬菌体 DNA 序列
1977	C. Woese 和 G. Fox 发现古细菌（后改称古核细胞）
1982	S. Prusiner 发现朊病毒
1983	F. Barré – Sinoussi 和 L. Montagnier 分离和鉴定人类免疫缺陷病毒
1985	K. Mullis 发明 PCR 技术
1997	H. Schulz 发现已知最大细菌——纳米比亚珍珠硫细菌
2003	B. Lascola 发现最大的病毒——米米病毒
2005	Barry J. Marshall 和 J. Robin Warren 发现幽门螺杆菌及其致病机理
2010	T. Walsh 发现超级细菌

第三节　微生物学的应用

PPT

　　早在 35 亿年前，地球上就有了最早的微生物。微生物与人类共存了几百万年，与人类的关系十分紧密。微生物可引起严重的疾病，如天花、鼠疫、流感等，导致上千万人的死亡，是人类的敌人；但绝大多数微生物对人类是有益甚至必需的，更是人类的朋友。微生物可参与自然界的物质循环（碳、氮、磷等），以碳素循环为例，绿色植物进行光合作用所需的 CO_2 约 90% 来自微生物对有机物质的分解，少部分来自动植物的呼吸（图 1–7）。有些微生物还能将无机物作为碳源和能量，合成细胞物质，将无机物转化为有机物，如根瘤菌能将无机氮转化为有机氮。微生物可大量存在于正常人体中，发挥营养、拮抗、免疫作用，与人体相互协调、相互依赖，形成相互制约的生态系统，对人类的生命活动起重要作用。此外，微生物还可应用于医疗保健、工农业生产、环境保护和生命科学基础研究，促进人类的进步。随着人们对微生物生命活动规律的研究不断扩大和深入，我们应该大力发掘微生物对人类有益的方面，使其更好地为人类服务。

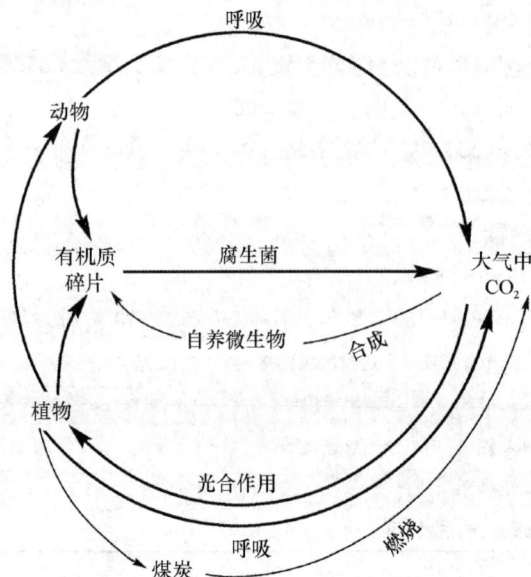

图 1–7　微生物在自然界碳循环中的作用

一、微生物资源的开发与利用

微生物是分布广、种类多的可再生资源，繁殖迅速，适合规模培养。同时，微生物也是最丰富的遗传基因库，且基因组小，容易改良，便于提高产率。并且，对微生物资源的开发，不存在"过度"问题，不会因开发造成原产地微生物资源减少或灭绝。所以，微生物资源是一类与动植物资源不同、生产特性优越、开发前景广阔的生物资源。人类发现微生物很晚，至目前仅 300 多年的时间，对微生物资源的开发和利用起步更晚，真正兴起不过 50 余年，但也取得了令人瞩目的成就。

1. 自然界的微生物资源 在微生物资源的开发和利用过程中，最核心的就是获得性能优良、产能高效的目的菌，这是微生物资源开发和利用的第一步，也是最关键的一步。当前人类利用的微生物大部分来自普通环境，例如土壤。随着陆源微生物资源开发的日益深入，海洋微生物、极端环境微生物和内生菌资源的开发也引起了人们的高度关注。

2. 海洋微生物 种类繁多，有 100 万 ~2 亿种，相较于陆地微生物，它们耐受高压、高盐、低营养、低光照等极端条件，具有特殊的代谢途径和遗传背景，从而具有产生特殊结构和功能活性物质的能力。目前，海洋微生物的开发应用已取得了很多成果，主要体现在海洋药物的开发上。例如，研究人员已经从海洋细菌、放线菌、真菌等中分离到多种具有较强生物活性的物质，包括毒素、抗生素、不饱和脂肪酸、类胡萝卜素等，并着手于这些物质的工业化生产。

3. 极端环境微生物 极端环境微生物能长期生长在高温、低温、高酸、高碱及高盐等极端环境中，必然有其独特的基因类型和生理机制，从而产生特殊的代谢产物。一般认为，已知微生物资源的种类不超过实有种类的 10%，人类对于极端环境微生物资源更是知之甚少。因此，极端环境是发现未知微生物资源的理想之地，其开发应用前景十分广阔。

极端环境微生物包括嗜热、嗜冷、嗜酸、嗜碱、嗜压等多种类型，可应用于发酵工业、医药工业和食品工业。如嗜热真菌通常存在于堆肥、干草堆和碎木堆等高温环境中，有助于有机物的降解；在发酵工业中，嗜热菌可用于生产多种酶制剂，例如纤维素酶、蛋白酶、淀粉酶等。此外，极端微生物还可以产生极端酶，此种酶在极端条件下具有相对较高的活性，目前已应用于多种行业。

4. 内生菌 是指在其生活史的一定阶段或全部阶段，生活于健康植物的各种组织和器官的细胞间隙或细胞内的细菌、真菌和放线菌。自 20 世纪 70 年代从短叶红豆杉树皮中分离出具有抗癌活性的化合物紫杉醇，内生真菌的分离及其代谢产物的研究普遍受到重视。

据估计，植物内生真菌总数超过 100 万种，因此内生真菌资源极其丰富，是新型药物的重要来源。内生真菌的代谢产物普遍具有一定的抗菌、抗肿瘤作用。目前，除紫杉醇外，从内生真菌中已分离到多种活性物质，包括抗真菌剂、免疫抑制剂等。除内生真菌外，内生放线菌的研究也引起了研究者的极大兴趣。

❤ 药爱生命

紫杉醇又名红豆杉醇，是从红豆杉植株中提取的天然产物，被公认为世界上疗效最好的天然植物抗肿瘤药之一，已被成功应用于包括乳腺癌、卵巢癌、子宫癌、肺癌在内的多种恶性肿瘤的治疗。野生红豆杉数量稀少，而紫杉醇在其中的含量更少，所以，过去因原料紧缺及提炼技术难度大等诸多原因，紫杉醇价格一直居高不下，被称为"黄金药"。2018 年以来，我国多部门协同创新，相继攻克了红豆杉种植难和紫杉醇提取难的问题，现在，国产紫杉醇从"黄金药"走向"普惠药"，如紫杉醇注射液在 20 世纪 90 年代的价格为每支 1000 元左右，现在每支为 100 多元，而且已进入医保范畴。

二、微生物在药物生产方面的应用

微生物在药物生产中应用广泛。自古以来，人类就有利用微生物治疗疾病的经验。公元 2 世纪的

《神农本草经》中有白僵蚕治病的记录，公元 6 世纪的《左传》中有麦曲治疗腹泻的记载。中药包含很多真菌类药物，如灵芝、紫芝、猪苓、茯苓、冬虫夏草等，用于临床治疗和抗癌研究，在医学领域发挥重要作用。后来人们发现，微生物的代谢产物可以制成药物。1929 年，英国细菌学家弗莱明（Fleming）在实验中发现青霉菌能抑制葡萄球菌的生长，并发现了青霉素；1940 年，弗洛里（Florey）采用溶媒萃取法从青霉菌培养液中提纯青霉素，并将其应用于临床抗感染治疗；1944 年，瓦克斯曼（Waksman）从由土壤分离的放线菌培养液中获得链霉素。自 20 世纪 50 年代始，微生物被广泛应用于药物工业化生产，抗生素、氨基酸、酶制剂与酶抑制剂、维生素、甾体化合物、菌体制剂等都是利用微生物生产的。由细菌产生的抗生素约 850 种，放线菌产生的约 4200 种；通过细菌发酵法，可生产维生素 C、维生素 B_2、维生素 B_{12}、维生素 D。伴随着基因工程的迅速发展，利用大肠埃希菌、酵母菌等"工程菌"可大量生产胰岛素、干扰素、人生长因子、肿瘤坏死因子、白细胞介素等低成本、高质量的基因工程产品，也可利用微生物生产菌苗、疫苗、类毒素、抗毒素等生物制品，帮助人类预防和治疗疾病。

三、微生物在农业生产方面的应用

（一）微生物增产技术

利用微生物可增肥促长。如用根瘤菌接种剂可提高土壤肥力，改善土壤营养条件；赤霉素可促进作物生长，提高作物产量。

（二）生物防治技术

生物农药在我国已广泛应用，苏云金芽孢杆菌是近年来研究最深入、开发最迅速、应用最广泛的微生物杀虫剂。其杀虫原理是：苏云金芽孢杆菌被害虫食入后，寄生于害虫的中肠内，在肠内生长繁殖，产生的毒素作用于虫体的中肠上皮细胞，引起肠道麻痹、穿孔，虫体瘫痪、停止进食，进而死亡。此类产品成本低、安全性好、效率高、无污染。

（三）沼气发酵技术

我国于 20 世纪 80 年代在农村推行小型户用沼气，2003 年在全国农村规模推广农村户用沼气。沼气发酵技术是以人畜粪便、各种农作物秸秆、青草菜叶为原料，利用微生物发酵技术产生沼气，供家庭照明、做饭。沼气残渣可作为安全有效的有机肥，沼液喷洒植物叶面，既可增肥，又可防治虫害。因此，沼气发酵技术是一项利国利民，促进农业良性循环和可持续发展的农业生态工程。

四、微生物在食品工业方面的应用 🄴微课

在远古时代，我国劳动人民就利用微生物酿酒、制酱。到了现代，微生物在食品工业中的应用更加广泛。

（一）发酵食品

1. 烘焙食品　面包营养丰富、膨松、易于消化，是最常见的烘焙产品。它以面粉为主要原料，经酵母菌发酵后，内部变得松软，酵母菌发酵后的代谢产物会增加其营养组成，使其易于消化吸收，残留在食品中的酵母菌菌体营养丰富，进一步提高了食品的营养价值。

2. 酒类　酒在我国具有悠久的历史，包含啤酒、葡萄酒、白酒、米酒、黄酒等多种类型。酒是利用粮食、果汁作为原料，经酵母菌发酵制成。葡萄酒的发酵过程主要依赖葡萄酒酵母，啤酒的发酵则离不开啤酒酵母，这些微生物的新陈代谢为酒类发酵提供所需的多种物质。

3. 发酵乳制品　酸奶、干酪、酸性奶油是常见的发酵乳制品等，它们以乳液为原料，通过乳酸菌发酵或者乳酸菌和酵母菌共同发酵制成。乳酸杆菌是研究最多的益生菌，它可以改善肠道微环境，促

进营养吸收和代谢废物排出，增强免疫力，具有防癌、抑癌等作用。所以，发酵乳制品具有较高的营养价值和保健功效。

4. 调味品 调味品是我国几千年饮食文明最重要的体现，能在较大程度上直接改变食物的口感和味道。目前，我国最常用的调味品主要包含酱油、食醋、酱、腐乳等。

（二）食用菌

食用菌又称伞菌，属大型真菌，含有丰富的氨基酸、蛋白质和维生素，被视为珍贵食品。食用菌分布广泛，多见于森林落叶地带，可供食用的约2000种，目前已利用的约400种，常见的有香菇、草菇、金针菇、木耳、银耳、杏鲍菇、茶树菇等。

（三）单细胞蛋白

单细胞蛋白也称微生物蛋白，是利用各种基质培养细菌、酵母菌、真菌和藻类所获的菌体蛋白，可用作动物饲料，用酵母菌和假丝酵母菌生产的单细胞蛋白可直接作为人类的食品。单细胞蛋白的氨基酸、维生素和矿物质含量丰富，常被添加到食品中，以提高各类产品相应成分的含量，有的还能改善食品的物理性能和风味。单细胞蛋白的优势在于，一方面生产不占用耕地，另一方面可利用的基质广泛，甚至以各种废弃物作为生产原料。所以，其生产既可以获得优质蛋白，改善人们的食品结构，又可以降解废弃物，减少环境污染。

（四）微生物风味剂

酵母抽提物被誉为第三代调味剂，是以新鲜的酵母为原料，采用生物酶解技术，将酵母细胞内的蛋白质、核酸等进行生物降解精制而成的复合型天然调味料，富含多种氨基酸、维生素、肽类物质等营养成分，已被广泛地应用于食品工业。国内在酵母抽提物方面的研究尚处于起步阶段，因其口感好、鲜度高、营养丰富等多方面的优点，应用前景十分广阔。

（五）微生物防腐剂

防腐剂是食品工业生产中最重要的添加剂之一。进入21世纪以来，绿色食品越来越受到人们的追捧，随着对微生物的研究不断深入，各种天然防腐剂相继被发现。此类防腐剂不仅安全无毒，甚至对人体有保健作用，用微生物防腐剂代替化学防腐剂已成为食品保藏技术的发展趋势。目前已被我国批准应用的微生物防腐剂只有纳他霉素、乳酸链球菌素等几种，加大对微生物防腐剂的研发力度将成为发展食品工业的重点。

？ 想一想

微生物被广泛应用于农业、工业、食品、医药、环保多个领域，与人类的关系十分密切，这与微生物的哪些特点有关？

答案解析

五、微生物在环境保护方面的应用

目前，工业"三废"污染、农用化肥和农药的污染以及废弃塑料和农用地膜的污染，严重影响了我国的生态环境，使得水污染日益加剧，水资源严重短缺，土壤污染严重，人们的身体健康受到严重威胁，疾病发病率急剧上升。因此，加大环境保护和环境治理力度从而提高环境质量，已成为全人类面临的艰巨任务。微生物在地球生态系统物质循环过程中充当分解者的角色，有"天然清洁工"的美称，在污染物的降解转化、资源的再生利用、无公害产品的生产开发、生态保护等方面发挥重要作用。

1. 微生物在治理环境污染方面的应用 人类生产生活所产生的废水、废气和固体废弃物都可通过微生物来处理。微生物处理污染物的原理主要分为两方面：①微生物处理重金属污染物，主要通过自身对重金属物质的吸附来实现，经过微生物初级处理后，可以对重金属污染物采用两相分离的方式进行过滤处理。②微生物处理有机物，主要是以污染物作为微生物的理想养分，微生物通过代谢作用分解有机物，使其转化为无害物质。

👁 **看一看**

生物质与环境保护

生物质是指通过光合作用形成的各种有机体，包括所有的动植物和微生物。地球上存在极其丰富的生物质资源，全球每年合成的生物质约有 2000 亿吨，相当于人类年耗能量的 10 倍。利用微生物的生物炼制技术，将非粮生物质或秸秆纤维等草基生物质通过发酵产生液态燃料如乙醇、丁醇，可成为最优良的石油替代品；而以禽畜粪便和植物秸秆生产的气态燃料，如沼气、氢气等，则是天然气的绝佳替代品。

2. 微生物在保护环境方面的应用　工业上，利用微生物生产肥料和杀虫剂，以替代严重污染环境的化学肥料和农药，可降低对土壤的污染；利用微生物生产"玉米塑料"制造易降解的医用塑料和快餐盒，可减少白色污染；利用微生物可分解含碳、含氮有机物，可生产氢气、乙醇、甲烷等无污染的清洁能源。

此外，微生物是环境污染的承受者，因而还被用作监测环境污染的重要指示生物。例如：大肠埃希菌被作为水体质量的指标，利用发光细菌检测环境的污染度，用水中藻类的生长状况完成对水质和毒性的监测等。

实验一　微生物实验室操作规范和生物安全

一、微生物实验室操作规范

（一）实验前准备

实验前应预习实验内容，了解实验目的、原理和方法，熟悉实验中的主要操作步骤。

（二）实验室着装

进入实验室应着干净整洁的白色工作服，长发者应将头发束于脑后或实验帽内。进入无菌室应戴口罩、帽子，换专用拖鞋。离开实验室时应脱去工作服，并经常洗涤工作服以保持清洁。

（三）实验室课堂纪律

非必要物品不要带进实验室，学生进入实验室后应遵守课堂纪律，不得大声喧哗、嬉笑打闹。实验室内禁止饮食和吸烟。衣物、书包和其他杂物应放置在远离实验台的位置。分组实验时应安排实验组长，组织实验活动，维护课堂秩序，收发实验报告，安排值日。

（四）实验室安全

1. 严格执行实验室各项规章制度，养成良好的实验习惯。
2. 实验室药品和试剂均应保持标签完整，切忌用嘴舔标签、笔尖、手指等物。
3. 对于实验室的仪器设备应遵循"不懂不动"的原则，在掌握实验仪器的性能和使用方法的前提下规范使用。

4. 注意用电安全，电气设备使用前应检查有无绝缘损坏、接触不良或地线接地不良，对故障电器应及时标记，并尽快上报维修。

5. 实验室应保持良好的通风条件，时刻注意实验室中水、火、电、气等方面的使用规范和安全要求。

（五）实验结束后的处理

1. 实验中产生的废液、废物应集中处理，不得任意排放（严禁弃物于洗涤槽内）。

2. 所有废弃的微生物培养物以及被污染的玻璃器皿和阳性检验标本，均应先消毒灭菌处理后再清洗处置，有毒、易污染的实验废液应倒入专门的废液回收器。

3. 实验器具用完后应及时清洁并归原处，玻璃器皿等容器应洗净倒置，摆放于固定位置。

4. 实验台用浸有 3% 来苏尔的抹布擦拭干净。

（六）离开实验室时

用肥皂洗手，值日生负责打扫并保持实验室环境卫生，倾倒垃圾，离开实验室前检查水、火、电及门窗等方面的安全。

二、微生物实验室常见意外事故的处理方法

（一）传染性标本、菌种或培养物外溢、泼溅

1. 泼溅到外环境中 如桌面、地面等。操作者应戴上结实的手套，立即用 3% 来苏尔覆盖污染物表面，如泼溅范围较小，可用浸有 3% 来苏尔的纱布或纸巾覆盖，保持 0.5 小时，然后用浸泡过消毒液的抹布由外向内进行擦拭。用于清理的纱布、纸巾、抹布、镊子等使用完后，应放在盛有消毒液的容器里消毒处理后再放入废弃物桶。

2. 污染手部皮肤时 用 75% 乙醇或碘伏棉签清洁消毒，再用肥皂水洗净。如污染了致病菌，应将手浸于 3% 来苏尔溶液 10~20 分钟后洗净。

3. 泼溅到衣物上时 应尽快脱掉衣服，防止传染物触及皮肤而进一步扩散。

（二）发生割伤

伤口如有玻璃碎片或其他异物，应先取出异物，用生理盐水冲洗伤口后，用碘伏棉签消毒或进行医疗处理。

（三）易燃品或者衣服着火

先切断火源或电源，用湿布覆盖易燃品阻燃灭火，衣服着火时应靠墙或卧地打滚，必要时使用灭火器。

（四）化学药品灼伤

1. 酸、碱灼伤皮肤时 用大量清水清洗，酸灼伤时用 5% 碳酸氢钠或 5% 氢氧化钠冲洗，清水冲洗后涂覆氯化锌软膏；碱灼伤时用 5% 乙酸或 5% 硼酸冲洗，清水清洗后涂覆硼酸软膏。

2. 酸、碱灼伤眼睛时 不要搓揉眼睛，先用大量清水冲洗，视情况分别处理，酸灼伤用 5% 碳酸氢钠、碱灼伤用 5% 硼酸淋洗，最后再用清水冲洗。

三、微生物实验室生物安全

（一）实验室生物安全概念

实验室生物安全是指以实验室为科研和工作场所时，避免危险生物因子暴露、向实验室外扩散并

造成危害的综合措施。在制药车间，特别是在生物制品、抗生素、灭菌制剂等药品生产中也需要遵循生物安全要求，防止污染。

（二）病原微生物分类

在 2018 年修订版《病原微生物实验室生物安全管理条例》中，根据病原微生物的传染性、感染后对个体或者群体的危害程度，将病原微生物分为四类（表 1 – 2）。

表 1 – 2　病原微生物分类及危害级别划分

病原微生物分类	危险等级	危害性	常见种类
一类	4 级	引起人类或者动物非常严重疾病的微生物，及我国尚未发现或者已经宣布消灭的微生物	埃博拉病毒、天花病毒、黄热病毒等
二类	3 级	引起人类或者动物严重疾病，比较容易直接或者间接在人与人、动物与人、动物与动物间传播的微生物	狂犬病毒、SARS 冠状病毒、鼠疫耶尔森菌、霍乱弧菌、炭疽芽孢杆菌等
三类	2 级	引起人类或者动物疾病，但一般情况下对人、动物或者环境不构成严重危害，传播风险有限，实验室感染后很少引起严重疾病，并且具备有效治疗和预防措施的微生物	肝炎病毒、流感病毒、金黄色葡萄球菌、链球菌属、普通变形杆菌、烟曲霉、白色念珠菌、毛霉菌等
四类	1 级	在通常情况下不会引起人类或者动物疾病的微生物	乳酸杆菌、枯草杆菌、丙型溶血性链球菌等

（三）生物安全实验室

生物安全实验室指通过防护屏障和管理措施，能够避免或控制被操作的有害生物因子的危害，达到生物安全要求的生物实验室和动物实验室。

1. 生物安全实验室的基本要求　①合理设置污染区、半污染区和污染区：应由主实验室、准备间、消洗室、缓冲间和辅助用房（更衣室、淋浴室）组成，通常所说的生物安全实验室是指主实验室。②安全设备和个人防护：最重要的安全设备是生物安全柜（biological safety cabinet，BSC），形成主要防护屏障，所有可能使病原生物及其毒素溅出或者产生气溶胶的操作，必须在生物安全柜内完成。③室内工作人员必须接受专业培训才能进入工作。

2. 生物安全实验室的分级　我国根据实验室操作不同危害等级的病原微生物所需达到的生物安全防护水平（biological safety level，BSL），将实验室分为四级。不同生物安全级别的实验室，其实验室管理体系、设备设施、室内布局、人员素质及个人防护要求各不相同（图 1 –8）。

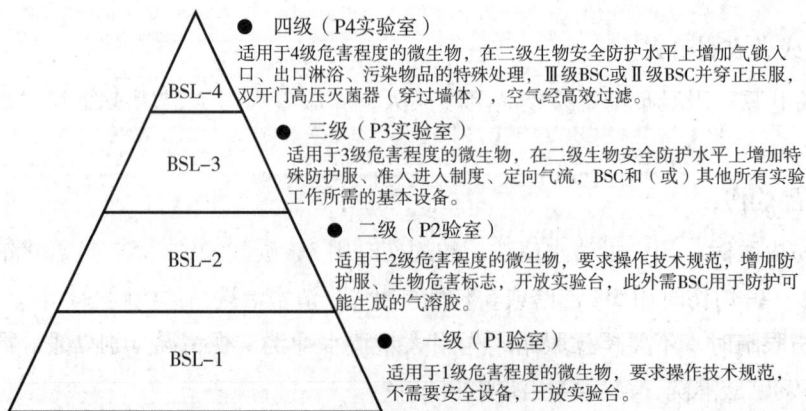

图 1 – 8　生物安全实验室的分级

3. 生物安全实验室废弃物的处理　生物废弃物是指实验分析含有已知或未知微生物的废弃材料。一般分为以下几种情况：①一次性使用的污染材料：如口罩、手套、移液枪头等，可高压灭菌后焚烧或者直接焚烧。②可重复利用的污染材料：如玻璃平皿、试管等，直接高压灭菌，灭菌后经洗涤、干燥、灭菌后再使用。③污染的锐器：应放置在带盖的不易刺破的锐器盒中，按照污染材料处理。

四、结果与讨论

1. 在微生物实验室做实验时，我们应该遵守哪些规则？
2. 微生物实验室常见意外事故的处理方法有哪些？
3. 生物安全实验室如何分级？废弃物如何处理？

目标检测

答案解析

一、选择题

（一）单项选择题

1. 下列属于非细胞型微生物的是（ ）

    A. 细菌　　　　B. 放线菌　　　　C. 病毒　　　　D. 真菌　　　　E. 螺旋体

2. 以下关于微生物特点的说法中，错误的是（ ）

    A. 个体微小　　B. 分布广泛　　　C. 代谢能力强　　D. 比表面积小　　E. 容易变异

3. 微生物利用的基质十分广泛，甚至可以是有毒的物质，这最能体现微生物（ ）的特点

    A. 个体微小　　B. 代谢强　　　　C. 易变异　　　　D. 适应性强　　　E. 种类多

4. 原核细胞型微生物和真核细胞型微生物最本质的区别在于（ ）

    A. 是否为单细胞　　　　　　　　B. 有无细胞壁

    C. 有无完整细胞器　　　　　　　D. 是否对抗生素敏感

    E. 是否有高度发达的核

5. 下列可作为生物农药用于杀虫的微生物是（ ）

    A. 炭疽芽孢杆菌　　　　　　　　B. 苏云金芽孢杆菌

    C. 酵母菌　　　　　　　　　　　D. 固氮菌

    E. 乳酸杆菌

（二）多项选择题

1. 微生物可应用于（ ）

    A. 农业　　　　　　　　　　　　B. 工业

    C. 食品　　　　　　　　　　　　D. 环保

    E. 医药工业

2. 下列属于原核细胞型微生物的是（ ）

    A. 蓝细菌　　　　　　　　　　　B. 衣原体

    C. 螺旋体　　　　　　　　　　　D. 亚病毒

    E. 支原体

3. 巴斯德在微生物学领域的主要贡献包括（ ）

    A. 否定"自然发生说"　　　　　　B. 发现并证实发酵是由微生物引起的

    C. 发现霍乱弧菌　　　　　　　　D. 研制多种疫苗

    E. 建立微生物纯培养技术

4. 以下关于微生物实验室规则的说法中，正确的是（　　）

  A. 进入实验室应着干净整洁的白色工作服

  B. 非必要物品不要带进实验室

  C. 不能在实验室内大声喧哗，但可以安静地饮食

  D. 对于实验室的仪器设备应遵循"不懂不动"的原则

  E. 所有废弃的微生物培养物放到废物桶里，不需要特别处理

5. 微生物在食品工业中可用于制作（　　）

  A. 面包   B. 发酵乳制品 C. 调味品 D. 防腐剂 E. 酿造啤酒

（三）配伍选择题

  A. 列文虎克 B. 巴斯德 C. 科赫 D. 弗洛里 E. 弗莱明

1. 首创巴氏消毒法的科学家是（　　）

2. 发明世界上第一台显微镜的科学家是（　　）

3. 最早发现青霉素的科学家是（　　）

4. 最早提出微生物致病学说的科学家是（　　）

5. 最早提纯青霉素并将其应用于临床抗感染治疗的科学家是（　　）

二、综合问答题

1. 结合微生物的特点，简述微生物在农业、食品、环保和药物生产方面的应用。

2. 在微生物实验过程中，小明同学不小心将装有菌液的试管掉到地上摔碎了，菌液溅泼到地面上。小明同学为避免老师责罚，迅速用扫帚将碎玻璃扫入铁戳子内，倒入垃圾桶，用拖把将地拖干净。该同学的做法正确吗？为什么？正确的处理方法是什么？

书网融合……

  重点回顾   微课   习题

第二章 细 菌

学习目标

知识目标：

1. 掌握 细菌的基本结构与特殊结构；革兰阳性菌和革兰阴性菌细胞壁的区别；革兰染色法的意义；细菌生长繁殖的条件和方式；细菌的致病性。

2. 熟悉 细菌大小与基本形态；常见病原菌的生物学特性。

3. 了解 细菌形态检查法；细菌胞质内与医学有关的重要结构及临床意义；常见病原菌的实验室检查方法。

技能目标：

能独立使用显微镜，对未知菌种进行革兰染色鉴定。

素质目标：

1. 合理用药，精益求精，一切为了病人。

2. 科学严谨，善学善思，理论联系实际。

📖 导学情景

情景描述： 患者，男，22 岁，东北某大学动物医学专业学生，近期出现发烧、头晕，并伴有左膝关节疼痛，经校医院诊治 2 天后效果不明显转院治疗。检验结果表明，该患者布鲁氏菌病血清学检验阳性，发病前 2 个月有动物接触史。

情景分析： 患者为动物医学专业学生，布鲁氏菌病血清学检验阳性，发病前 2 个月有动物接触史，结合临床症状体征可基本确诊为布鲁氏菌病。该病的传播途径主要是：人与病畜接触或接触被病畜污染的相关畜产品，通过完整皮肤、黏膜、结膜、呼吸道、消化道等途径侵入人体。目前主要的预防措施是切断传播途径和免疫接种。治疗方面，急性期病人选用利福平和四环素等抗生素联合治疗，慢性期患者在抗生素治疗基础上，配合对症治疗。

讨论： 哪类职业容易感染布鲁氏菌病？

学前导语： 细菌是一类单细胞的原核细胞型微生物，种类繁多，在自然界中分布广泛。多数细菌对人有益，少数细菌可导致疾病。那么，细菌是如何进入人体的？又是如何引起疾病的呢？下面，就让我们一起来学习细菌的相关内容。

第一节 细菌的大小与形态 🅔微课

PPT

细菌（bacteria）是一类单细胞的原核细胞型微生物，种类繁多，在自然界中分布广泛，与人类的关系极为密切。

细菌的形态与结构可用光学显微镜或电子显微镜观察与识别。细菌的结构与其生理活动、抵抗力、致病性和免疫性有密切关系。掌握细菌的形态与结构，对于鉴别细菌、诊断疾病、防治细菌性感染及细菌研究等具有重要的理论和实践意义。

一、细菌的大小

细菌体积微小，必须借助光学显微镜放大几百倍到一千倍左右才能观察到，通常以微米（μm）作为测量单位。细菌种类不同，大小差异很大，同一种细菌在不同生长环境中，或在同一生长环境的不同生长繁殖阶段，其大小也有差别。球菌的大小一般以直径表示，多数球菌的直径约 1.0μm；杆菌、螺旋菌的大小以"宽度×长度"来表示，常见杆菌的大小约（0.2～1.25）μm×（0.3～8）μm，产芽孢的杆菌比不产芽孢的杆菌要大；螺旋菌的大小约（0.3～1）μm×5μm。

二、细菌的形态

根据形态特征，将细菌分为球菌、杆菌和螺旋菌三大类。

（一）球菌

球菌呈球形或近似球形。由于细菌繁殖时细胞分裂平面不同，以及分裂后菌体间相互黏附程度不一，球菌会形成不同的排列方式。据此，可将球菌分为单球菌、双球菌、链球菌、四联球菌、八叠球菌、葡萄球菌等（图 2-1）。

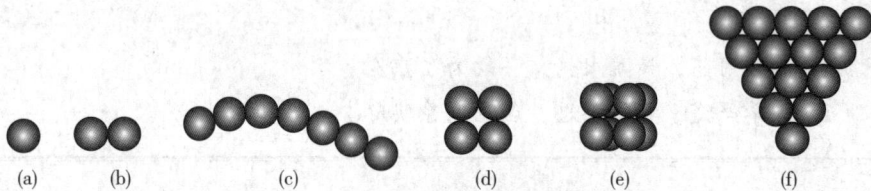

图 2-1 球菌的排列方式
（a）单球菌；（b）双球菌；（c）链球菌；（d）四联球菌；（e）八叠球菌；（f）葡萄球菌

1. 单球菌 细胞沿一个平面进行分裂，子细胞分散而单独存在，如尿素微球菌。

2. 双球菌 细胞在一个平面上分裂，分裂后两个子代细胞成双排列，如肺炎链球菌、淋病奈瑟菌（图 2-2）。

3. 链球菌 细菌在一个平面上分裂，分裂后子代细胞连在一起，呈链状排列，如酿脓链球菌、溶血性链球菌（图 2-3）。

4. 四联球菌 细菌在两个相互垂直的平面上分裂，分裂后四个子代细胞黏附在一起，呈"田"字形，如四联微球菌、藤黄微球菌（图 2-4）。

5. 八叠球菌 细菌在三个相互垂直的平面上分裂，每八个球菌黏附在一起，呈立方形，如藤黄八叠球菌（图 2-5）。

6. 葡萄球菌 细菌在多个不规则的平面上分裂，分裂后子代细胞无规则地聚集在一起，呈葡萄状排列，如金黄色葡萄球菌、表皮葡萄球菌（图 2-6）。

细菌的排列方式对球菌的鉴别具有重要意义。

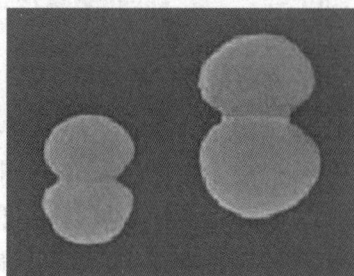

图 2-2 淋病奈瑟菌（电镜）   **图 2-3 酿脓链球菌（电镜）**

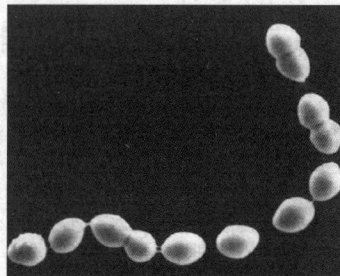

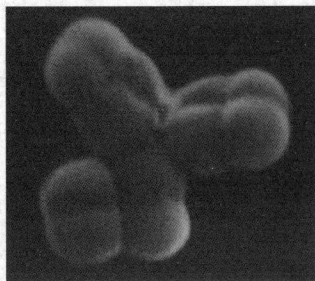

图 2-4 四联微球菌（电镜）

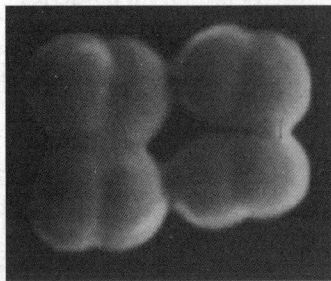

图 2-5 藤黄八叠球菌（电镜）

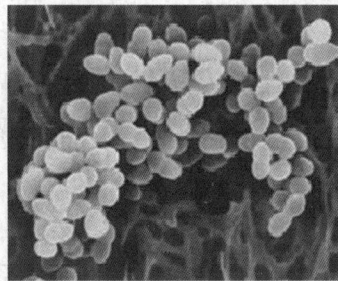

图 2-6 金黄色葡萄球菌（电镜）

（二）杆菌

杆菌是细菌中最常见的类型，多数为直杆状，个别菌体略弯。大多数杆菌是单个、分散排列的，少数分裂后呈现一定的排列方式。不同杆菌的大小、长短、粗细差异很大，同一种杆菌的粗细相对稳定，而长短常因环境条件不同而有变化。菌体末端膨大成棒状，称棒状杆菌；菌体呈现分枝生长趋势，称分枝杆菌；有的杆菌较长，甚至呈丝状，如双歧杆菌；菌体连在一起呈链状，称链杆菌；菌体短小，中间略膨大呈椭圆形，称球杆菌（图 2-7）。

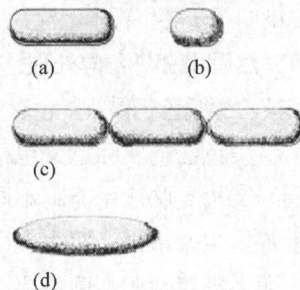

图 2-7 杆菌的排列方式

（a）典型杆菌；（b）球杆菌；

（c）链杆菌；（d）梭菌

（三）螺旋菌

螺旋菌菌体呈弯曲或螺旋状，按弯曲的程度不同分为弧菌和螺菌两类。

1. 弧菌 菌体只有一个弯曲，呈弧形或逗点状，如霍乱弧菌和脱硫弧菌（图 2-8，图 2-9）。

2. 螺菌 菌体有多个弯曲，呈螺旋状，螺旋的多少及螺距因菌而异，如鼠咬热螺菌、深红红螺菌（图 2-10）。弯曲呈"S"形，如空肠弯曲菌、幽门螺杆菌等。

细菌的形态受温度、pH、培养基成分及培养时间等因素影响较大。多数细菌在适宜的生长条件下培养 8 ~ 18 小时的形态比较典型。当环境条件改变或培养时间过长时，其基本形态易发生变化，常出现梨形、气球状和丝状等多形性改变，当细菌重新获得适宜条件后，则可恢复正常形态。

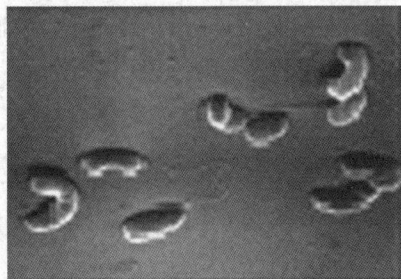

图 2-8 霍乱弧菌（电镜）

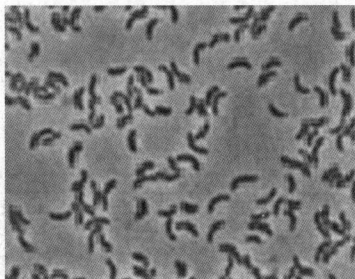

图 2-9 脱硫弧菌

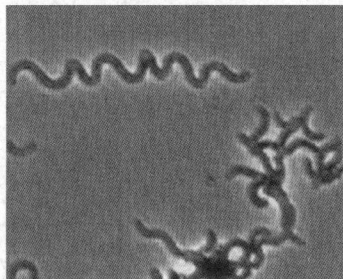

图 2-10 深红红螺菌（电镜）

三、细菌染色法

细菌个体微小且半透明，故对细菌进行染色能更好地观察细菌的大小和形态结构。由于细菌的等电点较低（pH 2.0 ~ 5.0），在中性或弱碱性的环境中带负电荷，易与带正电荷的碱性物质结合着色，所以一般选用碱性染料对标本进行染色，常用的染色剂有亚甲基蓝、碱性复红、结晶紫等。染色方法分为单染法和复染法两大类。

（一）单染法

先将标本经涂片、干燥、固定后，滴加一种染料如亚甲基蓝或石炭酸复红等进行染色，即可在光学显微镜下观察其形态。此法操作简单，常用于观察细菌的形态、大小与排列，但不能显示细菌的结构与染色特性。

（二）复染法

复染法又称鉴别染色法，是使用两种或两种以上染色剂进行染色，既能观察细菌的大小、形态与排列，还能鉴别细菌。常用的有革兰染色法和抗酸染色法。

1. 革兰染色法　为丹麦细菌学家革兰发明，是最常用、最重要的经典染色方法，包括初染、媒染、脱色和复染四个步骤。标本经涂片、干燥、固定后，先用结晶紫初染，再加碘液媒染，此时不同细菌均被染成深紫色，然后用95%乙醇处理，有些细菌被脱色，有些不能脱色，最后用复红复染。此法可将细菌分成两大类：不被乙醇脱色仍保留紫色者为革兰阳性菌（G⁺菌），被乙醇脱色复染成红色者为革兰阴性菌（G⁻菌）。

革兰染色法的实际意义包括如下。①鉴别细菌：将细菌分为两大类，便于初步识别细菌，缩小鉴定范围。②指导临床用药：不同细菌对药物敏感性不同，如大多数革兰阳性菌对青霉素、红霉素、头孢菌素等抗生素敏感，而大多数革兰阴性菌对氯霉素、庆大霉素、妥布霉素等抗生素敏感。③分析致病性：大多数革兰阳性菌主要以外毒素致病，而大多数革兰阴性菌以内毒素致病，两者的致病机制和临床表现亦不相同。

2. 抗酸染色法　用于鉴别抗酸性细菌与非抗酸性细菌。染色方法是将固定的标本用5%石炭酸复红进行加温染色，再用3%盐酸乙醇脱色，最后用亚甲基蓝复染。抗酸性细菌，如结核分枝杆菌、麻风分枝杆菌等，因其细胞壁中含有分枝菌酸，能和石炭酸复红牢固结合，不被脱色而染成红色；非抗酸性细菌则被脱色，复染成蓝色。

（三）特殊染色法

细菌的特殊结构如鞭毛、荚膜、芽孢以及细胞壁、异染颗粒等，必须采用特殊染色法才能着色。

第二节　细菌细胞结构和功能

PPT

细菌的结构包括基本结构和特殊结构。基本结构是维持细胞正常生理功能所必须具有的结构，包括细胞壁、细胞膜、细胞质、核质。特殊结构仅某些细菌具有，包括荚膜、鞭毛、芽孢、菌毛（图2-11）。

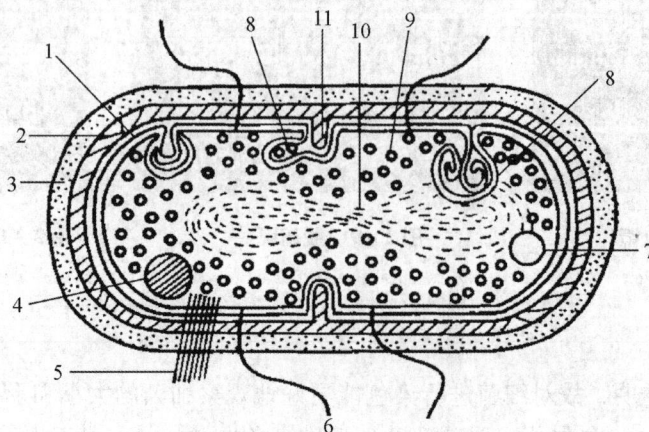

图2-11　细菌细胞结构示意图

1. 细胞膜；2. 细胞壁；3. 荚膜；4. 异染颗粒；5. 菌毛；6. 鞭毛；
7. 脂质颗粒；8. 间体；9. 核糖体；10. 核质；11. 横隔壁

一、细菌的基本结构和功能

(一) 细胞壁

细胞壁 (cell wall) 位于细菌细胞的最外层，紧贴在细胞膜外，是一层无色透明、坚韧有弹性的膜状结构，厚度因菌而异，采用质壁分离和适当的染色方法，可在光学显微镜下观察到。用革兰染色法可将细菌分为两大类，即革兰阳性菌 (G^+菌) 和革兰阴性菌 (G^-菌)。

1. 革兰阳性菌的细胞壁 G^+菌细胞壁较厚 (20~80nm)，化学组分简单，主要成分为肽聚糖，有15~50层，约占细胞壁干重的50%~80%，此外还有少量的磷壁酸 (图2-12)。

金黄色葡萄球菌是 G^+菌的代表，细胞壁由聚糖骨架、四肽侧链和五肽交联桥三部分组成。聚糖骨架由 N-乙酰葡糖胺和 N-乙酰胞壁酸交替排列，经 β-1,4-糖苷键连接而成 (图2-13)。四肽侧链的氨基酸依次排列为L-丙氨酸、D-谷氨酰胺、L-赖氨酸和D-丙氨酸 (图2-14)。四肽侧链连接在 N-乙酰胞壁酸上，再由五个甘氨酸组成五肽交联桥，将相邻四肽侧链一侧的第三位赖氨酸与另一侧第四位丙氨酸交联起来，从而构成三维立体框架结构 (图2-15)。

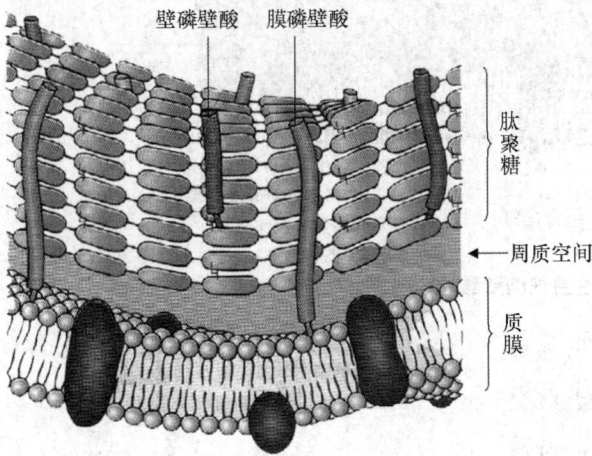

图2-12 革兰阳性菌细胞壁结构示意图

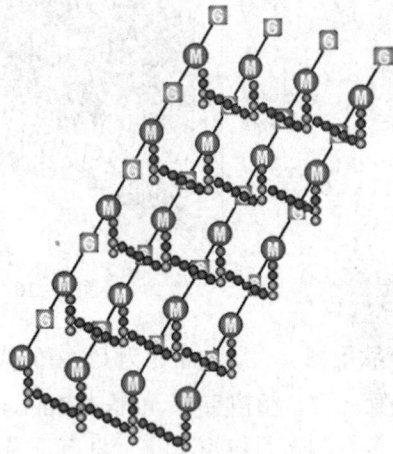

图2-13 G^+菌（金黄色葡萄球菌）的肽聚糖结构示意图

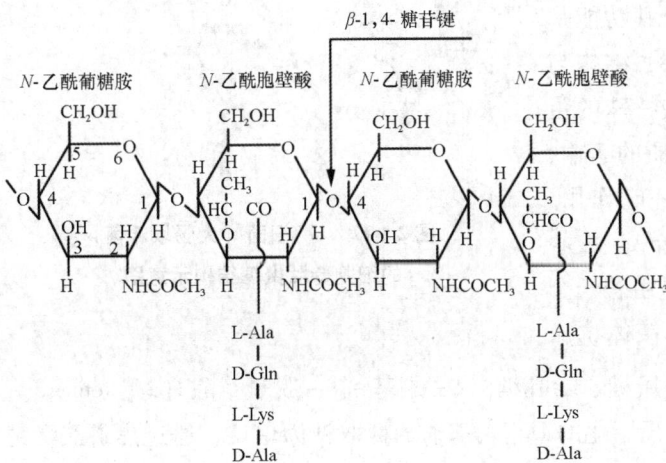

图2-14 G^+菌（金黄色葡萄球菌）的肽聚糖化学组成

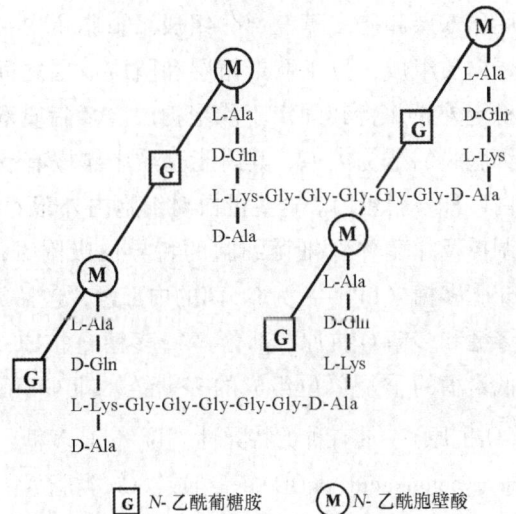

图2-15 G^+菌（金黄色葡萄球菌）的肽聚糖交联方式

磷壁酸又称为垣酸或菌壁酸，分为膜（脂）磷壁酸和壁磷壁酸，前者与细菌细胞膜相连，后者与细菌细胞壁连接。磷壁酸是 G⁺ 菌细胞壁的特有成分，具有重要生理功能：①磷壁酸中的磷酸基团可结合一些阳离子，特别是 Mg^{2+}，可提高细胞膜表面酶的活性。②构成细胞壁的表面抗原成分，与血清学分型有关。③作为噬菌体吸附的特异性受体，与噬菌体感染有关。④调节细胞内自溶素的活力，防止细胞自溶死亡。⑤伸出细胞壁外的磷壁酸可以增加细胞的黏附性，与某些病原菌的致病性有关。

2. 革兰阴性菌的细胞壁 G⁻ 菌细胞壁的结构和化学组成与 G⁺ 菌有显著差异，化学组分比较复杂，由薄而疏松的肽聚糖层和外膜层组成，肽聚糖层厚约 10 ~ 15nm，占细胞壁干重的 5% ~ 15%；外膜层则由脂蛋白、脂质双层和脂多糖组成（图 2-16）。

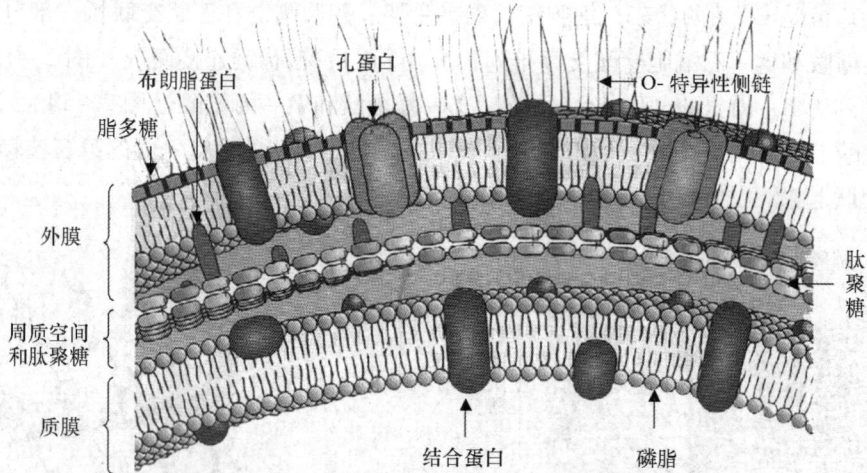

图 2-16 革兰阴性菌细胞壁结构示意图

（1）肽聚糖 大肠埃希菌为 G⁻ 菌的代表，其肽聚糖填充在外膜之内，结构与 G⁺ 菌基本相同，但没有五肽交联桥，且多数侧链呈游离状态，只有部分四肽侧链直接相连，从而形成结构疏松、单层平面网状的二维结构，机械强度较低（图 2-17）。

（2）外膜 是 G⁻ 菌细胞壁的特有成分，由脂蛋白、脂质双层和脂多糖三部分组成。①脂蛋白：由类脂质和蛋白质组成，位于肽聚糖层和脂质双层之间，其功能是稳定外膜并将其固定于肽聚糖层。②脂质双层：结构与细胞膜的结构类似，其磷脂基质中镶嵌有一些特殊的蛋白，称外膜蛋白。这些蛋白对细胞内外营养物质的运输、调控及噬菌体对细菌细胞的特异性吸附都起一定作用。③脂多糖（LPS）：为 G⁻ 菌的内毒素，包括类脂 A、核心多糖和多糖 O 抗原三部分。A. 多糖 O 抗原：是由若干个低聚糖的重复单位组成的多糖链，即 G⁻ 菌的菌体抗原

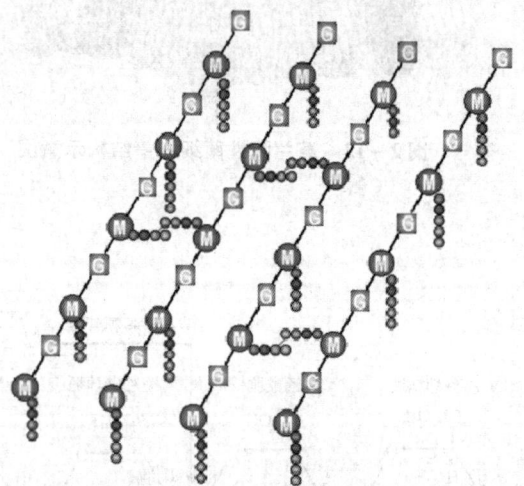

图 2-17 G⁻ 细菌（大肠埃希菌）的细胞壁肽聚糖结构示意图

（O 抗原），具有种的特异性。B. 核心多糖：由庚糖、半乳糖、2-酮基-3-脱氧辛酸（2-keto-3-deoryoctonkacid, KDO）等组成。C. 类脂 A：是以脂化的 D-氨基葡萄糖双糖为单位，通过焦磷酸酯键组成的一种独特的糖脂化合物，具有致热作用，是 G⁻ 菌内毒素的毒性成分（图 2-18）。LPS 的主要功能有：a. 是 G⁻ 菌内毒素的主要成分；b. 与磷壁酸相似，具有吸附 Mg^{2+}、Ca^{2+} 等阳离子的作用；c. 决

定了 G⁻菌细胞表面抗原决定簇的多样性；d. 是噬菌体的吸附受体。

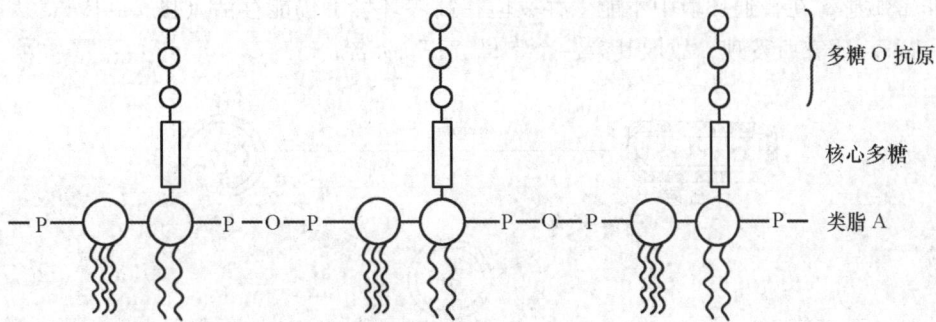

图 2-18　脂多糖的结构

革兰阳性菌与革兰阴性菌细胞壁成分比较见表 2-1。

表 2-1　革兰阳性菌与革兰阴性菌细胞壁成分比较

比较项目	革兰阳性菌	革兰阴性菌
厚度	厚（20~80nm）	薄（10~15nm）
肽聚糖	多（15~50层，40%~95%）	少（1~3层，10%~20%）
肽聚糖结构	致密网状，交联度高	疏松网状，交联度低
脂类	少（1%~4%）	多（1%~22%）
磷壁酸	有	无
外膜	无	有
脂蛋白	无	有
脂多糖	无	有
脂类含量	少（1%~4%）	多（11%~22%）
对青霉素敏感性	敏感	不敏感

　　G⁺菌与 G⁻菌细胞壁结构不同，导致两类细菌的染色性、免疫原性、致病性以及对抗生素的敏感性等方面存在差异，同时在诊断方法及防治原则方面也不相同。如青霉素可以抑制细菌细胞壁中肽聚糖的合成，从而抑制细菌生长。在肽聚糖合成的最后阶段，四肽侧链之间的交联过程需要转肽酶参加，青霉素可专一性地抑制转肽酶的活性，使肽聚糖合成中断；溶菌酶可专一性地水解细菌细胞壁中的肽聚糖，破坏聚糖骨架，引起细菌细胞裂解，达到杀菌作用。由于 G⁺菌细胞壁的肽聚糖含量明显高于 G⁻菌，且 G⁻菌外膜具有屏障作用，青霉素不易达到它的作用靶位，G⁺菌对青霉素及溶菌酶的敏感性高于 G⁻菌。

　　3. 细胞壁的功能　细胞壁具有保护细胞及维持细胞外形的功能。细菌细胞在一定范围的高渗溶液中，原生质收缩，但仍可保持原来的形状；在一定的低渗溶液中，细胞则会膨大，但不破裂，这些都与细胞壁具有一定坚韧性及弹性有关。

　　细胞壁的化学组成也与细菌的抗原性、致病性以及对噬菌体的敏感性有关。细胞壁上有很多微细的小孔，可允许水及一些化学物质通过，与细胞内外的物质交换有关。同时，细菌细胞壁是细胞正常分裂所必需的。G⁻菌具有外膜层，其功能是抗吞噬和对药物等的屏障作用，可阻止相对分子质量在700 以上的分子通过，所以细胞壁与细菌细胞对药物的敏感性有关。另外，细胞壁还为细菌鞭毛提供可靠的支点，从而协助鞭毛运动。

　　4. 细菌细胞壁缺陷型（细菌 L 型）　G⁺菌用溶菌酶酶解或用青霉素诱导处理，可破坏或抑制细菌细胞壁的合成，获得无细胞壁的部分，称原生质体。G⁻菌以溶菌酶和乙二胺四乙酸钠（EDTA）处理，可除去肽聚糖层和部分脂多糖，得到细胞壁部分缺陷的圆形结构，称圆球体。目前，通常将细胞壁缺陷的细菌，包括原生质体和圆球体，统称为 L 型细菌。L 型细菌由于缺乏坚韧的细胞壁，对环境因素尤其是渗透压非常敏感，在普通环境中不能生存，但在高渗环境下仍能存活（图 2-19）。因其最早由英国李斯特（Lister）研究所发现，故取其第一个字母"L"命名。

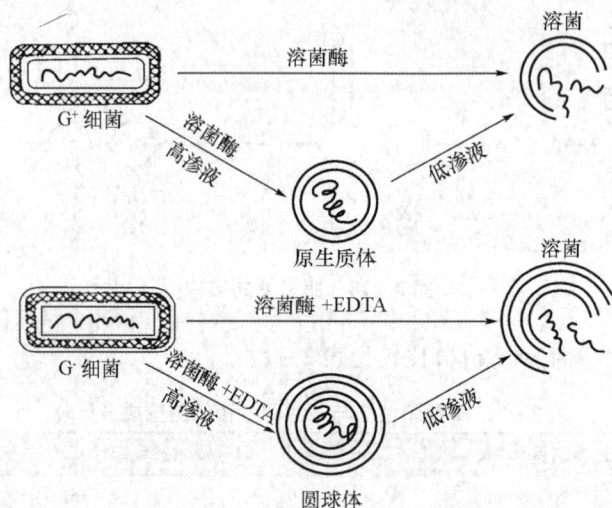

图 2-19　溶菌酶对细菌细胞壁的作用

L 型细菌呈高度多形性，着色不均，大多是革兰染色阴性，在高渗培养基中呈"油煎蛋"状细小菌落。某些 L 型细菌仍有一定的致病力，通常引起慢性感染，如尿路感染、骨髓炎、心内膜炎等，常在使用作用于细胞壁的抗菌药物（β-内酰胺类抗生素等）治疗过程中发生。临床上遇有症状明显而标本常规细菌培养阴性者，应考虑细菌 L 型感染的可能性，宜做 L 型细菌的专门分离培养，并更换抗菌药物。

（二）细胞膜

细胞膜（cell membrane）又称细胞质膜，是位于细胞壁内侧、紧包细胞质的一层半透膜。它主要由蛋白质、磷脂和少量多糖组成，细胞膜中的蛋白质与膜的渗透性及酶活性有关。磷脂由磷酸、甘油、脂肪酸及含氮碱基组成，既具有疏水性的非极性基团，又具有亲水性的极性基团，在水溶液中形成具有高度定向性的双分子层，即亲水的极性基朝外，疏水的非极性基朝内，构成膜的基本结构。蛋白质或结合于膜表面，或由外侧伸入膜的中部，有的甚至可以从膜一侧穿透两层磷脂分子而暴露于另一侧之外，这些蛋白质或酶和糖类物质在膜上的位置不是固定不变的，而是处于一种不断运动的状态，这就是 Singer 于 1972 年提出的液态镶嵌模型学说（图 2-20）。细胞膜的主要功能是物质运输、生物合成、分泌和呼吸等。

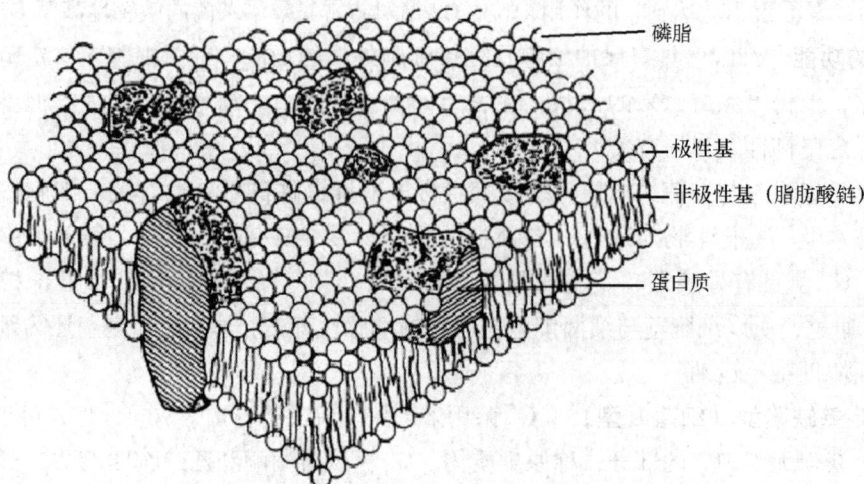

图 2-20　细胞膜的镶嵌结构模型

间体是部分细胞膜内折形成的囊状物，内含管状、板状或泡状结构，多见于革兰阳性菌的细胞内，数目为一至数个。间体含有较丰富的酶类，其功能类似真核细胞的线粒体，又称拟线粒体。此外，间体还与细菌细胞的分裂密切相关（图2-21）。

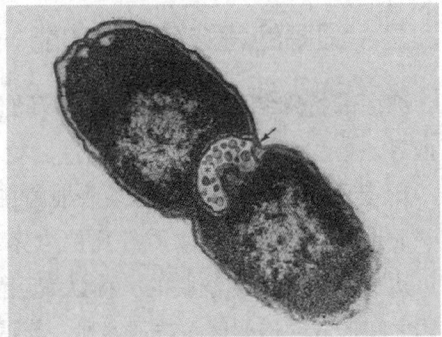

图2-21 细菌的间体

（三）细胞质

细胞质（cytoplasm）是细胞膜包裹的溶胶状物质，由水、蛋白质、脂类、核酸、少量糖和无机盐组成。细胞质内还有多种重要结构。

1. 核糖体（ribosome） 是细菌蛋白质合成的场所。原核细胞的核糖体沉降系数为70S，由50S大亚基和30S小亚基组成；真核细胞的核糖体沉降系数为80S，大亚基为60S，小亚基为40S。由于两者之间存在差异，许多能有效作用于细菌核糖体的抗生素对人体无害。如链霉素和红霉素分别与30S亚基和50S亚基结合，干扰蛋白质合成，从而杀死细菌，但对人的核糖体无作用。

2. 质粒（plasmid） 是细菌染色体外环状双链的DNA分子，带有遗传信息，控制着某些特定的遗传性状。质粒不是细菌生长繁殖所必需，失去质粒的细菌仍能正常生存。医学上重要的质粒有：R质粒（抗药性质粒）、F质粒（性菌毛质粒）、Vi质粒（毒力质粒）、Col质粒（产大肠菌素质粒）等。

3. 颗粒状内含物 是细菌细胞内的一些颗粒状物质，多数为细菌贮备的营养物质。

（1）异染颗粒 又称迂回体，主要成分为多聚磷酸盐，嗜碱性强，如用蓝色染料（甲苯胺蓝、亚甲基蓝）可染成紫红色，用特殊染色法可染成与细菌其他部位不同的颜色，故名异染颗粒。白喉棒状杆菌和鼠疫杆菌具有特征性的异染颗粒，在细菌鉴定中有一定意义。

（2）脂肪颗粒 由聚β-羟基丁酸酯（PHB）组成，易被脂溶性染料如苏丹黑着色，是细菌碳源和能源性储存物（图2-22）。

（3）肝糖粒和淀粉粒 肝糖粒为糖原，用碘液可染成红褐色，淀粉粒可用碘液染成深蓝色，它们均为细菌碳源和能源性存储物。

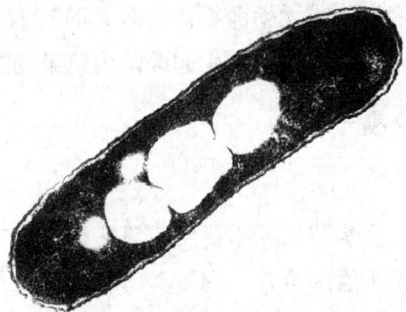

图2-22 细菌的PHB颗粒

（四）核质

核质（nucleoplasm）又称核区、原核、拟核或类核，主要成分是单一密闭环状DNA分子，由于核质比其周围的细胞质电子密度低，在电子显微镜下呈现透明的核区域（图2-23）。核质具有细胞核的功能，决定细菌的生命活动，控制着细菌的生长、繁殖、遗传、变异等。

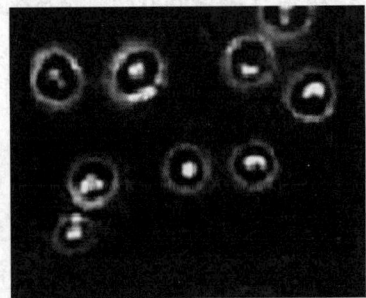

图2-23 细菌细胞的核区

二、细菌的特殊结构和功能

细菌的特殊结构是某些细菌具有的，不是细菌生命活动所必需的结构，包括荚膜、鞭毛、菌毛、芽孢等。

1. 荚膜（capsule） 是某些细菌在生长过程中合成并分泌至细胞壁外周的一层与四周有明显界限、质地均匀的黏液性物质。凡是边界明显且其厚度≥0.2μm的，称荚膜；厚度<0.2μm的，称微荚膜；边界不明显且易洗脱的，称黏液层。荚膜不易着色，可采用负染法，使暗色背景与折光性很强的菌体之间形成一透明区而被观察到。荚膜的形成除由本身的遗传特性决定外，还与环境条件有密切关系，一般在动物体内或营养丰富的培养基中较易形成，在普通培养基上容易消失（图2-24，图2-25）。

图2-24 肺炎链球菌荚膜照片

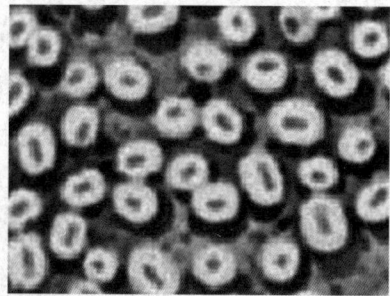

图2-25 负染色法下的肺炎链球菌荚膜

荚膜的功能包括如下。①抗吞噬：荚膜本身无毒性，但在体内能抵抗宿主细胞的吞噬及消化作用。②抗有害物质的损伤：荚膜位于细菌细胞的最外层，可保护菌体避免或减少受溶菌酶、补体、抗菌抗体、抗菌药物等有害物质的损伤。③黏附作用：荚膜多糖既可使细菌相互黏附，也可帮助细菌黏附于组织细胞或无生命物体表面，形成生物膜，是引起感染的重要因素。有荚膜菌株在住院患者的各种导管内黏附定植，是引起医院内感染的重要因素。因此，荚膜是病原菌的重要毒力因子。

👁 看一看

荚膜的利与弊

在制药工业中，从肠膜明串珠菌荚膜中提取的葡聚糖可用于制备"代血浆"的主要成分右旋糖酐，应用于临床治疗；利用荚膜免疫原性的差异，可对有荚膜的细菌进行分型、鉴定。此外，某些细菌可借助荚膜牢固地黏附在牙齿表面，引起龋齿。

2. 鞭毛（flagellum） 是从细胞膜上长出、伸到细胞壁外面的一根或数根细长弯曲的丝状物。在普通光学显微镜下观察鞭毛，必须采用特殊的鞭毛染色法，利用电子显微镜可以直接观察到鞭毛。

根据鞭毛着生的位置、数目和排列情况，可将细菌分为以下几种类型。①单毛菌：只有一根鞭毛，着生于菌体的一端，如霍乱弧菌。②双毛菌：菌体两端各有一根鞭毛，如空肠弯曲菌。③丛毛菌：菌体的一端或两端着生一丛鞭毛，如铜绿假单胞菌。④周毛菌：菌体表面各部位均匀生长多根鞭毛，如变形杆菌、破伤风梭菌等（图2-26至图2-29）。

图2-26 细菌鞭毛的类型模式图

（a）单毛菌；（b）双毛菌；（c）丛毛菌（端生）；（d）丛毛菌（两端生）；（e）周毛菌

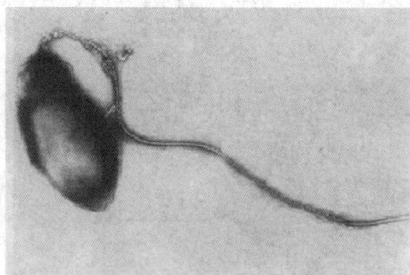

| 图 2-27 霍乱弧菌的鞭毛 | 图 2-28 普通变形杆菌的鞭毛 | 图 2-29 破伤风梭菌的周生鞭毛 |

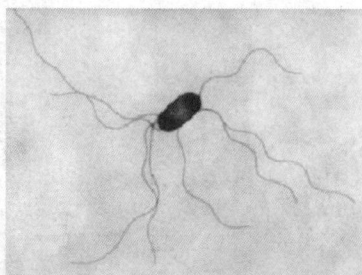

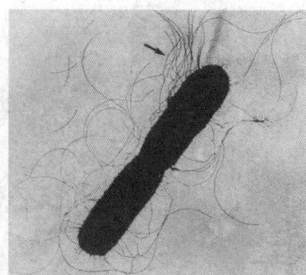

鞭毛是细菌的运动器官，有些细菌的鞭毛与致病性有关，活泼的鞭毛运动可以使菌体迅速到达并黏附于易感的组织细胞表面，产生毒性物质而致病。鞭毛亦可作为细菌鉴定与分型的依据。

3. 菌毛（pilus） 许多 G⁺菌与少数 G⁻菌表面有细而短、多而直的丝状体，称菌毛。菌毛必须用电子显微镜观察，如奇异变形杆菌的菌毛（图 2-30）。菌毛的化学成分为蛋白质，称菌毛蛋白。菌毛分为普通菌毛与性菌毛两种类型。普通菌毛短而细，有数百根，是细菌的黏附结构，对宿主细胞具有黏附作用，与致病性有关。性菌毛粗而长，呈中空管状，可传递遗传物质，如 F 质粒。

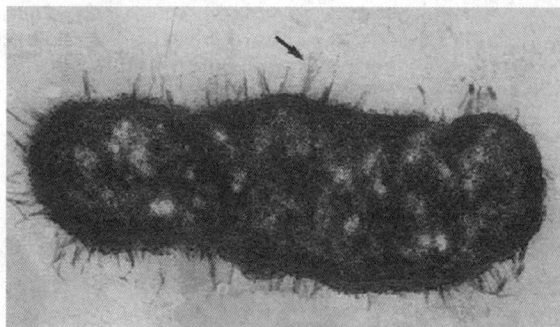

图 2-30 奇异变形杆菌的菌毛

4. 芽孢（spore） 芽孢是某些细菌在一定条件下胞质脱水浓缩，在菌体内形成的具有多层膜包裹，通透性低的圆形或椭圆形小体。芽孢的壁厚，通透性差，一般染料很难使之着色，必须采用特殊的染色法才能观察到菌体内的芽孢。细菌是否形成芽孢是由菌体内的芽孢基因和芽孢形成条件决定的。不同芽孢菌形成芽孢的大小、形态和位置不同，是鉴别细菌的指标之一（图 2-31）。有的芽孢位于菌体中央，卵圆形，比菌体小，如炭疽芽孢杆菌、蜡样芽孢杆菌（图 2-32）；有的芽孢却位于菌体一端，直径比菌体大，呈鼓槌状，如破伤风梭菌（图 2-33）。

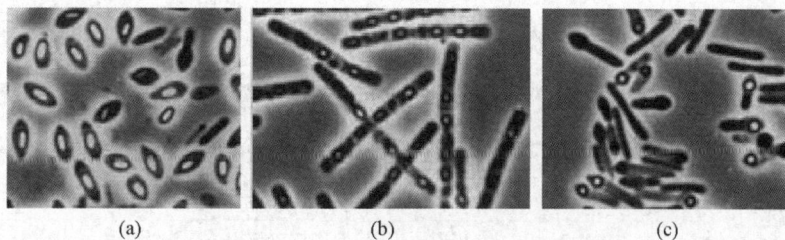

| (a) | (b) | (c) |

图 2-31 细菌芽孢的各种类型

（a）丁酸梭菌；（b）炭疽芽孢杆菌；（c）破伤风梭菌

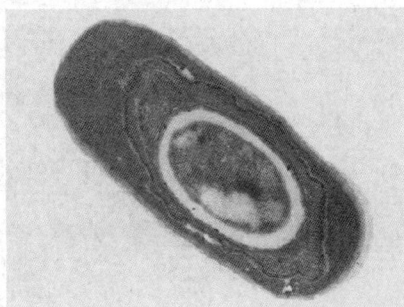

图2-32 蜡样芽孢杆菌的芽孢（电镜）

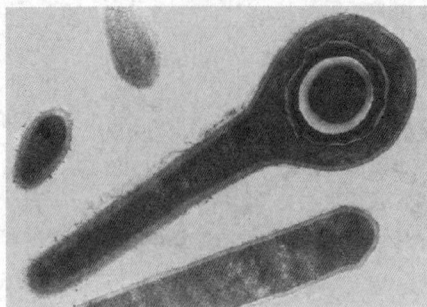

图2-33 破伤风梭菌的芽孢（电镜）

细菌的芽孢可在自然界中存活几年甚至数十年，对理化因素的抵抗力比细菌繁殖体强。原因是：①芽孢有多层致密的厚膜结构，理化因素不易渗入。②芽孢含水量少（约40%），蛋白质受热后不易变性。③芽孢的核心和皮质层含有大量的吡啶二羧酸，它与钙结合生成的盐能提高芽孢中各种酶的热稳性。

医学上进行消毒灭菌时，常以芽孢是否被杀死作为判断灭菌效果的指标。

? 想一想

抵抗力最强的细菌结构是什么？

答案解析

第三节　细菌的繁殖

PPT

一、细菌的繁殖方式

细菌生长繁殖的方式为无性二分裂法，即细菌生长到一定时期，在细胞中间逐渐形成横隔，由一个母细胞分裂为两个大小相等的子细胞。细菌分裂是连续的过程，分裂中的两个子细胞形成的同时，在子细胞的中间又形成横隔，开始细菌的第二次分裂。

细菌分裂一代所需时间因菌而异。在适宜的培养条件下，多数细菌繁殖速度极快，每20~30分钟分裂一次（称为一代），经过18~24小时，即能在培养基上形成肉眼可见的菌落。也有少数细菌生长速度缓慢，如结核分枝杆菌需15~18小时才分裂一次。

◉ 看一看

微生物适应的温度范围

有些嗜温菌在低温下也可生长繁殖，如5℃冰箱内，金黄色葡萄球菌缓慢生长、释放毒素，故冰箱冷存过夜的某些食物仍可致食物中毒。一些非致病性的嗜热菌能在50~60℃条件下生长。海洋细菌嗜低温，能在0~30℃条件下生长。

二、细菌的菌落特征

将细菌划线接种到固体培养基上，在适宜的培养条件下，细菌迅速生长繁殖。由单个细菌繁殖，形成肉眼可见的细菌集落，称菌落（colony）。

细菌在一定条件下形成的菌落均有一定的特征，包括菌落的大小、形状、光泽、颜色、硬度、透明程度等（图2-34）。因此，细菌菌落特征是细菌菌种鉴定的重要依据，在细菌分类学上具有重要意义。

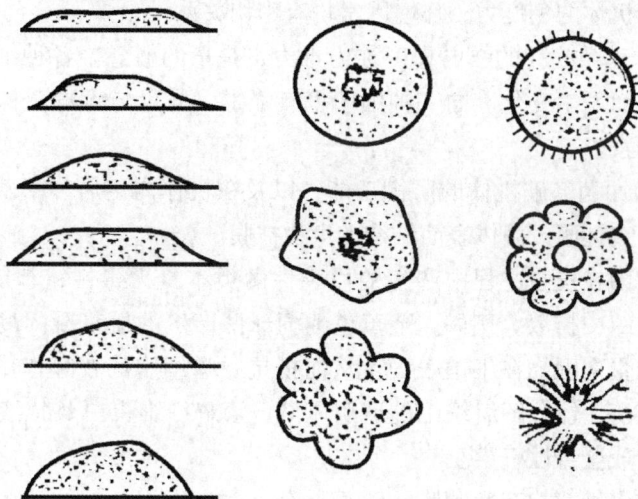

图2-34 细菌的菌落特征

第四节 细菌与人类的关系

细菌与人类存在息息相关，我们不仅要看到细菌对人类的危害，还要看到细菌对人类有利的一面。微生物药学工作者的任务是利用微生物为药物生产服务，寻找有效的药物来杀灭或抑制病原微生物，为人类的生产与生活做出新的贡献。

一、细菌在制药工业中的作用

细菌在医药工业中具有重要作用。首先，微生物来源的药物中，抗生素是微生物的代谢产物，此外还有氨基酸、维生素、酶制剂和菌体制剂等。多黏类芽孢杆菌产生的多黏菌素能抑制革兰阴性菌（如铜绿假单胞菌）的生长，具有抗菌作用的杆菌肽也是由细菌产生的。细菌可合成一系列药用的氨基酸，如 L-谷氨酸、L-赖氨酸、L-苯丙氨酸和 L-丙氨酸等，它们都是氨基酸输液的重要原料。细菌可合成维生素 B_2、维生素 B_{12} 和维生素 C 等，故可用于维生素的生产，目前临床上使用的一些益生菌微生物制剂（如乳酸链球菌、乳酸乳杆菌和双歧杆菌等）具有改善人体肠道功能和合成某些维生素的作用。其次，细菌来源的酶在甾体化合物等半合成药物生产以及药物代谢研究等方面显示出广阔的应用前景，如枯草芽孢杆菌可用于 α-淀粉酶的生产。此外，采用微生物来源的酶可合成一系列新的药物及其中间体。

基因工程技术最大的成就是用于生物治疗的新型生物药物的研制，利用基因工程生产的药物主要是医用活性蛋白或多肽，如免疫性蛋白、各种抗原和单克隆抗体、干扰素、白细胞介素、胰岛素、人生长因子、肿瘤坏死因子和链激酶等。

代谢工程研究表明，可根据需要改变细菌的代谢途径，从而大规模培养细菌细胞并积累所需的代谢产物。

二、细菌的致病性与致病细菌

（一）细菌的致病性

细菌侵入宿主，生长繁殖并引起疾病的特性，称细菌的致病性，是细菌的特征之一。细菌的致病性大多具有种和宿主特异性，有的只对人类有致病性，有的只对动植物致病，有的对人和动植物均有致病性。不同病原菌对机体可引起不同的病理过程。病原菌的致病性与其毒力、侵入机体的数量以及侵入机体的部位与途径、机体的免疫力、环境因素均有密切关系。

1. 细菌的毒力　病原菌致病性的强弱程度称为毒力，是量的概念。各种细菌的毒力不同，且可因宿主种类及环境条件不同而发生变化。同一种细菌也有强毒、弱毒与无毒菌株之分。构成细菌毒力的物质基础包括侵袭力和毒素。

（1）侵袭力　是指病原菌突破机体的防御功能，以及在机体内定居、繁殖和扩散蔓延的能力。构成侵袭力的主要物质有侵袭性酶、菌体表面结构和生物被膜。

①侵袭性酶：某些细菌在代谢过程中产生的侵袭性酶类本身无毒性，却能破坏机体的组织屏障，有利于细菌抗吞噬或在组织中扩散。例如，金黄色葡萄球菌产生的血浆凝固酶，能使血浆中的液态纤维蛋白原变成固态的纤维蛋白围绕在细菌表面，从而抵抗吞噬细胞的吞噬作用。A 组链球菌产生的透明质酸酶、链激酶和链道酶，能分解组织中的透明质酸、溶解纤维蛋白及脓液中高浓度的 DNA，有利于细菌在组织中扩散，造成全身性感染。

②菌体表面结构：许多细菌能产生荚膜，荚膜具有抗吞噬作用及抗体液中杀菌物质的作用，有利于细菌在体内生长繁殖，引起疾病。如将无荚膜的肺炎链球菌注射到小白鼠体内，细菌易被吞噬而清除，注入有荚膜肺炎链球菌则引起病变甚至死亡；某些细菌细胞表面有类似荚膜的物质，如 A 群链球菌的透明质酸荚膜和 M 蛋白、沙门菌的 Vi 抗原和大肠埃希菌的 K 抗原等，统称微荚膜，也具有抗吞噬和保护菌体的作用。

③生物被膜：是指细菌黏附于接触表面，分泌多糖基质、纤维蛋白、脂质蛋白等，将其自身包绕其中而形成的大量细菌聚集膜样物。生物被膜的形成既有利于细菌附着于某些支持物表面，又可以保护细菌抵御抗菌药物的杀伤作用和逃避机体免疫系统的清除，成为潜在的感染源，从而造成感染的反复发作。

（2）毒素　是指细菌在代谢过程中产生的对机体具有毒性作用的成分。按其来源、性质和作用特点的不同，分为外毒素（exotoxin）和内毒素（endotoxin）两类。

①外毒素：是主要由 G⁺ 菌和少数 G⁻ 菌产生并释放到菌体外的蛋白质类毒性物质。如破伤风梭菌、肉毒梭菌、白喉棒状杆菌产生的相应外毒素，某些 G⁻ 菌如霍乱弧菌、痢疾志贺菌、铜绿假单胞菌也能产生外毒素。外毒素的化学成分是蛋白质，性质不稳定，不耐热，可被蛋白酶分解，遇酸发生变性，如白喉外毒素经 58～60℃ 加热 1～2 小时，破伤风痉挛毒素经 60℃ 加热 20 分钟即可被破坏。外毒素具有较强的免疫原性，经 0.3%～0.4% 甲醛溶液处理，可脱去毒性而保留免疫原性，称类毒素。两者能刺激机体产生特异性中和抗体，即抗毒素。类毒素和抗毒素在预防传染病中有重要意义。外毒素的毒性很强，小剂量即可致易感机体死亡，如 1mg 纯化的肉毒毒素能杀死 2 亿只小白鼠，比氰化钾的毒性强 1 万倍，是毒性最强的生物毒素。外毒素依据其对宿主细胞的亲和性及作用机制的不同，可分为细胞毒素、神经毒素和肠毒素三大类。各种外毒素对组织器官具有选择性毒害作用，会引起特殊的临床症状（表 2-2）。

表 2-2　常见的外毒素及其作用特点

类别	产生细菌	外毒素	作用机制	症状或体征
细胞毒素	致病性葡萄球菌	表皮剥脱毒素	表皮与真皮脱离	表皮剥脱性病变
	A 群链球菌	致热外毒素	破坏毛细血管内皮细胞	发热、猩红热皮疹
	白喉棒状杆菌	白喉外毒素	抑制菌体蛋白质合成	心肌损害、外周神经麻痹、肾上腺出血等
神经毒素	破伤风梭菌	破伤风痉挛毒素	阻断抑制性神经递质的释放	骨骼肌强直性痉挛
	肉毒梭菌	肉毒毒素	抑制胆碱能运动神经释放乙酰胆碱	肌肉松弛性麻痹

续表

类别	产生细菌	外毒素	作用机制	症状或体征
肠毒素	肠产毒素性大肠埃希菌	肠毒素	不耐热肠毒素、耐热肠毒素使细胞内 cGMP 增高	呕吐、腹泻
	霍乱弧菌	霍乱肠毒素	激活肠黏膜腺苷酸环化酶，使胞内 cAMP 升高	肠黏膜上皮细胞过度分泌，呕吐、腹泻

②内毒素：是 G^- 菌细胞壁的脂多糖（LPS），细菌死亡裂解后才能释放出来。内毒素的化学成分是脂多糖，性质稳定，耐热，100℃加热 1 小时不被破坏，160℃加热 2 ~ 4 小时或用强碱、强酸、强氧化剂煮沸 30 分钟才能被破坏。大多数 G^- 菌都有内毒素，如沙门菌、志贺菌、埃希菌、奈瑟菌等。支原体、衣原体、立克次体和螺旋体也有类似的 LPS。各种细菌内毒素的成分基本相同，都是由类脂 A、核心多糖和菌体特异性多糖（O 抗原）三部分组成，其中，类脂 A 是内毒素的主要毒性成分。

内毒素的毒性作用相对较弱，对组织器官的选择性不强，各种细菌产生内毒素的致病作用相似，引起的病理变化和临床症状也相似。①发热反应：极微量即可致机体出现发热反应，其机制是内毒素作为外源性热原刺激粒细胞和单核细胞等，使之释放内源性热原，经血液到达下丘脑并作用于下丘脑的体温调节中枢，引起发热。②白细胞反应：内毒素引起的白细胞反应的特点是开始短暂降低而后迅速持续升高，因内毒素促使大量中性粒细胞移动并黏附于组织毛细血管壁，引起血液循环中中性粒细胞数骤减，1 ~ 2 小时后，内毒素诱生的中性粒细胞释放因子刺激骨髓释放出大量中性粒细胞补充入血，又使中性粒细胞数量显著增加，12 ~ 24 小时达到高峰。但伤寒沙门菌内毒素始终使血循环中的白细胞数量减少，其机制不明确。③糖代谢紊乱：先发生高血糖，继而为低血糖，大量糖原消耗，可能与肾上腺素大量分泌有关。④内毒素性休克：内毒素能刺激中性粒细胞等释放血管活性物质（5 - 羟色胺、激肽释放酶与激肽），使末梢血管扩张、通透性增高、静脉回流减少、心输出量降低，导致低血压、代谢性酸中毒甚至内毒素性休克。⑤弥散性血管内凝血（DIC）：内毒素直接或通过损伤血管内皮细胞间接激活凝血因子，并刺激血小板聚集，释放生物活性介质引起广泛性血管内凝血和因大量凝血因子迅速消耗而导致的广泛性出血。内毒素还可直接激活并促进纤溶系统，使血管内的凝血被溶解，引起皮肤、黏膜出血和渗血以及内脏的广泛出血，严重者可导致死亡。外毒素与内毒素的主要区别见表 2 - 3。

表 2 - 3　外毒素与内毒素的主要区别

区别要点	外毒素	内毒素
来源细菌	大多数为 G^+ 菌，少数为 G^- 菌	以 G^- 菌多见
释放方式	由活菌分泌并释放至细菌体外	为细菌细胞壁结构成分，细菌死亡后裂解释出
化学成分	蛋白质	脂多糖（毒性部分主要为类脂 A）
稳定性	不稳定，不耐热（60 ~ 80℃ 30 分钟被破坏）	稳定耐热（160℃ 2 ~ 4 小时被破坏）
毒性作用	强，对组织器官有选择性毒害作用，引起特殊临床病变	较弱，各种细菌内毒素的毒性作用大致相同：致热、白细胞反应、内毒素性休克、弥散性血管内凝血、糖代谢紊乱等
免疫原性	强，可刺激机体产生高效价的抗毒素；经甲醛处理，可脱毒成为类毒素	弱，刺激机体产生的抗体无明显的中和作用；经甲醛处理不能脱毒成为类毒素

✵ 练一练

下列能被甲醛脱毒成类毒素的物质是（　　）

A. 外毒素　　　　　　　B. 内毒素　　　　　　　C. 透明质酸酶

D. 血浆凝固酶　　　　　E. 溶纤维蛋白酶

答案解析

2. 细菌的侵入数量　具有一定毒力的病原菌侵入机体后，还需有足够的数量才能引起感染。细菌引起感染的数量与其毒力成反比。毒力强的病原菌，极少量侵入机体即可引起疾病，如鼠疫耶尔森菌在无特异性免疫力的机体中，只需数个细菌就可导致感染；而毒力弱的病原菌需要足够多的数量才能引起疾病，如毒力弱的沙门菌，常需摄入数亿个细菌才能引起急性胃肠炎。

3. 细菌的侵入途径　病原菌侵入机体的部位和感染途径也与感染发生有密切关系。多数病原菌只有经过特定途径的入侵，并在特定部位定居繁殖，才能造成感染。如破伤风梭菌必须在有创伤的厌氧环境下才能引起破伤风；而伤寒沙门菌、志贺菌、霍乱弧菌等必须经消化道才能引起感染；还有一些致病菌，如结核分枝杆菌等，可通过呼吸道、消化道、皮肤创伤部位等多种侵入门户造成感染。

❤ **药爱生命**

　　青霉素刚问世的时候，对脑膜炎球菌引起的流行性脑脊髓膜炎疗效非常显著。凡发现此类患者，一律首选青霉素进行治疗，且按照一般规律，用药剂量随病情严重程度而递增。结果，使用大剂量青霉素治疗重症脑膜炎患者时，不少人发生了内毒素休克而死亡。病情严重的患者，其体内存在的病原菌数量多，医生采用大剂量"轰炸"，意欲"一举歼敌"，快速、彻底杀灭病原体，致使内毒素在短时间内大量释放，结果导致内毒素休克，加速了患者的死亡。

　　随着医学的进步，人们发现只重视抗菌效果可能是不足的，临床上抗生素的使用既要注重有效杀菌作用，又要兼顾抗生素对细菌内毒素释放的影响，应同时采取相关措施保护患者生命安全。所以，现在医生遇到这类患者，一方面仍然要用大剂量的有效抗菌药物进行治疗，同时要加用激素类药物，防止对内毒素敏感的细胞对内毒素诱生的细胞因子发生反应，从而避免发生休克。

（二）致病细菌

1. 化脓性球菌　是指引起化脓性炎症的细菌。

（1）葡萄球菌属（*Staphylococcus*）　为创伤感染中最常见的病原菌，广泛分布于自然界中，多数为非致病菌，少数为致病菌。主要致病菌为金黄色葡萄球菌。

　　葡萄球菌属为革兰阳性球菌，典型排列方式为葡萄串状。营养要求不高，兼性厌氧或需氧。其最适生长温度为37℃，在肉汤培养基中呈均匀混浊生长，在普通平板上形成圆形、凸起、光滑、边缘整齐、湿润、不透明的菌落，直径约2mm。菌落因菌种不同而出现金黄色、白色或柠檬色色素，该色素为脂溶性，故培养基不着色。多数致病性葡萄球菌菌株在血琼脂平板上可形成透明溶血环。触酶试验阳性，氧化酶试验阴性。能发酵多种糖类，产酸不产气。致病菌株能分解甘露醇。

　　葡萄球菌如金黄色葡萄球菌（*Staphylococcus aureus*）是抵抗力最强的无芽孢细菌，能抵抗干燥、热（80℃，30分钟）、盐（10%~15%），对结晶紫、甲紫等碱性染料敏感。随着抗生素的广泛使用，抗药株逐年增多，金黄色葡萄球菌中对青霉素G的抗药菌株已达90%以上。尤其是耐甲氧西林金黄色葡萄球菌（methicillin - resistant *Staphylococcus aureus*，MRSA）已经成为医院感染的最常见细菌。

　　葡萄球菌所致疾病分为侵袭性和毒素性两种类型。侵袭性疾病为葡萄球菌引起的最常见感染，可通过多途径侵入机体，包括局部感染（疖、毛囊炎、伤口化脓、肺炎、中耳炎）和全身感染（败血症、脓毒血症）。毒素性疾病则主要由外毒素引起，包括肠毒素引起的食物中毒、表皮剥脱毒素引起的烫伤样皮肤综合征等。人类对葡萄球菌有一定的天然免疫力，患病后也可获得一定的免疫力，但不强，难以防止再次感染。

（2）链球菌属（*Streptococcus*）　是一类常见的化脓性球菌（*pyogenic coccus*）。其广泛分布于自然界、人和动物的粪便以及健康人的鼻咽部，大多数为正常菌群，不致病，少数链球菌可引起侵袭性感染、毒素性疾病及超敏反应性疾病。链球菌中对人类有致病作用的主要为A群链球菌。

A 群链球菌又称为化脓性链球菌，90% 的链球菌感染由此菌引起，是链球菌中致病力最强的细菌，革兰阳性球菌，链状排列，无芽孢，无鞭毛，早期有荚膜。大部分链球菌为兼性厌氧。营养要求高，在血清肉汤中生长呈絮状沉淀，在血琼脂平板上形成灰白色、半透明凸起的针尖状菌落。

A 群链球菌引起人类多种疾病，大致可分为化脓性感染、中毒性疾病和超敏反应性疾病三种类型。感染后，机体可获得对同型链球菌的特异性免疫力。链球菌分型多，各型之间没有交叉免疫力，故常可反复感染。

（3）肺炎链球菌（S. pneumoniae） 简称肺炎球菌（pneumococcus），正常寄居于正常人的鼻咽腔，多数菌株不致病或致病力弱，仅少数菌株对人致病。革兰阳性，菌体呈矛头状，多成双排列，无鞭毛、芽孢，有荚膜。营养要求较高，在血平板上的菌落细小并具有 α 溶血。对消毒剂敏感，有荚膜株对抗干燥能力强于无荚膜株。

本菌主要的致病物质是荚膜，具有抗吞噬作用。所致疾病包括成人及儿童大叶性肺炎、支气管炎，还可引起中耳炎、脑膜炎等。

（4）奈瑟菌属（Shigella） 是一群革兰阴性双球菌，有荚膜、菌毛。对人致病的主要有脑膜炎奈瑟菌（N. meningitidis）和淋病奈瑟菌（N. gonorrhoeae）。

①脑膜炎奈瑟菌：也称脑膜炎球菌，是流行性脑脊髓膜炎的病原体，人是其唯一易感宿主。专性需氧，可用巧克力色血琼脂平板培养。菌落光滑、透明，不溶血。对干燥、热力、消毒剂均敏感。

②淋病奈瑟菌：简称淋球菌，生物学性状类似于脑膜炎奈瑟菌，是淋病的病原体，婴儿感染导致淋球菌性结膜炎。

2. 肠道感染细菌

（1）埃希菌属 代表菌种为大肠埃希菌（E. coli），为革兰阴性杆菌，多数菌株有周鞭毛，致病菌有菌毛。所致疾病如下。

①肠外感染：正常情况下，多数大肠埃希菌在肠道内不致病，但如移位至肠道外，可引起以化脓性感染为主的机会性感染。主要有泌尿道感染、化脓性感染、败血症和新生儿脑膜炎。

②肠内感染：某些血清型可经消化道引起人类腹泻，称外源性感染。根据血清型、毒力和致病机制，可将其分为五种类型。A. 肠产毒性大肠埃希菌（ETEC）；B. 肠侵袭性大肠埃希菌（EIEC）；C. 肠致病性大肠埃希菌（EPEC）；D. 肠出血性大肠埃希菌（EHEC）；E. 肠集聚性大肠埃希菌（EAEC）。

（2）志贺菌属（Shigella） 是细菌性痢疾的病原菌，俗称痢疾志贺菌（dysentery bacterium），可分为 4 个菌种，即痢疾志贺菌、福氏志贺菌、鲍氏志贺菌和宋内志贺菌。革兰阴性短小杆菌，无鞭毛和荚膜。分解葡萄糖，一般不发酵乳糖。

（3）沙门菌属（Salmonella） 种类繁多，寄生于人类和动物肠道中，血清型多达 2500 种，只有少数对人类有致病性，如伤寒沙门菌、甲型副伤寒沙门菌、肖氏沙门菌和希氏沙门菌，对人类有直接的致病作用，引起肠热症。

（4）弧菌属（Vibrio） 是一大群菌体短小、弯曲成弧形、运动活泼的革兰阴性菌。有 36 个种，其中 12 种与人类感染有关，如霍乱弧菌、副溶血性弧菌、创伤弧菌等。

霍乱弧菌（V. cholerae） 多呈弧形或逗点状，有单鞭毛，运动活泼。所致疾病为霍乱，吞食细菌后 2~3 天出现剧烈的呕吐和腹泻症状，患者每天可失水 10~15L，迅速的失水导致代谢酸中毒、休克等，严重者 12~24 小时可引起死亡。典型症状为米泔水样便，由黏膜、上皮细胞及大量弧菌构成。治疗时，要及时补充液体和电解质。

3. 厌氧性细菌 是一群必须在无氧环境下才能生长繁殖的细菌。根据能否形成芽孢，分为厌氧芽孢梭菌和无芽孢厌氧菌。

（1）厌氧芽孢梭菌　是一群革兰阳性、能形成芽孢的大杆菌。对热、干燥和消毒剂有强大的抵抗力。少数为致病菌，如破伤风梭菌、肉毒梭菌、产气荚膜梭菌等。

①破伤风梭菌（*C. tetani*）：是破伤风的病原菌，菌体细长呈杆状，有周鞭毛，无荚膜，芽孢呈圆形，比菌体粗，位于菌体顶端，使细菌呈鼓槌状。革兰阳性，严格厌氧。血平板上形成 β 溶血、薄膜状菌落。100°C 加热 1 小时能被完全破坏，在干燥土壤中可存活数十年。细菌在能形成厌氧环境的深部伤口中能繁殖，不入血，但其产生的外毒素入血致病。毒素主要有破伤风痉挛毒素，是一种不耐热的蛋白质，具有极强的神经毒性，对脊髓前角细胞和脑干神经细胞有高度的亲和力。该毒素免疫原性强，可人工制备抗毒素和类毒素。

②肉毒梭菌（*C. botulinum*）：广泛存在于土壤和动物粪便中，革兰染色阳性粗短杆菌，有鞭毛，无荚膜。芽孢宽于菌体，位于次极端，使菌体呈网球拍状。专性厌氧。肉毒毒素不耐热，煮沸 1 分钟即可被破坏。

肉毒毒素是已知毒性最剧烈的毒物，可见于被该菌污染的罐头、香肠、豆制品等食物，食入后引起食物中毒，主要表现为神经末梢麻痹，症状由乏力、头疼等逐渐发展到复视、眼睑下垂、呼吸吞咽困难、膈肌麻痹甚至死亡。

③产气荚膜梭菌（*C. pefringens*）：广泛存在于土壤、人和动物肠道中，能引起人和动物的多种疾病。革兰阳性粗大杆菌，芽孢位于中央或次级端，呈椭圆形，不大于菌体。在牛乳培养基中分解乳糖产酸使酪蛋白凝固，并产生大量气体将凝固的酪蛋白冲成蜂窝状，气势汹涌，此现象称为"汹涌发酵"，是本菌的特点。

（2）无芽孢厌氧菌　是一群寄生于人和动物体内的正常菌群，在正常情况下对人体无害，但在特定条件下，可作为机会致病菌导致内源性感染。所致疾病包括腹腔感染、女性生殖道和盆腔感染、口腔感染、呼吸道感染、败血症和中枢神经系统感染等。

4. 呼吸道感染细菌　是指经呼吸道侵入人体，主要引起呼吸道或呼吸道以外其他组织器官病变的一类细菌，主要包括结核分枝杆菌、白喉棒状杆菌等。

（1）结核分枝杆菌（*Mycobacterium tuberculosis*）　简称结核杆菌，菌体细长、略弯，分枝状排列或聚集成团，无芽孢、鞭毛和荚膜。细胞壁厚，结构复杂，富含脂质。一般采用抗酸染色法进行染色，结核分枝杆菌可被染成红色，称抗酸菌，而其他非抗酸菌被染成蓝色。

专性需氧，营养要求较高，常用营养丰富的罗氏培养基（含有蛋黄、马铃薯、甘油、天冬酰胺等），该菌种生长缓慢，18～24 小时才能繁殖一代，故 2～4 周后方可见菌落，为粗糙型菌落，乳白色或米黄色，呈颗粒、结节或菜花状。

因细胞壁含大量脂质，对干燥、酸碱、常用消毒剂、某些染料等理化因素有较强的抵抗力，在干痰中可存活 6～8 个月，常用酸、碱处理痰液标本以杀死杂菌和消化标本中的黏稠物质。在培养基中加入上述染料可抑制杂菌的生长。对乙醇、湿热、紫外线敏感，对利福平、环丝氨酸、链霉素等抗结核药物敏感。

结核分枝杆菌可发生形态、菌落、毒力和抗药性等变异。卡介苗（BCG）就是将有毒的牛型结核分枝杆菌培养于含甘油、胆汁、马铃薯的培养基中，经 13 年 230 次传代而获得的减毒活菌株，现广泛应用于人类结核病的预防。

（2）白喉棒状杆菌（*Corynebacterium diphtheriae*）　属于棒状杆菌属，是人类白喉的病原菌。白喉是一种急性呼吸道传染病，患者咽喉部常出现灰白色的假膜。白喉棒状杆菌能产生毒性强烈的外毒素，进入人血流后引起全身中毒症状。

实验二 光学显微镜的使用

一、实验目的

1. 掌握 低倍镜、高倍镜及油镜的使用原理和方法。

2. 熟悉 光学显微镜的主要构造及其性能；光学显微镜的维护方法。

二、实验原理

微生物体积微小，需要借助显微镜放大数百倍、上千倍才能看清楚，因此，显微镜是研究微生物形态结构的最基本的工具。显微镜的种类很多，根据不同的目的和要求，可以选用普通光学显微镜、暗视野显微镜、相差显微镜、荧光显微镜、电子显微镜等。在微生物学实验中，应用最多的是普通光学显微镜（简称显微镜）。显微镜的物镜包括低倍镜、高倍镜和油镜三种，在细菌的形态结构观察中，油镜最为常用。

（一）普通光学显微镜的基本结构

普通光学显微镜的基本构造可分为机械部分和光学部分（图2-35）。

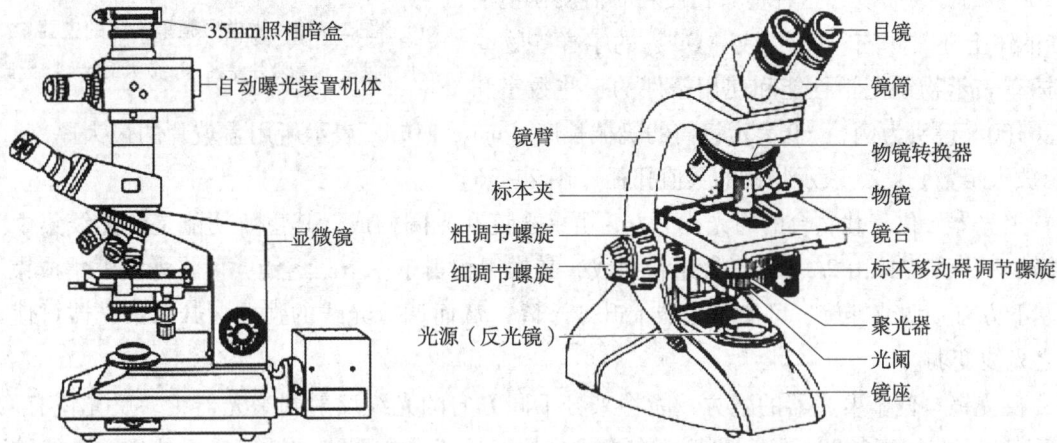

图2-35 光学显微镜的结构示意图

1. 机械部分

（1）**镜筒** 是安装在显微镜最上方或镜臂前方的圆筒状结构，其上端装有目镜，下端与物镜转换器相连。根据镜筒的数目，显微镜可分为单筒式和双筒式两大类。

（2）**物镜转换器** 又称物镜转换盘，是安装在镜筒下方的一圆盘状构造，可以按顺时针或逆时针方向自由旋转。其上均匀分布有3~4个圆孔，用以装载不同放大倍数的物镜。转动物镜转换盘可使不同的物镜到达工作位置（即与光路合轴）。使用时，注意使所需物镜准确到位。

（3）**镜臂** 为支持镜筒和镜台的弯曲状构造，是取用显微镜时握拿的部位。在使用临时装片时，注意不要倾斜镜臂，以免液体或染液流出，污染显微镜。

（4）**调节器** 也称调节螺旋，为调节焦距的装置，分粗调节螺旋和细调节螺旋两种。粗调节螺旋可使镜筒或载物台以较快速度或较大幅度升降，能迅速调节好焦距，使物像呈现在视野中，适于低倍镜观察时的焦距调节。而细调节螺旋只能使镜筒或载物台缓慢或较小幅度升降（升或降的距离不易被肉眼观察到），适用于高倍镜和油镜的聚焦或观察标本的不同层次。一般在粗调节螺旋调节焦距的基础上再使用细调节螺旋，精细调节焦距。

（5）载物台　位于物镜转换器下方的方形平台，是放置被观察标本片的地方。平台的中央有一圆孔（或椭圆孔），称通光孔，来自下方的光线经此孔照射到标本片上。在载物台上通常装有标本移动器（也称标本推进器），移动器上安装的弹簧夹可用于固定标本片，另外，转动与移动器相连的两个螺旋可使标本片前后或左右移动。

（6）镜座　是位于显微镜最底部的构造，为整个显微镜的基座，用于支持和稳定镜体。有的显微镜在镜座内装有照明光源等。

2. 光学部分

（1）目镜　又称接目镜，安装在镜筒的上端。每台显微镜通常配置 2 ~ 3 个不同放大倍数的目镜，常见的有 5 ×、10 × 和 15 ×（表示放大倍数）的目镜，可根据不同的需要选择使用，最常使用的是 10 × 目镜。目镜中常装有指针。

（2）物镜　也称接物镜，是决定显微镜性能的最重要部件，安装在物镜转换器上。每台显微镜一般有 3 ~ 4 个不同放大倍数的物镜，常用物镜的放大倍数有 10 ×、40 × 和 100 × 等几种。习惯上，将放大 10 倍及以下的物镜称为低倍镜；将放大 40 倍左右的物镜称为高倍镜；将 90 × 或 100 × 的称为油镜（这种镜头在使用时需浸在镜油中），在油镜上还常标有"油"或"Oil"的字样。物镜上一般标有表示物镜光学性能和使用条件的一些数字和

图 2 - 36　光学显微镜物镜的主要参数
1. 筒长；2. 盖玻片厚度；3. 放大倍数；4. 数值孔径

符号，以 100 × 镜头为例，160 表示镜筒的机械长度（mm），0.17 表示所用盖玻片的最大厚度（mm），100 表示放大倍数，1.25 表示物镜的数值孔径（图 2 - 36）。

（3）聚光器　位于载物台的通光孔下方，由聚光镜和光圈构成，其主要功能是使光线集中到所要观察的标本上。聚光镜由 2 ~ 3 个透镜组合而成，其作用相当于一个凸透镜，可将光线汇集成束。在聚光器的左下方有一调节螺旋，可使聚光器上升或下降，从而调节光线的强弱，升高聚光器可使光线增强，反之光线变弱。

（4）反光镜　位于聚光器的下方，能将来自不同方向的光线反射到聚光器中。反光镜有两个面，一面为平面镜，另一面为凹面镜，凹面镜有聚光作用，适于在较弱光和散射光下使用，光线较强时则选用平面镜。

（二）油镜的工作原理

油镜的透镜很小，从载玻片透过的光线通过空气时，因介质折光率不同，光线将发生折射现象，使射入镜筒的光线很少，物像模糊不清。为了不使通过的光线有所损失，在使用油镜时必须在油镜镜头与载玻片之间加入与玻璃折射率（$n \approx 1.52$）相近的镜油（通常用香柏油，其折射率 $n \approx 1.52$），从而能清楚地看到物像（图 2 - 37）。

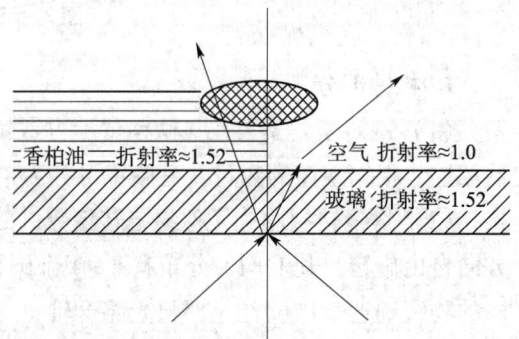

图 2 - 37　油镜的原理

三、实验器材

1. 器材　显微镜、擦镜纸等。

2. 试剂　香柏油、无水乙醇。

3. 标本　葡萄球菌、大肠埃希菌、霍乱弧菌、炭疽芽孢杆菌等的永久装片。

四、实验方法

（一）显微镜使用方法

1. 取镜 取出显微镜置于平稳实验台上。镜座距离实验台边缘约 3~4cm。注意：取、放显微镜时，应一手握住镜臂，一手托住镜座，使显微镜保持直立、平稳。切忌用单手拎提；且不论使用单筒显微镜或双筒显微镜，均应双眼同时睁开观察，以减少眼睛疲劳，且便于边观察边绘图或记录。

2. 对光 观察不染色标本宜用弱光，应将聚光器降低或缩小光圈；检查染色标本时光线宜强，应将光圈开大并升高聚光器。

3. 观察 将载玻片放在载物台上，用夹片器固定，先用低倍镜找到标本所在处，再切换油镜观察。使用油镜时，需在载玻片的标本部位滴香柏油一滴，从旁观察并扭动粗调节螺旋使载物台上升，将油镜头浸入油内接近标本表面，但不要触碰玻片，从目镜内观察，用粗调节螺旋反向转动使载物台徐徐下降，至视野中看到标本轮廓，再换用细调节螺旋，直至出现清晰的物像。如油镜头已离开油面而仍未见物象，必须再从侧面观察，将载物台上升，重复操作至物象看清为止。

4. 清洁及还原 上升镜筒（或下降载物台），取下载玻片，用擦镜纸拭去镜头上的镜油，然后用擦镜纸蘸少许二甲苯（香柏油溶于二甲苯），擦去镜头上残留的油迹，最后再用干净的擦镜纸擦去残留的二甲苯。切忌用手或其他擦拭镜头，以免使镜头沾上污渍或产生划痕，影响观察。将显微镜各部分还原，聚光器下降，将物镜转离通光孔，转成"八"字形，罩好防尘罩。

（二）显微镜的使用注意事项

1. 拿显微镜要做到"一握、一托、镜身直"，取用过程中应避免碰撞。

2. 显微镜为精密、贵重仪器，应注意细心爱护，不得随便拆卸。发现故障，应及时向老师提出，以便检查、修理。

3. 用显微镜观察的水浸标本片应盖上盖玻片。

4. 临时标本片制好后，必须用吸水纸吸净载玻片或盖玻片外面的试液，方可置载物台上观察，严防酸碱等试液腐蚀镜头和载物台。

5. 降下镜筒时，宜慢忌快，一定要注意物镜与标本片之间的距离，谨防损坏镜头。在整个调焦过程中，动作要慢，要细心。

6. 从高倍镜和油镜下取出标本时，必须先提升镜筒（或下降载物台），将镜头转离通光孔方可取出。

7. 保持清洁，一切光学部分，尤其是物镜和目镜镜头，禁止用手触摸。

8. 使用完毕，各个附件要清点齐全，回归原位，置于通风干燥处。

五、结果与讨论

1. 如何识别普通光学显微镜的油镜镜头？为什么必须用香柏油？

2. 如何使用和保养显微镜？

实验三 微生物的染色技术

一、实验目的

1. 掌握 革兰染色法的方法和步骤。

2. 熟悉 细菌染色标本的制备过程；革兰染色法在细菌鉴定中的重要意义。

二、实验原理

通过结晶紫初染和碘液媒染后，细胞壁内形成了不溶于水的结晶紫 – 碘的复合物。G^+ 菌由于细胞壁较厚、肽聚糖网层次较多且交联致密，故遇乙醇脱色处理时，因失水反而使网孔缩小，另外，G^+ 菌的细胞壁不含类脂，故乙醇处理不会出现缝隙，能把结晶紫 – 碘复合物牢牢留在壁内，使其仍呈紫色。G^- 菌因细胞壁薄、外膜层类脂含量高、肽聚糖层薄且交联度差，在遇脱色剂后，以类脂为主的外膜迅速溶解，薄而松散的肽聚糖网不能阻挡结晶紫 – 碘复合物的溶出，因此，通过乙醇脱色后呈无色，再经复红等红色染料复染成红色。

G^+ 菌：细胞壁厚，肽聚糖网状分子形成一种透性屏障，当乙醇脱色时，肽聚糖脱水而孔隙缩小，故保留结晶紫碘复合物在细胞膜上，呈紫色。

G^- 菌：肽聚糖层薄，交联松散，乙醇脱色不能使其结构收缩，其脂含量高，乙醇将脂溶解，缝隙加大，结晶紫 – 碘复合物溶出细胞壁，稀释复红染液复染后呈红色。

三、实验用品

1. 器材 显微镜、擦镜纸、酒精灯、火柴、载玻片、吸水纸等。

2. 试剂 香柏油、二甲苯。

3. 染色液 草酸铵结晶紫、碘液、95%乙醇、石炭酸复红。

4. 材料 金黄色葡萄球菌、大肠埃希菌的普通琼脂斜面 18~24 小时培养物。

四、实验内容与方法

（一）细菌涂片的制作

1. 涂片 先用接种环取生理盐水 1~2 环，置载玻片上，再用烧灼且已冷却的接种环取菌落少许，放在生理盐水内研磨均匀，涂成菌膜（直径 1.0~1.5cm）。为了观察到细菌清晰、典型的形态，涂片不能太厚，细菌在涂片中最好呈单层分布。

2. 干燥 涂片放室温自然干燥；也可将标本面向上，在离火焰约 15cm 高处微微加热烘干，切勿靠近火焰。

3. 固定 手执载坡片一端，标本面向上，在火焰外焰上水平地迅速来回通过 3 次，注意温度不宜太高，以玻片反面触及手背部皮肤热而不烫为宜。固定完毕，待冷却后再进行涂片染色。

（二）单染色法

单染色法又称简单染色法，即只应用一种染料进行染色的方法。如亚甲基蓝染色法。

在已干燥、固定好的涂片或触片上滴加适量的亚甲基蓝染色液 1~2 分钟后，水洗，干燥（吸水纸吸干或自然干燥），镜检（图 2-38）。

（三）复染色法

复染色法是应用两种或两种以上的染料或再加媒染剂

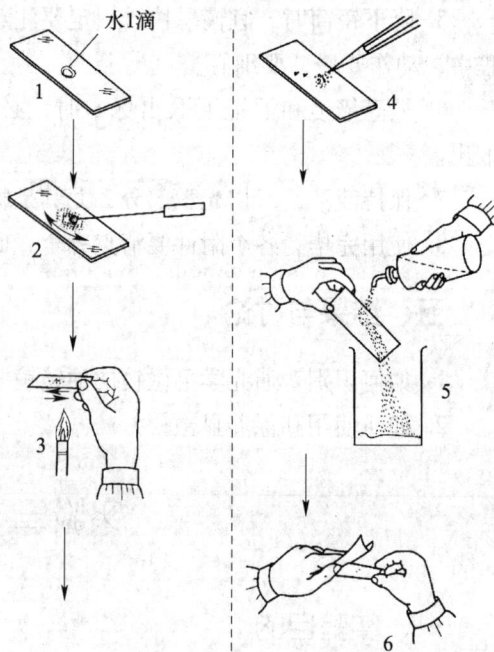

图 2-38　标本片的制备及单染色过程

进行染色的方法。如革兰染色法。

1. 初染 将草酸铵结晶紫溶液滴加于制好的涂片上，染色 1 分钟，用细流水冲洗，甩去积水。

2. 媒染 滴加碘液，作用 1 分钟，用细流水冲洗，甩去积水。

3. 脱色 滴加 95% 乙醇数滴，摇动玻片数秒，使均匀脱色，然后斜持玻片，再滴加乙醇，直到流下的乙醇无色为止（约 0.5 分钟），用细流水冲洗，甩去积水。

4. 复染 滴加稀释石炭酸复红染液染色 0.5 分钟，用细流水冲洗，甩去积水。将标本片用吸水纸吸干，在涂片上滴加镜油，置油镜下检查。

五、结果与讨论

1. 为什么涂片要经热固定？如加热温度过高、时间太长，会出现什么结果？
2. 你认为哪些环节会影响革兰染色的正确性？其中最关键的环节是什么？

目标检测

答案解析

一、选择题

（一）单项选择题

1. 用来衡量细菌大小的单位是（　）

    A. 厘米（cm）　　　B. 毫米（mm）　　C. 微米（μm）　　D. 纳米（nm）　　E. 米（m）

2. 球菌的排列方式与（　）有关

    A. 细胞分裂方向　　　　　　　　　　　　B. 细胞分裂速度

    C. 营养物质　　　　　　　　　　　　　　D. 细胞壁成分

    E. 繁殖方式

3. 下列不属于细菌基本结构的是（　）

    A. 荚膜　　　　　B. 细胞壁　　　　C. 细胞膜　　　　D. 细胞质　　　　E. 核质

4. 细菌的繁殖方式是（　）

    A. 复制　　　　　B. 二分裂　　　　C. 出芽　　　　D. 裂殖　　　　E. 克隆

5. 多数病原菌在适宜条件下分裂一次的时间是（　）

    A. 20～30 秒　　　B. 20～30 分钟　　C. 2～3 小时　　D. 20～30 小时　　E. 40～50 分钟

（二）多项选择题

1. G^+ 菌的细胞壁成分包括（　）

    A. 外膜　　　　　B. 磷壁酸　　　　C. 脂多糖　　　　D. 肽聚糖　　　　E. 脂蛋白

2. 下列属于 G^- 菌细胞壁成分的有（　）

    A. 磷壁酸　　　　　　　　　　　　　　　B. 脂多糖

    C. 脂蛋白　　　　　　　　　　　　　　　D. 脂质双层

    E. 含有五肽交联桥的肽聚糖

3. 以下有关内毒素的叙述中，正确的是（　）

    A. 化学成分是脂多糖　　　　　　　　　　B. G^- 菌裂解后释放出

    C. 不耐热，60℃30 分钟可被破坏　　　　D. 引起发烧、休克、DIC 等症状

    E. 甲醛处理不能形成类毒素

4. 下列与细菌毒力有关的是（　　）

  A. 芽孢　　　　　　B. 荚膜　　　　　C. 透明质酸酶　　D. 菌毛　　　　　E. 外毒素

5. 下列属于外毒素特性的是（　　）

  A. 主要由 G^+ 产生　　　　　　　　　　　　B. 耐热

  C. 化学成分是脂多糖　　　　　　　　　　　D. 免疫原性强

  E. 毒性弱

（三）配伍选择题

  A. 普通菌毛　　　B. 荚膜　　　　C. 芽孢　　　　D. 鞭毛　　　　E. 质粒

1. 与细菌抗吞噬作用相关的是（　　）

2. 与细菌对热的抵抗相关的是（　　）

3. 与细菌抗药性相关的是（　　）

4. 与细菌运动作用相关的是（　　）

5. 判断消毒灭菌是否彻底的指标是否杀灭（　　）

二、综合问答题

简述革兰染色法的步骤、结果判断及临床意义。

三、实例分析题

  患者，男，42岁。3年前右足跟烫伤，伤口不愈，并逐渐向深部软组织发展，有脓性分泌物。半年前，全身发热，右足红肿，到某医院应用青霉素静脉输液20天，创面间断换药，并从中取出一小块死骨，住院2个月后出院，伤口未愈，有脓性分泌物，多家医院治疗效果均欠佳。现以右踝骨骨髓炎收住院治疗。取脓液分别接种于普通血平板和L型培养基，仅L型培养基中有金黄色葡萄球菌生长。

  请分析：1. 何谓细菌L型？其形成条件是什么？

      2. L型细菌有何特点？

书网融合……

   重点回顾   微课   习题

第三章 放线菌

学习目标

知识目标：
1. **掌握** 放线菌的形态特征、培养条件及菌落特征。
2. **熟悉** 放线菌在药物生产中的应用。
3. **了解** 放线菌的基本结构及其繁殖方式。

技能目标：

能够熟练进行放线菌个体形态和菌落形态的观察。

素质目标：

能运用正确的学习方法进行学习，能够树立严谨、科学的态度。

📖 导学情景

情景描述： 患者，男，25岁，2个月前发现左侧下磨牙后垫舌侧牙龈处有一米粒大小肿物，无明显疼痛不适，一直未消退，来医院就诊。入院查体：磨牙后垫舌侧牙龈可触及一直径约3mm的新生物，颜色稍红，质地较韧，界限不清，活动度欠佳，无压痛。病理结果显示，牙龈慢性肉芽肿性炎症，显微镜下见放射状排列的菌落，其周围有大量中性粒细胞浸润。

情境分析： 结合患者的临床症状以及显微镜下见放射状排列的菌落，可诊断为放线菌病。放线菌病是由放线菌引起的疾病。放线菌属中，对人致病的主要是衣氏放线菌，可引起内源性感染，产生亚急性或慢性局部肉芽肿性炎症。

讨论： 放线菌病可以用青霉素治疗吗？为什么？

学前导语： 放线菌是革兰阳性的丝状菌，具有菌丝和孢子结构，营养要求不高，对常用抗生素敏感。因此，放线菌感染可用青霉素治疗。除此之外，还有哪些治疗方法呢？

放线菌（actinomycetes）是一类呈分枝生长的原核细胞型微生物，以孢子方式繁殖。大多数放线菌不致病，对人致病的放线菌主要集中在放线菌属和诺卡菌属。前者多引起内源性感染，是人体正常菌群；后者引起外源性感染，不属于正常菌群。放线菌在自然界中分布广泛，主要存在于土壤中，在中性或偏碱性肥沃的土壤中数量最多。

放线菌是革兰阳性的丝状菌，营养要求不高，对常用抗生素敏感。大多数放线菌是需氧性腐生菌，只有少数为寄生菌。放线菌是抗生素的主要产生菌，迄今报道的近万种抗生素中约80%是由放线菌产生的。另外，放线菌还可用于制造维生素、酶制剂及处理污水等，在自然界的物质转化中也起着相当重要的作用。

第一节 放线菌的形态结构

PPT

放线菌是介于细菌与真菌之间而又接近于细菌的单细胞分枝状微生物，故在进化上已经把放线菌列入广义的细菌。放线菌为革兰阳性，无芽孢、无荚膜、无鞭毛的非抗酸性的丝状菌。

👁 **看一看**

放线菌的分类地位

1877 年，Harz 在牛颚肿病灶中分离得到一种病原菌，因其菌丝呈放射状排列，故命名为放线菌。放线菌具有菌丝和孢子，在固体培养基上的生长状态与真菌相似，故 19 世纪以前放线菌被归类为真菌。随着科学技术的发展和应用，近代生物学的研究结果表明，放线菌的结构和化学组成与细菌相同，属于一类具有分枝状菌丝体的细菌。

一、放线菌的形态

放线菌主要由菌丝和孢子两部分组成，多数具有发育良好的菌丝体（图 3-1）。

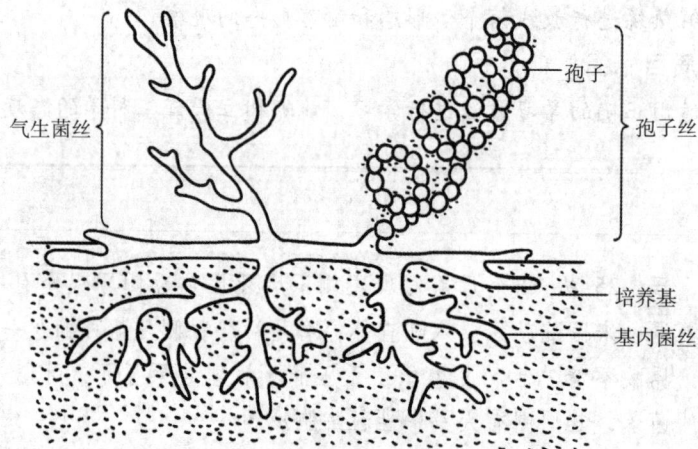

图 3-1 放线菌的形态结构模式图

（一）菌丝

菌丝（hypha）是由放线菌孢子在适宜环境下吸收水分，萌发出芽，芽管伸长，呈放射状、分枝状的丝状物。大量菌丝交织成团，形成菌丝体（mycelium）。放线菌的菌丝基本为无隔的多核菌丝，直径细小，通常为 $0.5 \sim 1\mu m$，有时菌丝断裂形成链球或链杆状。

按着生部位及其功能，可将菌丝分为基内菌丝、气生菌丝和孢子丝三种（图 3-2）。

1. 基内菌丝 是伸至培养基质表面或伸向基质内部的菌丝，具有吸收水分和营养的功能，又称营养菌丝或一级菌丝。基内菌丝无隔，直径较小，有的无色，有的产生色素，从而呈现不同的颜色。色素分为水溶性和脂溶性两类，如为水溶性色素，可向培养基内扩散而使培养基呈现一定颜色。

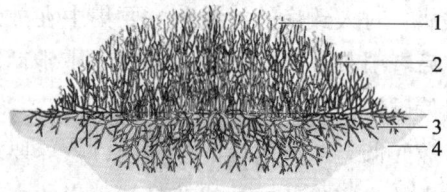

图 3-2 放线菌的菌丝
1. 孢子丝；2. 气生菌丝；3. 基内菌丝；4. 固体基质

2. 气生菌丝 是基内菌丝不断向空气中生长形成的菌丝，又称二级菌丝，其功能是繁殖后代、传递营养物质。直径比基内菌丝大，呈直形或弯曲形，有的产生色素，一般色素颜色较深。

3. 孢子丝 气生菌丝发育到一定阶段，其顶端可分化形成孢子，这种能形成孢子的菌丝称为孢子丝。孢子丝的形态和在气生菌丝上的排列方式因菌种而异。故孢子丝的着生方式、螺旋的方向（左旋或右旋）、数目、疏密程度以及形态特征是鉴定放线菌的重要依据（图 3-3）。

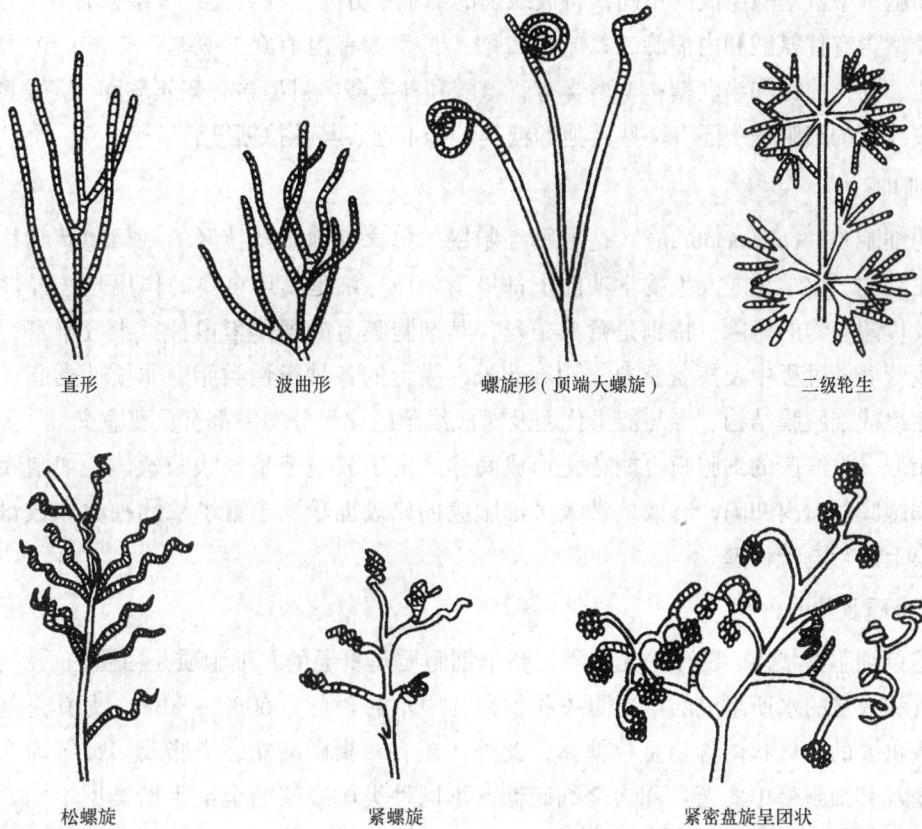

直形　　　　　波曲形　　　　螺旋形（顶端大螺旋）　　　二级轮生

松螺旋　　　　　紧螺旋　　　　　紧密盘旋呈团状

图 3 - 3　放线菌孢子丝的各种形态

（二）孢子

气生菌丝发育到一定阶段即可分化形成孢子（spore）。孢子成熟后，可从孢子丝中逸出飞散。放线菌的孢子属于无性孢子，是放线菌的繁殖器官。孢子形状不一，有球形、椭圆形、杆状或柱状；排列方式不同，有单个、双个、短链或长链状。在电镜下可见孢子表面结构不同，有的表面光滑，有的为疣状、鳞片状、刺状或毛发状。孢子颜色多样，呈白、灰、黄、橙黄、淡黄、红、蓝等色。孢子的形态、排列方式和表面结构以及色素特征是鉴定放线菌的重要依据。

放线菌的孢子在某些方面与细菌的芽孢有相似之处，都属于内源性孢子，但细菌的芽孢仅是休眠体，不具有繁殖作用，而放线菌产生孢子则是一种繁殖方式。

二、放线菌的基本结构

放线菌的基本结构与细菌相似，具有细胞壁、细胞膜、细胞质、核区等基本结构。其细胞壁由肽聚糖组成，并含有二氨基庚二酸（DAP），不含真菌细胞壁所具有的纤维素或几丁质。个别种类的放线菌也具有细菌鞭毛样的丝状体，但一般不形成荚膜、菌毛等特殊结构。

（一）细胞壁

放线菌细胞壁（cell wall）的结构、组成与革兰阳性菌相似，含有肽聚糖、胞壁酸、多糖等，但不同种属的成分不相同。其主要成分为肽聚糖，即由 N – 乙酰葡糖胺和 N – 乙酰胞壁酸借助 β – 1,4 糖苷键连接成链状结构，再由胞壁酸上的短肽侧链进一步交联成为立体网格分子。放线菌的革兰染色一般为阳性。

在不同种类的放线菌中，短肽侧链上的氨基酸组成略有差异，这些差异常用于对放线菌的分类及鉴定。根据细胞壁中氨基酸组成的不同，将放线菌的细胞壁分为六种类型：Ⅰ型含有甘氨酸和L－二氨基庚二酸；Ⅱ型含有甘氨酸和内消旋二氨基庚二酸；Ⅲ型含有内消旋二氨基庚二酸；Ⅳ型含有内消旋二氨基庚二酸、阿拉伯糖和半乳糖；Ⅴ型含有赖氨酸和鸟氨酸；Ⅵ型含有赖氨酸和天冬氨酸。

此外，放线菌的细胞壁中还有一些其他的糖类，如木糖、马杜拉糖等。

（二）细胞膜

放线菌的细胞膜（cell membrane）是紧贴细胞壁，包含细胞质及核区的一层膜状结构。其膜与细菌的细胞膜在结构、化学组成及生物学功能上都极为相似。细胞膜最重要的作用是选择性地进行营养物质的运输及代谢废物的排除，特别是营养菌丝，其细胞膜上的载体蛋白种类十分丰富，在放线菌从周围环境吸收营养的过程中发挥着重要作用。此外，膜上的各种极性类脂、非极性类脂、细胞色素和醌类等物质在组成细胞膜结构、参与能量代谢及对放线菌的化学分类中都有重要意义。

与细菌相似，放线菌的细胞膜也能特化形成间体。由于放线菌是丝状菌丝体，细胞膜形成的间体数目较多。细胞膜的向内凹陷，有效地扩大了细胞膜的比表面积，丰富了酶的种类和数量，有利于放线菌在细胞膜上进行电子传递。

（三）细胞质及其内含物

放线菌是单细胞丝状体，菌丝中无横隔，整个细胞质是贯通的。细胞质是由蛋白质、核酸、糖类、脂类、无机盐和大量的水所组成的半透明胶状物，其中水的含量为60%～80%，尤其是基内菌丝的含水量更高。最重要的颗粒状内含物是核糖体，此外，还有多聚磷酸盐、类脂及多糖等内含物。放线菌细胞质中的糖及其细胞壁中的糖合称为全细胞糖。不同种类放线菌的全细胞糖类型不同，常作为放线菌的传统分类标准。

（四）核区

放线菌的核区（nuclear region）同细菌一样，都是拟核（nucleoid），其实质为一条共价、闭合、环状的，以超螺旋形式存在的双链DNA分子，又称核质体。由于放线菌菌丝的细胞质是连通的，故其核质体的数目较多，为典型的多核细胞。菌丝所含的核质体数一般与菌丝的生长速度有关，在快速生长的菌丝中，核质体DNA可占细胞总体积的15%～20%。

？ 想一想

小王，因"反复咳嗽、咳痰18个月，发现右肺占位性疾病3个月"入院，伴有乏力、消瘦及盗汗症状，无发热。实验室检查：白细胞数量上升，以中性粒细胞升高为主。肺部CT检查：肺部局限性实质病灶。最终诊断为肺放线菌病，经青霉素治疗后病情好转。放线菌病为什么可以用青霉素治疗呢？

答案解析

第二节　放线菌的营养与繁殖 微课

PPT

一、放线菌的营养

（一）放线菌的培养条件

绝大多数放线菌为异养菌，营养要求不高，能在简单培养基上生长。由于多数放线菌分解淀粉的能力较强，故其培养基大多含有一定量的淀粉。同时，放线菌对无机盐的要求较高，故培养基中常加入多种元素如钾、钠、硫、磷、镁、铁、锰等。

放线菌生长的最适温度为28~30℃，对酸敏感，最适pH为中性偏碱，在pH 7.5~8.0环境中生长良好。放线菌大多为厌氧或微需氧，所以在抗生素生产中，需进行通气搅拌培养，以增加发酵液中的溶氧量。放线菌生长缓慢，一般需培养3~7天才能长成典型菌落。

（二）放线菌的菌落特征

放线菌在固体平板培养基上培养后形成的菌落具有一定特征，可作为菌种鉴别的依据。

放线菌菌落通常为圆形，类似或略大于细菌的菌落，但比真菌菌落小。菌落表面干燥，有皱褶，致密而坚实。当孢子丝成熟时，形成大量孢子堆，铺于菌落表面，使菌落呈现颗粒状、粉状、石灰状或绒毛状，并带有不同的颜色。由于大量基内菌丝伸入培养基内，故菌落与培养基结合紧密，不易被接种针挑起。

放线菌在患者病灶和脓汁中可形成菌落，肉眼可见黄色小颗粒，直径一般不超过1mm，称硫黄样颗粒（sulfurgranule），压片后可见菌丝末端膨大呈棒状，放射状排列，形似菊花。

✎ 练一练

放线菌在患者病灶和脓汁中可形成菌落，肉眼可见（　　）

A. 硫黄样颗粒   B. 白色颗粒   C. 绿色颗粒

D. 灰色颗粒   E. 蓝色颗粒

答案解析

二、放线菌的繁殖

放线菌的繁殖方式比较简单，只有无性繁殖，通过无性孢子和菌丝断裂两种方式进行，无性孢子为主要繁殖方式。

（一）无性孢子

放线菌形成孢子的方式主要有三种：①由气生菌丝特化的孢子丝发育形成，多数放线菌如链霉菌属普遍采用此种方式；②由高度特化的孢囊发育形成，当孢囊成熟后，囊破裂并释放出大量的孢子，如游动放线菌属和链孢囊菌属中的一些微生物；③由基内菌丝特化的孢子梗发育而成，该孢子的特点是单个着生，如小单孢子菌属的放线菌。

（二）菌丝断裂

菌丝断裂也是放线菌的一种常见繁殖方式，一般发生在液体培养中。由于震荡、机械搅拌等因素的作用，菌丝常常断裂成小片段，每一个断裂的菌丝片段都能重新生长为新的菌丝体。值得注意的是个别种类，如诺卡菌属的放线菌，在固体培养基上培养时可出现菌丝断裂的现象，这是由该菌的特性决定的。

第三节　放线菌与人类的关系

PPT

放线菌在医药领域主要用于生产抗生素、维生素和酶类等。此外，多数放线菌有极强的分解纤维素、石蜡、角蛋白、琼脂和橡胶等的能力，因此，它们在甾体转化、皮革脱毛、石油脱蜡、污水处理等方面起着重要作用。只有极少数放线菌可引起人类、动植物病害，如引起人类、动物的放线菌病和诺卡菌病，引起植物病害如马铃薯的疮痂病等。因此，放线菌与人类有着密切的关系。

一、放线菌在药物生产中的应用

放线菌是一类很有应用前景的微生物，在药物生产中有着广泛的应用，其在医药工业中也具有重要的意义。目前广泛应用的抗生素约有80%是由各种放线菌产生的，放线菌的次级代谢产物种类也很丰富，其中多数产物都具有药用价值。从传统的各类抗生素到非抗生素的生理活性物质（如氨基酸、维生素、核苷酸等），再到一些酶制剂，多数为放线菌的发酵产物。

（一）抗生素

放线菌是抗生素的主要产生菌，抗生素的其他来源包括细菌、真菌及动、植物细胞等。链霉菌属是放线菌的代表属，是放线菌目中最大、产生抗生素种类最多的一个属，其他各属中产生抗生素较多的依次是小单孢菌属、游动放线菌属、诺卡菌属和链孢囊菌属等。

1. 链霉菌属（Streptomyces） 具有发育良好的分枝状菌丝体，根据菌的形态和培养特征，可分为1000多个种。其中，目前发现约有600多种链霉菌能产生抗生素，如灰色链霉菌产生的链霉素、卡那霉素链霉菌产生的卡那霉素、龟裂链霉菌产生的土霉素等。此外，链霉菌属产生的丝裂霉素、红霉素、四环素、氯霉素、制霉菌素、万古霉素等都是临床上常用的药物。有的链霉菌能产生一种以上的抗生素，不同的链霉菌也可能产生同种抗生素。

2. 小单孢菌属（Micromonospora） 形成基内菌丝，不形成气生菌丝，在基内菌丝上长出孢子梗，顶端只生成一个球形或椭圆形的孢子，其表面为棘状或疣状。小单孢菌分布十分广泛，主要分布在土壤或湖底泥土中，由该菌属产生的抗生素多达450种以上，是仅次于链霉菌属的第二大抗生素产生菌，如绛红小单孢菌和棘孢小单孢菌产生的庆大霉素、相模原小单孢菌产生的小诺米星、伊尼奥小单孢菌产生的西索米星等氨基糖苷类抗生素。此外，该菌属中有的微生物能积累维生素 B_{12}，腐生型的小单孢菌还具有分解纤维素、几丁质和毒物的能力，具有一定的研发价值。

3. 游动放线菌属（Actinoplanes） 一般不形成气生菌丝，基内菌丝纤细，不断裂，通常在沉没水中的叶片上生长。本菌属能产生多种抗细菌和抗肿瘤的抗生素，目前发现有150种以上，如：我国济南游动放线菌产生的创新霉素，对大肠埃希菌引起的尿路感染有一定的疗效；萘醌类的绛红霉素，对肿瘤、细菌、部分真菌等有一定抑制作用。

4. 诺卡菌属（Nocardia） 本属放线菌多数不形成气生菌丝，主要形成基内菌丝，菌丝纤细，大多分布在土壤或湖底泥土中。诺卡菌属可产生30多种抗生素，如抗结核分枝杆菌和麻风分枝杆菌的利福霉素，对引起植物白叶枯病的细菌、原虫、病毒有作用的间型霉素，抗革兰阳性菌的瑞斯托霉素等。此外，本菌属还可用于石油脱蜡、烃类发酵和污水处理等。

5. 链孢囊菌属（Streptosporangium） 具有发育良好的菌丝体，因多数菌种可以产生广谱抗生素而受到重视。如粉红链孢囊菌（S. roseum）产生的多霉素可抑制革兰阳性菌、革兰阴性菌、病毒等病原体，对肿瘤也有抑制作用；绿灰链孢囊菌（S. viridogriseum）产生的绿菌素对细菌、真菌、酵母菌均有作用；西伯利亚链孢囊菌（S. sibiricum）产生的两性西伯利亚霉素对肿瘤有一定疗效。

目前发现的抗生素种类很多，但要将其应用于临床还必须具备一些特性。有些抗生素的抗菌、抗肿瘤效果很好，但毒性大，有些抗生素的毒副作用是在应用了一段时间后才被人们发现的，并且随着抗生素的大量使用，微生物对抗生素的抗药性也逐渐增多。因此，筛选新抗生素或用化学及生物手段对原有抗生素进行修饰、改造甚至全部合成，已经成为当前亟待解决的问题。

💗 **药爱生命**

1928年，英国细菌学家弗莱明首先发现世界上第一种抗生素——青霉素。青霉素的重要意义在于，它的抗菌能力比以往其他任何药品都强得多。但是，因为青霉素本身的化学性质不稳定，制备和提纯比较困难，而且弗莱明并没有把主要研究精力投入其中，所以，在发现青霉素的最初十年里，人类并没有意识到青霉素的重要性。直到1939年，英国牛津大学的另一批科学家才成功提纯青霉素，并且通过大量实验证明了青霉素是一种当之无愧的"神药"。凭借着卓越的疗效，抗生素终于登上了属于自己的舞台，给无数患者带来了福音，同时也给制药行业带来了新的转机。

（二）非抗生素的生理活性物质

非抗生素的生理活性物质主要包括免疫调节剂、酶抑制剂、抗氧化剂、受体拮抗剂及植物生长调节剂等。1969年，日本的梅泽滨夫等首先在链霉菌的次级代谢产物中发现了一些相对分子量较低的特异性酶抑制剂，从而将抗生素的研究扩大到酶抑制剂的新领域，证明这类非抗生素的生理活性物质同样具有药用价值，并具有很大的发展潜力。因此，酶抑制剂的开发是新药来源的一个主要途径，以酶为靶点开发新药存在巨大潜力，在今后很长一段时间内仍是新药研发的重要着力点。

（三）其他代谢产物

其他代谢产物主要指有机酸、醇、维生素、核苷酸、激素等生物活性物质，这类活性物质种类较多，主要由细菌和真菌产生，放线菌也能产生一些，但种类和数量较少。这些产物可用于食品、化工原料及医药等，其中多数具有一定的药用开发价值。

（四）放线菌的基因改造及其在新药筛选中的应用

自从发现青霉素后，人们一直进行着对微生物次级代谢产物的筛选工作，特别是对能产生多种抗生素的放线菌的筛选工作更加广泛和深入。基因工程技术的出现，为新抗生素的生物合成提供了方向，在放线菌资源的开发利用方面展现了光明的前景。人们利用生物合成技术初步搞清了放线菌次级代谢产物的生物合成过程，进而可以通过改变其基因合成新的活性物质。

利用同源性探针，可获取控制某种抗生素生物合成的基因，进行合理的剪接、修饰和重组后，利用同源重组技术使其表达，从而有目的地生产和制造新的活性化合物。目前，该研究主要集中在聚酮类抗生素的基因改造上，利用该项技术已成功改造了红霉素聚酮体的结构。生物技术的发展和完善，将为合理设计基因重组模式、研制新药提供更有效的途径。

二、致病放线菌

近年来，临床上广谱抗生素、皮质激素、免疫抑制剂的大量使用造成机体菌群失调，使放线菌引起的二重感染发病率急剧上升。因此，对于放线菌引起的人、动植物疾病应当给予重视。致病性放线菌主要为放线菌属和诺卡菌属中的少数放线菌。

（一）放线菌属

放线菌属（*Actinomyces*）只形成基内菌丝，其菌丝有横隔，不形成气生菌丝和孢子。其中，对人致病的主要是衣氏放线菌。

1. 衣氏放线菌（*A. israelii*）　存在于正常人的口腔、扁桃体隐窝、咽部及牙垢中，为条件致病菌，主要引起内源性感染，产生亚急性或慢性局部肉芽肿性炎症，造成组织坏死、脓肿及形成多发性瘘管，多见于面颈部，也可引起肺、肝、肾等器官感染。在病变组织排出的脓液中，有肉眼可见的硫黄样颗粒，可疑颗粒压片，镜检可见放射状排列的菌丝。

2. 牛型放线菌（*A. bovis*）　自母牛体内分离，对人无致病性，可引起牛的颚肿病。

针对放线菌感染，目前没有特异的预防方法。应注意口腔卫生，出现牙周炎、龋齿及口腔破损时要及早治疗，可选用青霉素、克林霉素、红霉素或林可霉素等抗生素。

（二）诺卡菌属

诺卡菌属（*Nocardia*）不属于正常菌群，只有少数菌能引起人和动物的诺卡菌病，如星形诺卡菌、巴西诺卡菌，多为外源性感染。

1. 星形诺卡菌（*N. asteroides*） 在机体免疫功能低下时引起人类疾病。该菌主要由呼吸道或创口侵入人体，引起肺部感染，其症状类似脓肿的急性感染或伴发脓肿的急性肺炎，也可播散至全身，如肾、肝、脾、心包及肾上腺等器官，引起脓肿或多发性瘘管。在脓液中，可发现类似衣氏放线菌的颗粒。

2. 巴西诺卡菌（*N. braziliensis*） 可侵入皮下组织，引起慢性化脓性肉芽肿，很少播散，表现为肿胀、脓肿与多发性瘘管，好发于足和腿部，称足分枝菌病（mycetoma），本病也可由星形诺卡菌、马杜拉放线菌及某些真菌引起。

针对诺卡菌的感染，目前没有特异性预防方法。对脓肿和瘘管等可手术清创，切除坏死组织，可选用抗生素进行治疗，一般治疗时间不少于 6 周。

此外，普通高温放线菌、甘蔗高温放线菌、甘草小多孢菌也可引起人类疾病，它们均由呼吸道侵入人体，引起呼吸道过敏，如过敏性鼻炎、过敏性哮喘等。

实验四　细菌的接种、放线菌的插片培养和观察

一、实验目的

1. 掌握 细菌的接种技术；放线菌插片的制片方法。
2. 熟悉 放线菌的细胞形态和菌落特征。
3. 了解 放线菌插片培养的实验原理。

二、实验原理

细菌的接种是微生物学研究和发酵生产中的基本操作技术。将一种细菌移接到另一种灭过菌的新培养基中，使其生长繁殖的过程称为接种。根据培养基和微生物的种类及实验目的不同，有很多不同的接种方法，常采用的有平板划线接种、斜面接种、三点接种、穿刺接种、浇混接种、涂布接种、液体接种、注射接种、活体接种等。

放线菌属于原核细胞型微生物，由菌丝和孢子组成，以链霉菌属的菌丝体最发达。菌丝无隔膜，分为基内菌丝、气生菌丝、孢子丝三种。基内菌丝较透明，气生菌丝颜色较暗，孢子丝的形状有直形、波曲形、螺旋形、轮生、分枝等。放线菌发育到一定阶段，孢子丝即形成孢子。孢子呈球形、椭圆形、柱状或瓜子形、梭状和半月状等，并具有各种颜色。菌丝和孢子的形态、颜色等特征是鉴定菌种的重要依据之一。

放线菌生长缓慢，一般需 3 ~ 7 天才能形成菌落。菌落特征：圆形，较小，干燥，质地致密，表面粉粒状或茸毛状，有的呈同心环或辐射状，略大于细菌菌落，但比真菌菌落小。基内菌丝与培养基结合紧密，难以挑起。菌丝体与孢子常具有不同色素，故菌落正面与背面呈现不同的颜色。有的种类散发有特殊气味。当孢子丝成熟时，大量孢子覆盖于菌落表面，呈粉末状或颗粒状。

三、实验器材

1. 标本 链霉菌菌种斜面培养基（简称菌种管）、新鲜斜面培养基（简称接种管）。
2. 仪器 普通光学显微镜、载玻片、盖玻片、培养皿、接种环、接种针、酒精灯、镊子、擦镜纸、吸水纸等。

3. 试剂 石炭酸复红染液、香柏油、二甲苯。

四、实验方法

（一）细菌的接种

细菌常采用的接种方法有斜面接种法、液体接种法、穿刺接种法、平板划线接种法等。

1. 斜面接种法 是将各种培养条件下的菌移接到新鲜斜面培养基的一种接种方法。该方法主要用于纯菌移种，以进一步鉴定或保存菌种。斜面接种法的一般操作如下。

（1）在接种管上贴好标签，注明菌名、接种日期、接种人姓名等内容。

（2）点燃酒精灯，灯焰周围 1～2cm 处的空间为无菌区，所以，在酒精灯火焰旁进行无菌操作法接种，可避免杂菌污染。

（3）右手拇指、食指、中指握持接种环，从下至上烧灼接种环至变红为止，同时接种柄下 1/3 应在火焰上来回滚动烧灼 3～5 次。

（4）将菌种管和接种管同时握于左手，使中指位于两管之间，拇指按住两支试管底部，使斜面和有菌的面向上，接近水平位置，用右手的小指、无名指和手掌，在火焰旁同时拔去两支试管的棉塞，立即在火焰上烧灼试管口，以烧去试管口的杂菌，随后把试管口移至火焰旁 1～2cm 处。注意：拔去的棉塞应始终夹在手中，切勿放在桌上。

（5）将经烧灼灭菌的接种环伸入菌种管，先将环接触斜面上端没有菌苔的培养基部分，使接种环充分冷却，待培养基不再被接种环融化时，可将环伸向斜面中部蘸取少量菌体，然后慢慢地将接种环从试管内抽出。注意不能让接种环接触管壁和管口，取出后，接种环不能通过火焰。在火焰旁，迅速将带菌接种环伸入接种管，自斜面底部向上轻轻划蜿蜒曲线或直线。注意：不要把培养基划破，也不要把菌沾在管壁上。此过程要求迅速、准确。

（6）接种完毕，将两支试管的管口再次在火焰上烧灼，在火焰旁塞入棉塞。注意：塞棉塞时不要使试管离开火焰，以免试管在移动时带入空气而污染杂菌。

（7）划线完毕，将接种环烧红，以杀死环上的残菌。注意：将接种环先在温度较低的火焰内焰处灼烧，逐渐移至火焰外焰灭菌，不要直接在外焰烧灼灭菌，以免残留在环上的菌体爆溅而污染环境。放回接种环后，再进一步把试管的棉塞塞紧（图 3-4）。

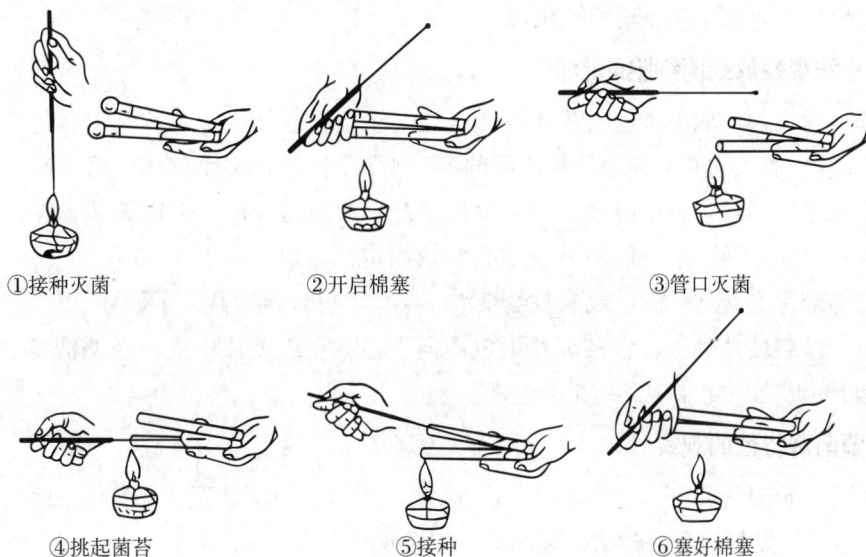

①接种灭菌　　　　②开启棉塞　　　　③管口灭菌

④挑起菌苔　　　　⑤接种　　　　⑥塞好棉塞

图 3-4　斜面接种时的无菌操作

2. 液体接种法　是将斜面菌种或菌液移接到无菌新鲜液体培养基中的一种接种方法。该方法常用于观察细菌和酵母菌的生长特性、生化反应特性及发酵生产中菌种的扩大培养等。

液体接种法的实验方法是：用灭菌的接种环或接种针挑取单个菌落，倾斜液体培养基试管，将沾有细菌的接种环或接种针伸入接种管，在液体表面处的试管内壁上轻轻研磨，把菌苔研开，取出接种环或接种针烧灼灭菌，两试管口通过火焰烧灼灭菌，将硅胶塞或棉塞塞回试管，直立试管，使接种的细菌分散在液体培养基中（图3－5）。

3. 穿刺接种法　是用沾有菌种的接种针将菌种接种到试管深层培养基中。该方法多用于半固体高层培养基或双糖铁、明胶等具有高层的培养基接种，可用于保存菌种或观察细菌的动力和生化反应。

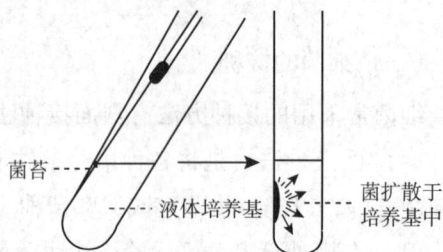

图3－5　液体培养基接种

接种前后对接种针和试管口的处理方法与斜面接种法相同。接种时，用接种针蘸取少量菌体后，直接从培养基中间插入，直插到接近管底但不要穿透培养基，再慢慢按原接种线拔出接种针。穿刺接种法包括水平穿刺接种和垂直穿刺接种（图3－6）。

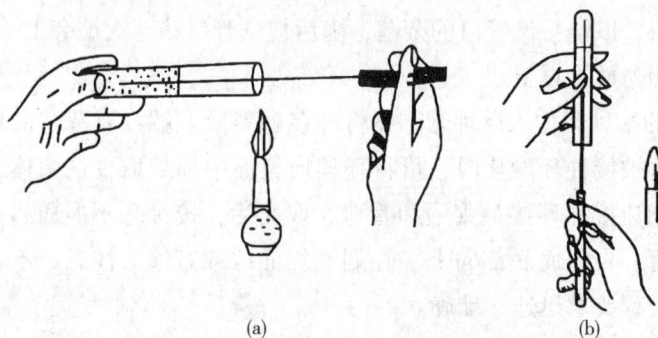

(a)　　　　　　(b)

图3－6　穿刺接种操作法

（a）平行穿刺；（b）垂直穿刺

4. 平板划线接种法　是用接种环将菌种接种至平板培养基上。该方法常用于观察菌落形态、分离纯化菌种、活菌计数等。平板划线接种法包括分区划线法、连续划线法和棋盘格划线分离法等，具体的实验方法见实验九"微生物的分离和纯化"。

（二）用插片法观察放线菌细胞的形态

1. 插片制作　用接种环取菌种管的菌体少许，均匀涂布在固体平板培养基上，将已消毒的盖玻片以45°角插入培养基，插入的高度为盖玻片高度的1/3或1/2，置28℃培养箱中培养5～7天。

2. 制片　用镊子取出插片，用吸水纸擦去生长较差一面的菌丝体，采取无菌操作用镊子夹住盖玻片，使有菌面朝上，通过酒精灯火焰2～3次进行加热固定，冷却。

3. 染色　在盖玻片上滴加一滴石炭酸复红染液，染色1分钟，水洗，干燥。

4. 镜检　取干净载玻片一张，将盖玻片染色面向下，放在载玻片中央，在低倍镜、高倍镜、油镜下观察菌丝和孢子的形态。记录观察结果并绘图。

（三）放线菌菌落特征的观察

肉眼观察放线菌的菌落特征，注意其大小、形状、色泽、表面状况、干燥或湿润、气味有无等，并用接种环在菌落与培养基结合处尝试挑起菌落。记录观察结果。

五、结果与讨论

1. 绘制出显微镜下观察到的放线菌细胞的形态。

2. 简述放线菌的菌落特征。

3. 放线菌菌落与细菌菌落有何区别?

· 目标检测 ·

答案解析

一、选择题

(一) 单项选择题

1. 在病灶组织和脓样物质中见到的"硫黄样颗粒",代表 ( ) 感染

　　A. 白色念珠菌 　　　　　　　　　　　　B. 新生隐球菌

　　C. 产气荚膜梭菌 　　　　　　　　　　　D. 衣氏放线菌

　　E. 结核分枝杆菌

2. 衣氏放线菌引起的感染属于 ( )

　　A. 急性感染 　　B. 隐性感染 　　C. 内源性感染 　　D. 外源性感染 　　E. 接触感染

3. 放线菌广泛存在于 ( )

　　A. 口腔 　　　　B. 土壤 　　　　C. 皮肤 　　　　D. 肠道 　　　　E. 水

4. 多数放线菌的营养方式是进行 ( )

　　A. 自养生活 　　B. 异养生活 　　C. 腐生生活 　　D. 寄生生活 　　E. 自养和异养生活

5. 临床中应用的链霉素主要从 ( ) 中获得

　　A. 放线菌 　　　B. 酵母菌 　　　C. 霉菌 　　　D. 病毒 　　　E. 蓝细菌

(二) 多项选择题

1. 以下关于放线菌属的叙述中,正确的是 ( )

　　A. 是人体的正常菌群 　　　　　　　　　B. 主要引起内源性感染

　　C. 为革兰阳性抗酸性丝状菌 　　　　　　D. 与龋齿的形成有关

　　E. 对常用抗生素敏感

2. 放线菌的繁殖方式包括 ( )

　　A. 无性孢子 　　B. 菌丝断裂 　　C. 出芽生殖 　　D. 菌丝体生殖 　　E. 菌丝生殖

3. 下列属于原核细胞型微生物的有 ( )

　　A. 细菌 　　　　B. 支原体 　　　C. 衣原体 　　　D. 放线菌 　　　E. 真菌

4. 以下关于放线菌属生物学性状的描述中,正确的是 ( )

　　A. 革兰染色阴性

　　B. 溶血

　　C. 病灶处可形成肉眼可见的硫黄样颗粒

　　D. 营养要求不高

　　E. 大多数放线菌是需氧性腐生菌,只有少数为寄生菌

5. 下列微生物中,能合成抗生素的有 ( )

　　A. 病毒 　　　　B. 放线菌 　　　C. 朊粒 　　　D. 真菌 　　　E. 细菌

（三）配伍选择题

    A. 基内菌丝   B. 气生菌丝   C. 孢子丝   D. 孢子   E. 菌丝体

1. 放线菌吸收营养的结构是（　　）

2. 放线菌的繁殖器官是（　　）

3. 放线菌的气生菌丝发育到一定阶段，其顶端可分化形成孢子，这种能形成孢子的菌丝称为（　　）

4. 放线菌传递营养物质的结构是（　　）

5. 放线菌大量菌丝交织成团，形成（　　）

二、综合问答题

简述放线菌插片培养的实验方法。

三、实例分析题

患者，男，20岁，因咳嗽2年，加重伴咳黄色结节1年，收入院。患者1年前开始间断干咳，出现剧烈刺激性咳嗽并咳出黄色颗粒状物，米粒大小，质韧，有臭味，伴气短及胸闷。体检：双肺呼吸音粗，余无阳性体征。实验室检查：痰培养有肺炎克雷伯菌及厌氧菌；颗粒咳出物涂片查到硫黄样颗粒，可见大量菌丝及孢子。

请分析：实验室检查中，颗粒咳出物涂片查到硫黄样颗粒，提示该患者还可能感染的病原体是什么？该种病原体感染可用青霉素进行治疗吗？

书网融合……

重点回顾

微课

习题

第四章　其他原核微生物

学习目标

知识目标：

1. 掌握 蓝细菌、支原体、衣原体、立克次体、螺旋体的生物学特征。

2. 熟悉 支原体、衣原体、立克次体、螺旋体所致疾病。

3. 了解 蓝细菌与人类的关系；支原体、衣原体、立克次体、螺旋体的防治原则。

技能目标：

学会运用平板划线分离法和倾注平板分离法得到微生物的纯培养物。

素质目标：

具有严谨的科学态度和精益求精的学习作风。

📖 **导学情景**

情景描述： 患者，女，2 岁。咳嗽 2 周，发热 2 天入院。患儿于 2 周前无明显诱因咳嗽，刺激性干咳，每次 10 余声，咳嗽频繁，口服感冒药无效，收治入院。体格检查：体温 39.2℃，心率 134 次/分，呼吸 35 次/分，神志清楚，精神差，口周无发绀，咽部轻度充血，律齐、心音有力，右肺呼吸音粗，左肺下呼吸音低。胸片显示，左肺炎，左侧胸腔积液。

情境分析： 结合体格检查和胸片，诊断为支原体肺炎。支原体肺炎由肺炎支原体引起，主要通过飞沫传播，潜伏期 2~3 周，一年四季均可发病，青少年发病率最高。

讨论： 引起该病的病原体是什么？该病原体属于哪一类微生物？有何特点？

学前导语： 引起该病的病原体——肺炎支原体，是主要致病性支原体之一。支原体是一类无细胞壁，形态上呈高度多形性，可通过除菌滤器，能在无生命培养基中生长繁殖的最小的原核细胞型微生物。原核细胞型微生物种类繁多，包括蓝细菌、细菌、支原体、衣原体、立克次体、螺旋体和放线菌，特点是细胞核分化程度低，仅有 DNA 盘绕形成的拟核，无核膜、核仁，细胞器不完整，仅有核糖体。

第一节　蓝细菌

PPT

蓝细菌（cyanebacteria）是一类能进行固氮作用的光合自养细菌，曾被称为蓝藻或蓝绿藻。经研究发现，其细胞结构简单，仅有原始核，没有核膜和核仁，没有叶绿体，有 70S 核糖体，与细菌同为原核生物，当许多菌体聚集在一起时，可形成肉眼可见的蓝色群体，故称蓝细菌。蓝细菌是一类进化历史悠久、革兰染色阴性、无鞭毛、含叶绿素 a（但不形成叶绿体）、能进行产氧光合作用的原核生物。

一、蓝细菌的生物学特征

（一）蓝细菌的形态与大小

蓝细菌的形态差异很大，可简单分为单细胞和丝状体两大类，根据其繁殖方式可细分为以下五类。

①由二分裂形成的单细胞，例如粘杆蓝细菌属。②由复分裂形成的单细胞，例如皮果蓝细菌属。③由二分裂形成丝状体，例如颤蓝细菌属。④产生异形胞的丝状体，例如鱼腥蓝细菌属。⑤分枝状丝状体，例如费氏蓝细菌属。

蓝细菌的个体比细菌大，其直径一般为 $3 \sim 10 \mu m$。最小的约 $0.5 \sim 1 \mu m$，例如细小聚球蓝细菌；最大的约 $60 \mu m$，例如巨颤蓝细菌。

（二）蓝细菌的细胞结构

蓝细菌的细胞壁与革兰阴性菌细胞壁的化学成分相似，分内外两层，外层为脂多糖层，内层为肽聚糖层，并含有氨基庚二酸，革兰染色阴性。许多蓝细菌在其细胞壁外产生大量的黏质外膜或鞘，使细胞或丝状体黏附在一起。蓝细菌无鞭毛，但当细胞或丝状体附着在固体表面时，可通过丝状体的旋转、逆转和弯曲进行滑行运动，在水中通常利用气泡做垂直运动。蓝细菌的运动还表现出趋光性和趋化性。

蓝细菌细胞内进行光合作用的部位称为类囊体（thylakoid），包含叶绿素、类胡萝卜素和藻胆素（phycobilin）等，同植物、藻类一样进行产氧光合作用。藻胆素是一种水溶性的色蛋白，在光合作用中起辅助色素的作用，是蓝细菌所特有的，其主要作用是吸收光能，并把它转移到光合系统 II 中，而叶绿素则在光合系统 I 中发挥作用。在蓝细菌丝状体中，可见比一般营养细胞稍大、透亮的细胞，称异形胞（heterocyst）。异形胞呈圆形，位于丝状体中间或顶端。含有异形胞的蓝细菌都能固氮，但有些不形成异形胞的单细胞蓝细菌也能固氮。

细胞内还有能固定 CO_2 的羧酶体。水生性种类的细胞中常有气泡构造，利于细胞浮于水体表面和吸收光能。蓝细菌内的脂肪酸较为特殊，含有两个以上双键不饱和脂肪酸，而其他原核生物通常只含饱和脂肪酸和单个双键不饱和脂肪酸。

（三）蓝细菌的繁殖

蓝细菌的主要繁殖方式为裂殖，包括二分裂和多分裂。丝状体类群可通过单平面或多平面的裂殖来加长丝状体，还能通过链丝段繁殖。一些单细胞和假丝状体的蓝细胞能在母细胞内形成许多球形或三角形的小孢子，并以释放成熟的小孢子的方式繁殖。少数种类也可以在母细胞顶端以不对称的缢缩分裂形成小的单细胞，称外生孢子，以类似于芽殖的方式繁殖。丝状蓝细菌通过无规则的丝状体断裂或释放出链丝段繁殖。有些丝状蓝细菌的营养细胞能分化形成大而厚壁的休眠细胞，称静息孢子。这些孢子比一般营养细胞大，通常含有色素，同时含有贮藏性物质，能抵抗干燥和低温等不良环境。在适宜的生长条件下，静息孢子可萌发形成新的丝状体。

二、蓝细菌与人类的关系

蓝细菌广泛分布在自然界中，包括各种水体和土壤中，甚至在岩石表面和植物树干等处都能生长。蓝细菌是一类较古老的原核生物，大约在 17 亿~21 亿年前形成，它的发展使整个地球大气从无氧状态发展到有氧状态，从而孕育了一切好氧生物的进化和发展。在人类生活中，蓝细菌具有重要的经济价值，有些种类可开发为食物或营养品，例如目前已开发的"螺旋藻"产品，是由盘状螺旋蓝细菌和最大螺旋蓝细菌等开发的。另外，我们熟悉的普通木耳念珠蓝细菌（即葛仙米，俗称地耳）以及发状念珠蓝细菌等都是可食用的蓝细菌。

许多蓝细菌类群具有固定空气中氮元素的能力，部分可与真菌、苔藓、蕨类和种子植物共生，如地衣是蓝细菌与真菌的共生体。目前已知有 120 多种蓝细菌具有固氮能力，它们在岩石风化、土壤形成及保持土壤氮元素营养水平中有重要作用。某些蓝细菌也可用于制造生物柴油。

有些蓝细菌还是受氮、磷等元素污染后发生富营养化的海水"赤潮"和湖泊中"水华"的元凶，给渔业和养殖业带来了严重的危害。此外，还有不少蓝细菌，如微囊蓝细菌属、拟柱胞蓝细菌属等，可以产生蓝细菌毒素，引起人和脊椎动物肝、肾疾病。

第二节 支原体

支原体（mycoplasma）是一类无细胞壁，形态上呈高度多形性，可通过除菌滤器，能在无生命培养基中生长繁殖的最小的原核细胞型微生物，由于能形成有分支的长丝，故称支原体。

一、支原体的生物学特征 e 微课

（一）形态与结构

支原体大小约 0.2~0.3μm，因没有细胞壁结构，呈高度多形性，常有球形、杆状、丝状和分枝状等多种形态。革兰染色阴性，但不易着色，常用 Giemsa 染色，菌体呈淡紫色。支原体最外层为细胞膜，是由蛋白质和脂质组成的三层结构，内、外层为蛋白质及糖类，中层为磷脂和胆固醇。某些支原体还具有荚膜或微荚膜，与支原体的致病性有关。

（二）培养特性

大多数支原体在 pH 为 7.6~8.0 之间（解脲支原体在 pH 5.5~6.5 之间）生长良好，最适培养温度为 36~37℃，多数需氧或兼性厌氧。营养要求比一般细菌高，培养基中须添加 10%~20% 人或动物血清等，以提供支原体所需的胆固醇、维生素、氨基酸、脂肪酸等物质。支原体主要以二分裂方式繁殖，繁殖速度较细菌慢，在固体平板上经 37℃ 培养 2~7 天后，借助显微镜可观察到油煎蛋样较小菌落，菌落呈圆形，边缘整齐、透明、光滑，中心部位较厚，边缘较薄（图 4-1）。

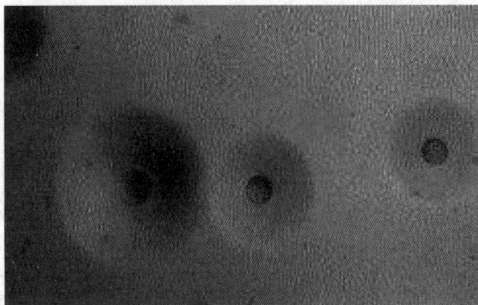

图 4-1 支原体的油煎蛋样菌落

（三）抵抗力

支原体抵抗力不强，对一般化学消毒剂较敏感，但对结晶紫、醋酸铊、亚碲酸钾具有抵抗力，这些可用于去除杂菌。不耐干燥、不耐热，50℃ 30 分钟可被灭活。因缺乏细胞壁，支原体对干扰细胞壁合成的青霉素、头孢菌素等抗生素不敏感，对干扰蛋白质合成的红霉素、多西环素等抗生素敏感。

（四）支原体与 L 型细菌的区别

L 型细菌缺乏细胞壁，其生物学性状、致病性与支原体有某些共同特点，如无细胞壁、呈多形性、能通过滤菌器、对渗透压敏感、形成油煎蛋样菌落等，但也有区别。L 型细菌在去除抗生素等相关诱因后，可以恢复为原来的细菌；而支原体是一类独立的微生物，其细胞壁结构特点与环境因素的诱导无关。支原体细胞膜含高浓度的胆固醇；L 型细菌则不含胆固醇。其主要区别见表 4-1。

表 4-1 支原体与 L 型细菌的主要区别

生物学特征	支原体	L 型细菌
来源	自然界、人与动物体内	一定条件下诱导产生
培养特性	营养要求高，一般需要加胆固醇	营养要求高，需要高渗
菌落大小	油煎蛋样菌落，较小 直径约 0.1~0.3mm	油煎蛋样菌落，较大 直径约 0.5~1.0mm

续表

生物学特征	支原体	L型细菌
细胞壁	无	无
细胞壁缺失原因	菌种固有遗传	外界因素诱导变异
能否恢复细胞壁	不能	去除诱因后，能恢复细胞壁
对青霉素敏感性	不敏感	不敏感，恢复细胞壁后敏感

? 想一想

支原体和细菌均可感染人类，引起疾病。那么，支原体感染和细菌感染有何区别？

答案解析

二、支原体与人类的关系

支原体在自然界中分布广泛，种类多，其中，致病性支原体主要有肺炎支原体、解脲支原体、人型支原体、生殖支原体及穿透支原体等。

（一）肺炎支原体

肺炎支原体是人类支原体肺炎的病原体，主要通过飞沫传播，潜伏期2~3周，5~15岁青少年发病率最高，一年四季均可发病，多发生在夏末、冬初季节，以头痛、发热、咳嗽、咽痛、肌肉痛等为主要临床症状，症状较轻，X线检查肺部有明显浸润。严重者，可表现为顽固性咳嗽、胸痛、淋巴结肿大等，个别患者可伴有呼吸道以外的并发症，如神经系统症状、心血管症状、皮疹等。主要临床症状在约一周后消失，肺部X线改变可持续一个月至一个半月。肺炎支原体进入呼吸道后，借助顶端黏附因子P1蛋白以及荚膜、毒性代谢产物等致病物质，引起以细胞损害和细胞间质炎症为主要病理变化的间质性肺炎，可并发支气管肺炎，称原发性非典型肺炎。

肺炎支原体是细胞外寄生菌，以体液免疫为主，感染后呼吸道分泌的SIgA对再感染有一定的保护作用。肺炎支原体的灭活疫苗和减毒活疫苗用于免疫预防的效果尚不理想，还有待继续研究。肺炎支原体无细胞壁，对作用于细胞壁的抗生素如青霉素、头孢菌素类等不敏感，常采用克拉霉素、阿奇霉素、罗红霉素等大环内酯类或氧氟沙星、司帕沙星等喹诺酮类抗生素治疗，但易出现抗药株。

（二）解脲支原体

解脲支原体能利用自身尿素酶分解尿素产氨，可使培养基pH升高而导致自身死亡。解脲支原体为条件致病菌，主要通过性接触传播，引发泌尿生殖道疾病，包括非淋菌性尿道炎、前列腺炎、盆腔炎、宫颈炎、阴道炎、输卵管炎等。孕妇可通过胎盘感染胎儿，引起自然流产、早产、先天畸形、死胎，或分娩时经产道引起新生儿呼吸道感染。解脲支原体感染还可引起不孕症。

预防解脲支原体引起的泌尿生殖道感染，应加强性道德及性卫生教育，切断传播途径，注意个人防护。目前，疫苗仍在研制中。治疗首选大环内酯类、喹诺酮类抗生素以及多西环素类等，但可出现抗药菌株。

（三）其他致病性支原体

1. 人型支原体　主要通过性接触传播，寄居于泌尿生殖道，引起宫颈炎、输卵管炎、盆腔炎、附睾炎、尿道炎、肾盂肾炎等。

2. 生殖支原体　通过性接触传播，黏附于泌尿生殖道上皮细胞，主要引起尿道炎、宫颈炎、子宫内膜炎、盆腔炎、前列腺炎等，也可引起男性不育。

3. 穿透支原体　借助其顶端结构黏附并侵入红细胞、单核巨噬细胞、CD4$^+$T 细胞及人尿道上皮细胞，并在细胞内大量繁殖，使细胞受损并死亡。穿透支原体为条件致病菌，可能是艾滋病发病的辅助因素。

第三节　衣原体

PPT

衣原体（chlamydia）是一类专性真核细胞内寄生，能通过细菌滤器，具有独特发育周期的原核细胞型微生物。

一、衣原体的生物学特征

（一）形态染色与发育周期

衣原体在宿主细胞内生长繁殖，具有独特的发育周期，在光学显微镜下可观察到两种不同的结构：原体（elementary body，EB）和始体（initial body，IB）。

1. 原体　是一种小而致密的颗粒结构，呈球形，体积小，有细胞壁，是发育成熟的衣原体。原体存在于宿主细胞外，具有高度传染性，但无繁殖能力，Giemsa 染色呈紫色。原体吸附于宿主细胞后，经细胞的吞饮作用进入胞内，被细胞膜包围形成空泡，原体在空泡内体积逐渐增大，发育成始体。

2. 始体　呈圆形或卵圆形，无细胞壁，体积较大，中央无致密的拟核，呈纤维网状结构，又称网状体（reticulate body，RB），Giemsa 染色呈蓝色。始体是衣原体在生活周期中的繁殖型，无感染性，以二分裂方式繁殖后形成子代原体，子代原体从感染的细胞内释放，再感染新的易感细胞，开始新的发育周期。

（二）培养特性

衣原体的培养类似于病毒的培养，需提供易感的活细胞。大多数衣原体可在 6 ~ 8 天的鸡胚卵黄囊中生长繁殖，形成始体、原体和包涵体。性病淋巴肉芽肿衣原体可接种于小鼠脑内培养，鹦鹉热衣原体可接种于小鼠腹腔内培养。近年常采用细胞培养法，经济、快速、敏感性高。

（三）抵抗力

衣原体抵抗力较弱，耐冷不耐热，60℃仅能存活 5 ~ 10 分钟，对紫外线敏感。大环内酯类、四环素类、利福平等抗生素可抑制衣原体的繁殖，但衣原体对磺胺类药物抗药。

二、衣原体与人类的关系

衣原体广泛寄生于人、哺乳动物及禽类，大多数不致病，仅少数具有致病性。能引起人类疾病的衣原体主要有沙眼衣原体、肺炎衣原体、鹦鹉热衣原体等，其中最常见的是沙眼衣原体。

（一）沙眼衣原体

沙眼衣原体是由我国学者汤飞凡首次分离培养出来的重要病原体。1955 年，他采用鸡胚卵黄囊接种并加链霉素抑菌的技术，在世界上第一次发现沙眼衣原体（当时被称为"沙眼病毒"），从此，开创了沙眼衣原体的研究工作。

❤ **药爱生命**

　　1897 年，汤飞凡出生于湖南醴陵，他弃工从医，立志悬壶济世、医学救国。汤飞凡在微生物研究尤其是病毒学方面学识渊博、基础深厚，在国外学有所成后，他毅然回国，到上海中央大学医学院工作，报效祖国。1955年，汤飞凡首次分离出沙眼衣原体。

沙眼病原体的发现是对医学研究领域的重要贡献，是微生物学家和眼科学家密切合作与共同努力而创造的中国医学史上的重要成就之一。为了自己钟爱的科学事业，汤飞凡将自己的安危置之度外，亲自用自己的眼睛做实验，这是何等的勇气与献身精神。汤飞凡严谨的治学态度，谦虚谨慎的高贵品质，学以致用、报效祖国的热情，值得当代生活在幸福生活中的人们学习并铭记于心。

沙眼衣原体形态呈圆形或椭圆形，在不同发育阶段，其染色结果不同。Giemsa染色，原体呈紫色，始体呈深蓝色。专性细胞内寄生，一般生长繁殖48~72小时后，可在细胞内观察到包涵体、原体和始体颗粒。沙眼衣原体耐冷不耐热，对常用的消毒剂敏感，对大环内酯类和四环素类抗生素敏感。

沙眼衣原体主要寄生在人体内，无动物储存宿主。其可产生内毒素样物质，能抑制宿主细胞代谢，直接破坏宿主细胞，引起炎症反应，还可引起迟发型超敏反应。沙眼衣原体引起的疾病有以下几种。

1. 沙眼 主要通过眼－眼或眼－手－眼的途径直接或间接接触传播，传播媒介有玩具、公用毛巾和洗脸盆等。沙眼衣原体感染结膜上皮细胞后，在细胞质内繁殖形成包涵体，引起局部炎症。早期症状有流泪、结膜充血、滤泡增生、产生脓性分泌物等，晚期可引起纤维组织增生而影响视力，出现结膜瘢痕、眼睑内翻、倒睫甚至形成角膜血管翳而导致角膜损害。沙眼是全球致盲的主要原因之一。

2. 包涵体结膜炎 包括新生儿结膜炎和成人结膜炎两类。新生儿结膜炎是新生儿通过产道时被感染，引起急性化脓性结膜炎，患眼的分泌物内含有大量衣原体，一般不侵犯角膜，数周或数月后可自愈。成人结膜炎可通过生殖道－手－眼传播，也可以通过接触污染的游泳池水而感染，引发滤泡性结膜炎，症状与沙眼类似，但不出现角膜血管翳，也不形成结膜瘢痕，一般数日或数月后痊愈。

3. 泌尿生殖道感染 通过性接触传播，是男性尿道炎最常见的病因之一。其主要症状有尿频、尿痛、尿灼热感，常伴有稀薄的脓性尿道分泌物，可合并前列腺炎、附睾炎等。女性最早的感染部位是宫颈管，可以引起宫颈管炎、输卵管炎、尿道炎、盆腔炎等，甚至引起不孕症和宫外孕。常与淋病奈瑟菌混合感染。

4. 性病淋巴肉芽肿 主要通过性接触传播。病原体通过淋巴组织，引起多种临床症状。男性感染后，病原体可侵犯腹股沟淋巴结，引起化脓性淋巴结炎和慢性淋巴肉芽肿。女性感染后，病原体可侵犯会阴、肛门和直肠，可形成肠皮肤瘘管，也可引起会阴－肛门－直肠狭窄和梗阻，有时可伴有耳前及颈部的淋巴结肿大。

沙眼的预防要注意个人卫生，避免使用公共毛巾、浴巾和脸盆等，防止直接或间接接触传染源，目前尚无特异性的预防办法。可在新生儿出生时使用1%硝酸银等，以预防新生儿结膜炎。对于泌尿生殖道感染和性病淋巴肉芽肿的预防，应广泛开展性知识的宣传。

（二）肺炎衣原体

肺炎衣原体可通过飞沫或呼吸道分泌物传播，主要致病物质为内毒素样物质，具有细胞毒性，引起呼吸道疾病如肺炎、支气管炎、鼻窦炎、咽炎等。该病起病缓慢，可表现为咽痛、咳嗽、咳痰、发热等症状，也可引起肺外疾病，如心肌炎、心内膜炎、心包炎、甲状腺炎等。

预防的主要方法是隔离患者，避免直接接触感染人群，加强防护，切断传播途径。

（三）鹦鹉热衣原体

鹦鹉热衣原体可引起肺炎，也称鹦鹉热。鹦鹉热是自然疫源性人兽共患病，可在哺乳动物之间传播，人通过接触鸟类粪便或呼吸道分泌物而感染，但是一般不在人与人之间传播。

衣原体对多种抗生素敏感，在治疗方面可以选用利福平、多西环素、诺氟沙星、四环素、红霉素等药物。

下列病原体中，由我国学者首次分离培养出来的是（　　）

A. 沙眼衣原体　　　　　　　B. 鹦鹉热衣原体

C. 肺炎衣原体　　　　　　　D. 肺炎支原体

E. 生殖支原体

答案解析

第四节　立克次体

PPT

立克次体（rickettsia）是一类严格细胞内寄生，以节肢动物为传播媒介的原核细胞型微生物。

看一看

立克次体

1909 年，美国病理学副教授立克次（Howard Taylor Ricketts，1871～1910）在研究落基山斑疹热时首先发现了立克次体。第二年，他不幸因感染斑疹伤寒而为科学献身。为了纪念他，他所发现的病原体被命名为立克次体。1934 年，我国科学工作者谢少文首先应用鸡胚培养立克次体成功，为人类认识立克次体做出了重大的贡献。

一、立克次体的生物学特征

（一）形态与染色

立克次体的大小介于细菌与病毒之间，呈多形性，大多为球杆状。有细胞壁，革兰染色阴性，但不易着色，Giemsa 染色呈紫色或蓝色，Gimenez 染色呈鲜红色。菌体内含有 DNA 和 RNA 两类核酸，但没有核膜和核仁。立克次体的结构与革兰阴性菌相似，其细胞壁最外层是由多糖组成的黏液层，具有黏附宿主细胞和抗吞噬的作用，与致病性有关。

（二）培养特性

立克次体酶系统不完整，不能独立生活，专性活细胞内寄生，以二分裂方式繁殖，繁殖速度较慢，通常 9～12 小时分裂一次。立克次体的培养方法有细胞培养、鸡胚卵黄囊接种及动物接种，其中，细胞培养是目前最常用的方法。

（三）抵抗力

立克次体大多对热的抵抗力较弱，一般 56℃ 加热 30 分钟即被灭活，对常用消毒剂敏感，用 0.5% 苯酚、0.5% 来苏尔或 75% 乙醇数分钟即可灭活立克次体。但其对低温、干燥的抵抗力强，在节肢动物粪便中可存活一年以上。立克次体对四环素、氯霉素等多种抗生素敏感，应特别注意的是磺胺类药物对其治疗无效，反而可刺激其生长繁殖，加重病情。

二、立克次体与人类的关系

立克次体的毒性物质为磷脂酶 A 和脂多糖。磷脂酶 A 可破坏红细胞膜而导致溶血，利于立克次体穿入宿主细胞，进而在细胞内生长繁殖；脂多糖具有与细菌内毒素相同的毒性，可引起机体发热、血管内皮细胞损伤等。立克次体以人虱、鼠蚤、恙螨等节肢动物为传播媒介或储存宿主，通过节肢动物叮咬传播，也可通过粪便或接触传播。

立克次体是引起斑疹伤寒、恙虫病、Q 热等的病原体。常见的立克次体有普氏立克次体、斑疹伤寒立克次体和恙虫病立克次体。

（一）普氏立克次体

普氏立克次体（$R.\ prowazekii$）是流行性斑疹伤寒（虱传斑疹伤寒）的病原体，流行性斑疹伤寒在世界各地均有流行。体虱是普氏立克次体的主要传播媒介，患者是储存宿主和唯一的传染源，传播方式为虱－人－虱。体虱叮咬患者后，立克次体随血进入虱肠道，在肠上皮细胞内繁殖，当虱再次叮咬健康人时，立克次体随粪便排泄在人皮肤上，经抓挠的皮肤破损处侵入人体内致病，病原体也可通过呼吸道或结膜侵入人体。人感染立克次体后，经 10～14 天的潜伏期后发病，起病急，主要临床症状有高热、头痛、皮疹，可伴有神经系统、心血管系统以及其他实质器官的损伤。病后可获得牢固的免疫力。

主要预防措施是改善居住条件，保持个人卫生，杀灭体虱。疫苗目前处于实验研究阶段。抗菌治疗首选多西环素。

（二）斑疹伤寒立克次体

斑疹伤寒立克次体（$R.\ typhi$）又称莫氏立克次体，是地方性斑疹伤寒（鼠型斑疹伤寒）的病原体。传播媒介是鼠蚤和鼠虱，主要储存宿主是鼠，经鼠蚤叮咬传染人，传播方式是鼠－蚤－鼠。鼠蚤吸鼠血后，斑疹伤寒立克次体在鼠蚤肠上皮细胞内繁殖，破坏细胞，并随粪便排出。鼠蚤只在感染鼠死亡后转向叮吮人血，从而使人感染。人也可以通过口、鼻和结膜等途径接触鼠蚤粪便而被感染。地方性斑疹伤寒的临床症状和流行性斑疹伤寒相似，发病缓慢，只是病情较轻，病程较短，很少累及神经系统和心血管系统。

预防措施主要是灭鼠、灭蚤和灭虱，改善居住条件，讲究个人卫生。治疗原则同普氏立克次体。

（三）恙虫病立克次体

恙虫病立克次体（$R.\ tsutsugamushi$）又称恙虫病东方体，是恙虫病（丛林斑疹伤寒）的病原体。恙虫病是自然疫源性疾病，主要在啮齿动物中传播，鼠类感染后常无症状，但可长期携带而成为主要传染源。恙螨既是恙虫病立克次体的传播媒介，又是储存宿主。恙虫病立克次体寄居于恙螨，人被恙螨叮咬后可感染致病，临床表现为突然高热、剧烈头痛，可出现耳聋，被叮咬部位出现皮疹，形成水疱，破裂后发生溃疡，周围红润，形成黑色焦痂，是恙虫病特征之一。

预防措施包括加强个人防护，防止被恙螨叮咬，灭恙螨、灭鼠、除草等。治疗原则同普氏立克次体。

（四）贝纳柯克斯体

贝纳柯克斯体（$Coxiella\ burnetii$）又称 Q 热柯克斯体，是 Q 热的病原体，Q 热在世界各地均可流行。贝纳柯克斯体的主要传染源是家畜，在动物间的传播媒介是蜱，病原体通过蜱在家畜和野生动物间传播。感染动物的乳汁、尿及粪便污染环境，人经呼吸道、消化道或密切接触等方式感染而引起 Q 热。临床表现为高热、寒战，常伴剧烈头痛、肌痛及食欲减退，有的患者合并心包炎、心内膜炎等症状。

在流行地区要加强个人防护，灭鼠、除草、防止恙螨幼虫叮咬。治疗药物有四环素、红霉素和氯霉素等。

第五节 螺旋体

PPT

螺旋体（spirochete）是一类细长、柔软、呈螺旋状弯曲的原核细胞型微生物，生物学地位介于细菌和原虫之间。

一、螺旋体的生物学特征

螺旋体长约 5~500μm，宽约 0.1~0.3μm，其基本结构及生物学性状与细菌相似。螺旋体基本结构包括细胞壁、细胞膜、细胞质和核质，在螺旋体外，形成螺旋状的原生质柱。原生质柱外，缠绕着 2~100 条轴丝，轴丝一端插入细胞膜。螺旋体没有鞭毛结构，需借助富有弹性的轴丝屈曲与伸展，使菌体做弯曲、旋转和前后位移等运动。轴丝和原生质柱被三层膜包围，称外膜或外鞘。细胞壁含有脂多糖和胞壁酸，类似于革兰阴性菌的细胞壁，革兰染色阴性，但不易着色。

螺旋体以二分裂方式繁殖，对抗生素和溶菌酶敏感。

二、螺旋体与人类的关系

螺旋体种类繁多，在自然界中和动物体内广泛存在。根据螺旋体大小、螺旋数目、规则程度及螺旋间距等，可将螺旋体进行分类，其中与人类疾病有关的主要有钩端螺旋体属、密螺旋体属和疏螺旋体属，分别引起人钩端螺旋体病、梅毒、回归热等疾病。

（一）钩端螺旋体

钩端螺旋体（Leptospira）简称钩体，属于钩端螺旋体属，菌体一端或两端弯成钩状，常呈"C""S"或"8"字形。暗视野显微镜下观察，螺旋盘曲细密、规则，形似一串细小珠粒，运动活泼（图 4-2）。革兰染色阴性，但不易着色，常用 Fontana 镀银染色法，菌体染成棕褐色。需氧或微需氧，营养要求较高，常用含 10% 兔血清、蛋白胨、磷酸盐缓冲液的柯索夫培养基培养。最适 pH 为 7.2~7.4，最适生长温度为 28~30℃。钩端螺旋体对理化因素的抵抗力较其他致病性螺旋体强，在水或湿土中可存活数周至数月，对化学消毒剂敏感，耐冷不耐热，对低温的抵抗力较强，对热的抵抗力较差；对青霉素、多西环素等抗生素敏感。

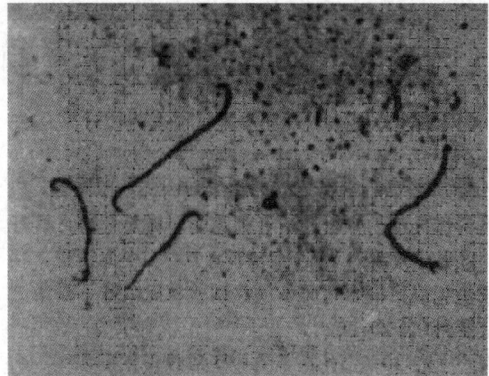

图 4-2 钩端螺旋体

钩端螺旋体分为两种。①双曲钩端螺旋体：是腐生性钩端螺旋体，无致病性。②问号状钩端螺旋体：是寄生性钩端螺旋体，能引起人和动物钩端螺旋体病（简称钩体病）。钩体病是一种相当严重的人畜共患的自然疫源性疾病，在世界各地均有发生，鼠和猪是主要的传染源和储存宿主。在自然界中，动物和家畜被感染后，钩端螺旋体可在其肾小管中大量生长繁殖，并不断随尿排出，污染周围环境，如水源和土壤等，人类接触污染的水或土壤即有被感染的可能。钩端螺旋体能穿透破损的皮肤黏膜进入人体，在局部迅速生长繁殖，进入血液引起钩端螺旋体血症。该病起病较急，发病早期，患者可出现发热、恶寒、全身酸痛、头痛、乏力、结膜充血、腓肠肌压痛、浅表淋巴结肿大等症状。随后，钩端螺旋体随血液侵入肝、脾、肺、心、淋巴结及中枢神经系统等组织器官，引起相关脏器和组织的损害，甚至出现弥散性肺出血、黄疸出血或死亡。钩端螺旋体也可通过胎盘感染胎儿，导致胎儿流产和死亡。

预防钩体病的主要措施是防鼠、灭鼠，加强对带菌家畜的管理，防止猪粪、尿污染土壤及水源。对易感人群可接种灭活的钩端螺旋体多价疫苗，治疗首选青霉素，庆大霉素、四环素等也有疗效。

（二）梅毒螺旋体

梅毒螺旋体（*Treponema pallidum*，TP）属于密螺旋体属，又称苍白密螺旋体，是引起人类梅毒的病原体。螺旋致密、规则，两端尖直，运动活泼（图4-3）。普通染料不易着色，用 Fontana 镀银染色呈棕褐色。抵抗力极弱，对温度和干燥特别敏感；对化学消毒剂敏感，对青霉素、红霉素、四环素、砷剂等敏感。

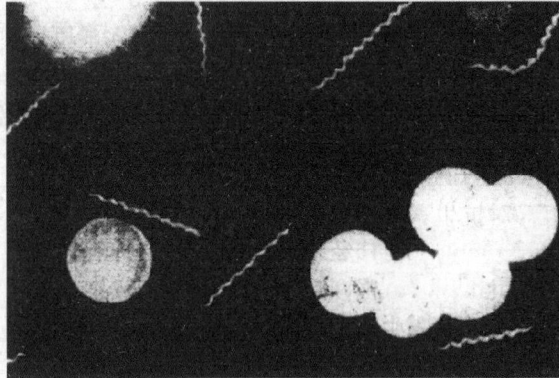

图4-3　梅毒螺旋体

在自然情况下，梅毒螺旋体只感染人，人是唯一的传染源。根据感染方式不同，梅毒分为两种。

1. 获得性梅毒　通过性接触传播，按照病程可分为三期。

（1）一期梅毒　梅毒螺旋体感染机体2~3周左右，患者外生殖器出现无痛性硬结及溃疡，称硬下疳。下疳渗出物含大量梅毒螺旋体，传染性极强。约1个月，下疳自然愈合，经2~3个月无症状的潜伏期后进入第二期。

（2）二期梅毒　全身皮肤和黏膜常出现梅毒疹、淋巴结肿大等症状，可累及骨、关节、眼及其他器官。梅毒疹及淋巴结中有大量梅毒螺旋体，此期传染性强，但破坏性较小。如不经治疗，体征一般1~3个月后自行消退，但常发生复发性二期梅毒。

（3）三期梅毒　又称晚期梅毒，一般发生在感染后两年。患者皮肤黏膜出现溃疡性坏死病灶，梅毒螺旋体侵犯内脏组织或器官，还会产生肉芽肿样病变，严重者10~15年后可引起心血管及中枢神经系统病变，出现动脉瘤、脊髓痨或全身麻痹等严重症状。此期，病灶中不易找到梅毒螺旋体，传染性弱，但病程长，破坏性大，可危及生命。

2. 先天性梅毒　通过胎盘垂直传播，可导致流产、早产、死胎或分娩出的梅毒儿呈现锯齿形牙、间质性角膜炎、鞍形鼻、神经性耳聋、心肌炎等特殊症状。

梅毒作为性传播疾病，预防的主要措施是加强性健康教育，加强卫生宣传教育，目前尚无疫苗可用于预防接种。梅毒确诊后，应及早予以彻底治疗，治疗主要选用青霉素，需早期、足量、全程用药。治疗结束后，应定期复查，血清学转阴者为治愈，否则需继续治疗。

（三）回归热螺旋体

回归热螺旋体（*Borrelia recurrentis*）属于疏螺旋体属，是引起回归热的病原体。回归热是一种以周期性反复发作为特征的急性传染病。根据传播媒介的不同，回归热可分为两类：一类是回归热螺旋体，通过人虱传播，引起流行性回归热；另一类是赫姆斯疏螺旋体，通过软蜱传播，引起地方性回归热。我国主要流行虱传回归热。回归热螺旋体侵入人体后，在血液中大量繁殖，患者出现高热、头痛、肝脾肿大，持续 3 ~ 4 天后退热，间隔 1 周左右，又出现高热，如此反复发作数次。

回归热的免疫机制主要是以特异性抗体为主的体液免疫。

目标检测

答案解析

一、选择题

（一）单项选择题

1. 肺炎支原体的主要传播途径是（　　）

    A. 皮肤　　　　　B. 血液　　　　　C. 消化道　　　　　D. 飞沫　　　　　E. 泌尿道

2. 梅毒螺旋体的传染源是（　　）

    A. 人　　　　　B. 动物　　　　　C. 人和动物　　　　　D. 虱　　　　　E. 恙螨

3. 对于初期梅毒患者，检查病原应采取的标本是（　　）

    A. 尿液　　　　　　　　　　　　　　　　　B. 硬下疳渗出液

    C. 血液　　　　　　　　　　　　　　　　　D. 梅毒疹渗出液

    E. 脑脊液

4. 人工培养钩端螺旋体的最适宜温度是（　　）

    A. 35 ~ 38℃　　　　　B. 28 ~ 30℃　　　　　C. 37 ~ 39℃　　　　　D. 22 ~ 25℃　　　　　E. 40 ~ 42℃

5. 钩端螺旋体用镀银染色呈（　　）

    A. 红色　　　　　B. 蓝色　　　　　C. 棕褐色　　　　　D. 紫色　　　　　E. 黄色

6. 普氏立克次体的主要传播媒介是（　　）

    A. 体虱　　　　　B. 蚊　　　　　C. 鼠　　　　　D. 猪　　　　　E. 猫

（二）多项选择题

1. 以下关于支原体生物学性状的说法中，正确的是（　　）

    A. 无细胞壁　　　　　　　　　　　　　　　B. 多形态性

    C. 细胞膜中胆固醇含量高　　　　　　　　　D. 能通过滤菌器

    E. 在人工培养基上能生长繁殖

2. 衣原体的共同特征是（　　）

    A. 革兰染色阴性　　　　　　　　　　　　　B. 具有细胞壁，对多种抗生素敏感

    C. 有独特发育周期　　　　　　　　　　　　D. 能通过细菌滤器

    E. 抵抗力较弱，耐冷不耐热

3. 下列说法中，错误的是（　　）

    A. 钩端螺旋体不能引起肺部感染　　　　　　B. 钩端螺旋体可以引起肺部感染

    C. 钩端螺旋体的感染途径主要是呼吸道感染　D. 钩端螺旋体病不是一种人畜共患病

    E. 钩端螺旋体的主要传染源是人

4. 以下关于梅毒螺旋体的叙述中，正确的是（　　）

    A. 是梅毒的病原体　　　　　　　　　　　　B. 也称苍白密螺旋体

    C. 对冷、热及干燥不敏感　　　　　　　　　D. 一般染料不易着色

    E. 梅毒螺旋体一般不感染动物

5. 沙眼衣原体引起的疾病包括 （　　）

    A. 沙眼   B. 包涵体结膜炎

    C. 泌尿生殖道感染   D. 性病淋巴肉芽肿

    E. 钩体病

（三）配伍选择题

    A. 沙眼衣原体   B. 普氏立克次体

    C. 斑疹伤寒立克次体   D. 钩端螺旋体

    E. 梅毒螺旋体

1. 能引起钩体病的病原体是 （　　）

2. 能引起沙眼的病原体是 （　　）

3. 能引起流行性斑疹伤寒的病原体是 （　　）

4. 能引起地方性斑疹伤寒的病原体是 （　　）

5. 能引起梅毒的病原体是 （　　）

二、综合问答题

简述支原体与 L 型细菌的主要区别。

三、实例分析题

患者，男，45 岁。因外生殖器不适 3 天到医院就诊，医生检查发现其外生殖器有暗红色肿块，浅表有溃疡，触之有软骨样硬度，周围淋巴结肿大。该患者有不洁性生活史。取患者血清标本做不加热血清反应素试验（USR），结果为阳性。

请分析：该患者可能患什么疾病？引起该病的病原体可能是什么？

书网融合……

           重点回顾   微课   习题

第五章 真 菌

学习目标

知识目标：

1. 掌握 酵母菌和常见霉菌的形态结构、繁殖方式和菌落特征。

2. 熟悉 酵母菌在药物生产中的应用及致病酵母菌；霉菌在药物生产中的应用及霉菌的致病性；大型真菌在药物生产中的应用。

3. 了解 大型真菌的形态结构和繁殖方式。

技能目标：

1. 能运用显微技术对酵母菌及常见霉菌进行初步鉴别。

2. 能使用血球计数板进行显微计数。

素质目标：

提高综合素质，培养理论联系实际的能力，培养良好的生活卫生习惯。

📖 **导学情景**

情景描述： 奶奶拿起长有少量绿色霉点的馒头，将霉点揪掉准备继续食用，旁边正在读大学的孙子看到了，马上制止了奶奶，告诉她食物发霉不可以再食用了，奶奶不以为然，说：吃了几十年，不也没有事情发生吗？

情景分析： 食物发霉，有些看得见，有些肉眼看不见。而且，那些灰色、绿色的"毛"，其实就是霉菌，霉菌在一定条件下会释放出有毒的真菌毒素。

讨论： 发霉的食物去除霉变部分可以继续食用吗？食用后可能会产生什么后果？

学前导语： 霉菌是一类真菌，生活中常见于发霉的食物，只要食物发生霉变，就会产生毒素，食用后可能造成食物中毒，或称真菌毒素中毒，危害生命。也有部分真菌可以发酵生产抗生素、酒等产品，有些真菌本身还是味美可口的食物（蘑菇等）。通过学习各类真菌的形态、结构、生长繁殖及其与人类的利弊关系，能够更好地将真菌为人类所用。

真菌（fungi）是一类真核细胞型微生物，具有细胞壁、细胞器和真正成形的细胞核，不含叶绿素，无根、茎、叶的分化。真菌在自然界中分布广泛，种类繁多，有十万余种，多数腐生，少数寄生或共生。真菌包括单细胞的酵母菌、单细胞或多细胞的丝状霉菌和产生子实体的大型真菌。

第一节 酵母菌

PPT

一、酵母菌的形态结构

（一）酵母菌的形态大小

酵母菌（yeast）是一类单细胞的真核微生物，形状因种而异，一般呈圆形、卵圆形、圆柱形或假丝状等（图5-1）。酵母菌细胞，大小约（5~30）μm×（1~5）μm，比细菌大几倍至几十倍。酵母菌的形状与大小，可因培养条件及菌龄不同而改变，如成熟的细胞大于幼龄细胞，液体培养的细胞大于固体培养的细胞，最典型和重要的酵母菌是酿酒酵母（*Saccharomyces cerevisiae*）。

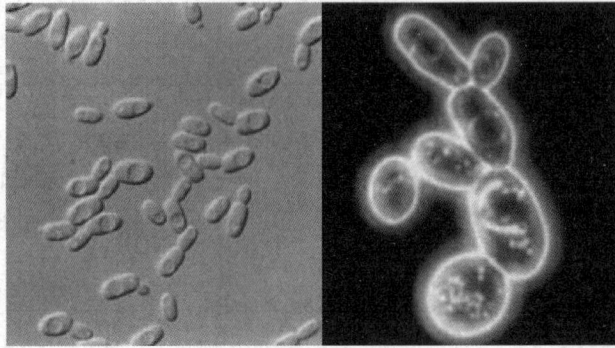

图5-1 酵母菌的形态

（二）酵母菌的细胞构造

酵母菌具有典型的真核细胞的结构，除同细菌细胞一样含有细胞壁、细胞膜和细胞质等基本结构以及核糖体等细胞器外，还具有一些真核细胞所特有的结构和细胞器，例如细胞核有核膜和核仁，染色体由 DNA 与蛋白质结合形成（图5-2）。

1. 细胞壁 老龄酵母菌的细胞壁较厚，幼龄酵母菌的较薄，其化学组成为葡聚糖、甘露聚糖、蛋白质及少量几丁质和脂类等。细胞壁决定着细胞的形状，具有抗原性，能起到保护菌体的作用。

2. 细胞膜 酵母菌细胞膜结构成分与细菌基本相同，主要由蛋白质、类脂以及少量糖类组成。细胞膜具有半透性，主要控制细胞内外物质的交换，参与细胞壁和部分酶的合成。

3. 细胞质 酵母菌的细胞质是一种黏稠的胶体，主要成分是蛋白质，常含有一个或几个液泡和各种贮藏物。液泡往往在细胞的中老龄期出现，其数量和大小作为衡量细胞成熟的标志。细胞质是细胞新陈代谢的场所。

4. 细胞核 酵母菌为真核生物，细胞质中具有明显完整的细胞核。幼龄细胞核呈圆形，位于细胞中央，成年后由于液泡的出现和扩大而被挤到一边，呈肾形。核外有包裹着的核膜，核内有核仁和染色体。

图5-2 酵母菌细胞的模式构造

1. 细胞壁；2. 芽体液泡；3. 芽体；4. 核膜孔；
5. 细胞核；6. 线粒体；7. 贮存颗粒；8. 液泡

二、酵母菌的菌落特征

（一）液体培养

在液体培养基上，不同酵母菌的生长情况不同。有的酵母菌在液体培养基中均匀生长，使培养基呈浑浊状态；有的酵母菌在生长过程中始终沉淀在培养基底部；好气性生长的酵母可在培养基表面形成菌膜，菌膜的表面情况及厚薄也不相同。这些特征有一定的鉴别意义。

（二）固体培养

大多数酵母菌的菌落特征与细菌相似，但比细菌的菌落大且厚。在固体培养基上，菌落一般呈圆形，表面光滑、湿润、黏稠、不透明、有酒香味、易挑起，多数菌落呈乳白色，少数呈红色，个别黑色，菌落质地均匀，正反面和边缘、中央部位的颜色都很均一，长时间培养，菌落表面可皱缩。也有些假丝酵母属，由于假菌丝伸入培养基内造成菌落向下生长，菌落较平坦，表面粗糙，边缘不整齐（图 5-3）。

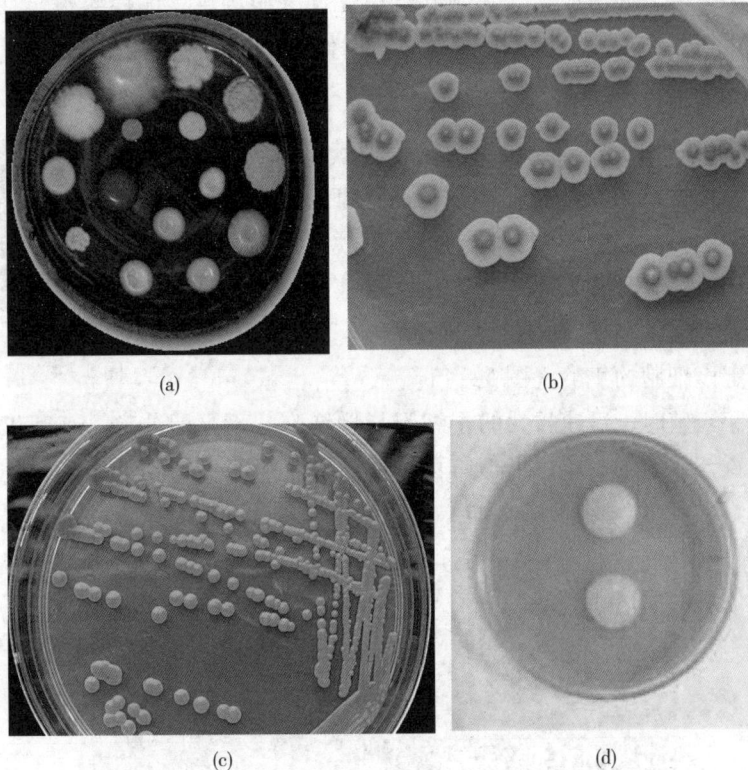

图 5-3 酵母菌的菌落

（a）各种酵母菌菌落；（b）光滑假丝酵母菌落；（c）红酵母菌落；（d）啤酒酵母菌落

三、酵母菌在药物生产中的应用

多数酵母菌对人类是有益的，不仅用于发酵面包、馒头、酒类等食品，还可以用于生产蛋白质、氨基酸、维生素、核酸、酶等药物。少数酵母菌能引起食物、纺织品及其他原料腐败变质，影响发酵产品的产量和质量，有的还能引起人或动植物疾病。

现代医药技术将酵母菌制成干酵母片，可用于 B 族维生素缺乏症及消化不良的辅助治疗，还可用于肝脏疾病，如急性肝炎、慢性肝炎、脂肪肝、肝硬化等。干酵母片还有助于改善患者新陈代谢机能。

酵母是提取多种药物成分的宝贵资源，从酵母中可以提取多种生物活性物质，如辅酶、谷胱甘肽、核酸、1,6-二磷酸果糖、维生素等。

酵母作为生物制药领域的载体，发挥着重要的作用。比如，酵母可用于生产乙肝疫苗、促红细胞生成素、人胰岛素等。另外，新的研究发现，用酵母细胞可将糖转化成吗啡的近亲——氢可酮，用于止痛和镇痛。

酵母中的蛋白质和核酸，经过降解可以作为很多生物药品的发酵培养基。目前，酵母培养基已被用于透明质酸、酶制剂、鸟苷、肌苷、疫苗等生物制药产品的发酵生产。酵母培养基的多肽、氨基酸、核苷酸、维生素、微量元素等营养物质含量均衡合理，能显著提升发酵产品得率。

四、酵母菌的生长繁殖

酵母菌是兼性厌氧菌，生长最适温度为28℃，最适 pH 为 4.0 ~ 6.0，在固体培养基表面经 24 ~ 48 小时培养后就可长出菌落。酵母菌的繁殖方式有无性繁殖和有性繁殖两种。无性繁殖是指不经过两性细胞配合便能产生新个体的繁殖方式，大多数酵母以无性繁殖为主。无性繁殖包括芽殖、裂殖和产生无性孢子，有性繁殖主要是产生子囊孢子。繁殖方式常作为酵母菌的鉴定依据。

（一）无性繁殖

1. 芽殖 又称出芽繁殖，是酵母菌最常见的一种繁殖方式。在生长旺盛的酵母菌中，可发现大量的正在出芽的菌体细胞，芽体长到一定程度，脱离母细胞继续生长，当芽体与母细胞脱离后，在母细胞留下一个芽痕，同时在芽体上留下一个蒂痕。芽痕是酵母菌特有的结构。任何一个细胞上的蒂痕仅一个，而芽痕有一至数十个，根据它的多少还可测定该细胞的年龄（图 5 - 4）。

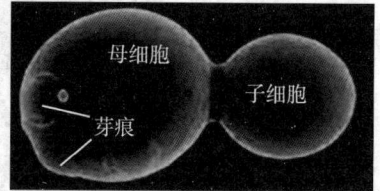

图 5 - 4　酵母菌的出芽繁殖

有些酵母菌在出芽繁殖时，迅速长大的子细胞与母细胞并不立即分离，其间仅以极狭小的接触面相连，连成藕节状或竹节状的细胞串，形似霉菌菌丝，为了区别于霉菌的菌丝，称假菌丝，如白色念珠菌（图 5 - 5）。

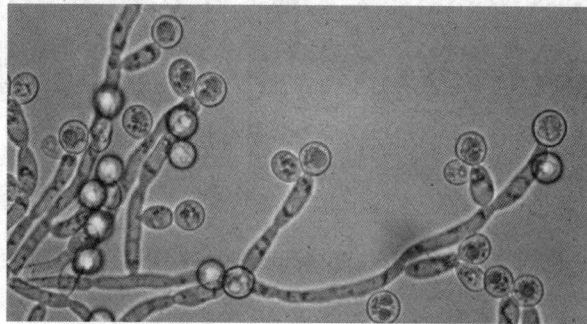

图 5 - 5　酵母菌的假菌丝

2. 裂殖 少数酵母菌能以类似于细菌的二分裂法繁殖，当细胞长到一定大小后，细胞伸长、核分裂为两部分，然后细胞中间产生隔膜，形成两个新的细胞，将细胞横分为两个大小相等、各具一个核的子细胞，称裂殖酵母。如裂殖酵母属的八孢裂殖酵母。

3. 无性孢子繁殖 少数酵母菌可以产生特殊类型的无性孢子。如掷孢酵母属可产生掷孢子，白色念珠菌等还能在假菌丝的顶端产生具有厚壁的厚壁孢子。

（二）有性繁殖

有性繁殖是指两个具有性差异的细胞相互接合形成新个体的繁殖方式。酵母菌是以形成子囊或子囊孢子的方式进行有性繁殖的。有性繁殖过程一般分为三个阶段，即质配、核配和减数分裂。两个相邻的且形态相同、性别不同的酵母细胞，各自伸出一根管状突起，随即相互接触、融合，并形成一个通道，两细胞的细胞质接触融合（质配），两细胞核在此通道内结合（核配），形成双倍体细胞，并随即进行减数分裂，形成 4 或 8 个子核。每一子核与其周围的原生质形成孢子。含有孢子的细胞称为子囊，子囊内的孢子称为子囊孢子。成熟后，子囊孢子被释放，可萌发长成单倍体酵母细胞。

（三）酵母菌的生活史

生活史又称生命周期，指上一代生物个体经一系列生长、发育阶段而产生下一代个体的全部过程。

不同酵母菌的生活史可分为以下三类。

1. 营养体既能以单倍体也能以双倍体形式存在 啤酒酵母是这类生活史的代表。其特点是：一般情况下都以营养体状态进行出芽生殖；营养体既能以单倍体形式存在，也能以双倍体形式存在；在特定条件下进行有性生殖（图5-6）。

2. 营养体只能以单倍体形式存在 八孢裂殖酵母是这类生活史的代表。其特点是：营养细胞为单倍体；无性繁殖为裂殖；双倍体细胞不能独立生活，故双倍体阶段短，一经生成，立即减数分裂（图5-7）。

3. 营养体只能以双倍体形式存在 路德类酵母是这类生活史的代表。其特点是：营养体为双倍体，不断进行芽殖，双倍体营养阶段长；单倍体的子囊孢子在子囊内发生接合；单倍体阶段仅以子囊孢子形式存在，不能进行独立生活（图5-8）。

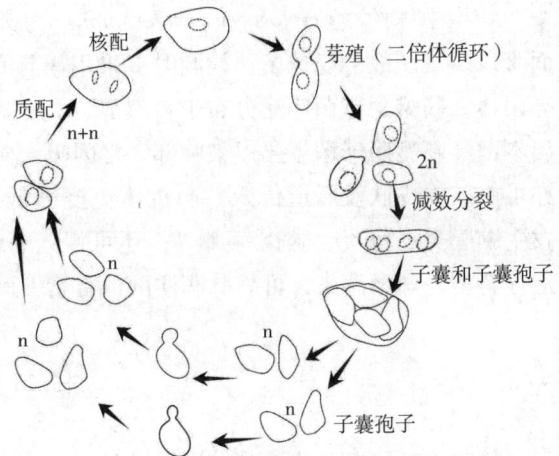

图5-6 啤酒酵母的生活史

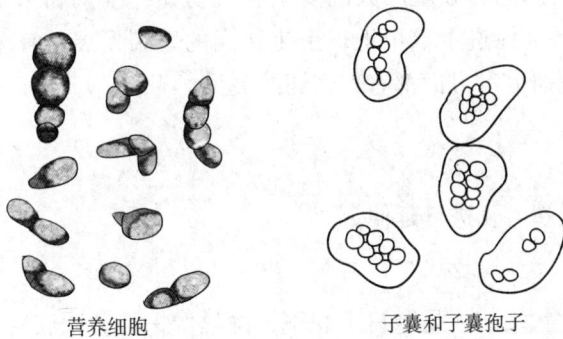

图5-7 八孢裂殖酵母

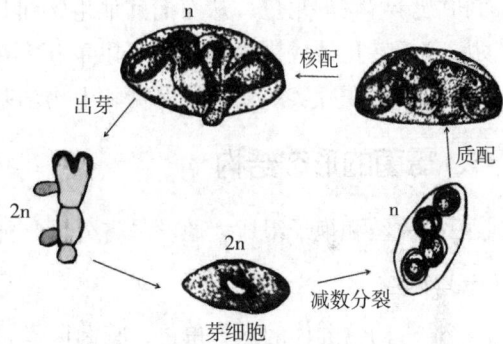

图5-8 路德类酵母的生活史

五、致病酵母菌

目前研究发现，能引起人类疾病的酵母菌主要有白色念珠菌和新型隐球菌，二者均属于条件致病菌。

（一）白色念珠菌

白色念珠菌（*Candida albicans*），菌体圆形或卵圆形，革兰染色阳性。出芽繁殖，形成假菌丝。白色念珠菌在沙保培养基、普通琼脂平板和血琼脂平板上均生长良好，需氧，37℃或室温培养2～3天，可形成类酵母型菌落。白色念珠菌常存在于人的体表、口腔、上呼吸道、肠道等部位，感染多见于机体菌群失调、长期使用广谱性抗生素或免疫力低下者，有以下几种类型。①皮肤黏膜感染：皮肤感染好发于腋窝、腹股沟、乳房下及肛周等皮肤皱褶处。黏膜感染有口疮、口角糜烂、外阴与阴道炎等，以鹅口疮最常见，多见于新生儿，其次是女性的真菌性尿道炎，典型症状是阴道分泌物呈豆腐渣样。②内脏及中枢神经系统感染：白色念珠菌可经血流扩散，引起肺炎、支气管炎、肠炎和肾盂肾炎等，也可侵犯中枢神经系统，引起脑膜炎和脑脓肿等。

目前，针对白色念珠菌的高危人群尚未建立起有效的预防措施。局部治疗可用克霉唑软膏、益康唑霜、硝酸咪康唑栓等，内脏感染可口服两性霉素B、氟康唑、酮康唑、制霉菌素等。

(二) 新型隐球菌

新型隐球菌（*Cryptococcus neoformans*）为圆球形酵母菌，外包有较厚的荚膜，因常规染色不被着色而难以发现，故称隐球菌。检测时多采用墨汁负染色后镜检，可在黑色背景中见到圆形或卵圆形的透亮菌体。新型隐球菌广泛分布于自然界，尤其在鸽粪中大量存在，正常人体表、口腔及粪便中也可检出本菌。新型隐球菌主要侵染肺部，常因吸入鸽粪污染的空气而感染，引起肺部轻微炎症或隐性感染，亦可由破损皮肤及肠道传入。当机体免疫力低下时，隐球菌可向全身播散，主要侵犯中枢神经系统，发生脑膜炎、脑炎、脑肉芽肿等；还可侵入骨骼、肌肉、淋巴结、皮肤黏膜，引起慢性炎症和脓肿。治疗新型隐球菌感染，可静脉滴注两性霉素 B。

第二节 霉 菌

霉菌是丝状真菌的一个俗称，意即"会引起物品霉变的真菌"，通常将在基质上长成绒毛状、棉绒状或蜘蛛网状菌丝体的真菌，称霉菌。在潮湿的气候下，霉菌往往在有机物上大量生长繁殖，从而引起食物、工农业产品的霉变或植物的真菌病。

霉菌在自然界中分布极其广泛，只要存在有机物，就有它们的踪迹。它们在自然界中扮演着最重要的有机物分解者的角色，从而把其他生物难以分解利用的、数量巨大的复杂有机物如纤维素和木质素等彻底分解转化，成为绿色植物可以重新利用的养料，促进了整个地球上生物圈的繁荣发展。霉菌与工农业生产、医疗实践、环境保护和生物学基础理论研究等方面都有着密切的关系。

一、霉菌的形态结构

霉菌由菌丝和孢子组成。菌丝具有分枝，能借助顶端生长进行延伸。

(一) 菌丝

菌丝是霉菌营养体的基本单位，霉菌菌丝是中空管状结构，显微镜下观察，菌丝像一根透明胶管，直径约 2~10μm，比一般细菌和放线菌的菌丝粗几倍至十几倍。菌丝分枝或不分枝，许多菌丝交织、缠绕在一起所形成的结构称为菌丝体。

1. 按有无隔膜分类 霉菌菌丝按是否有隔膜，分为无隔菌丝和有隔菌丝。

（1）无隔菌丝 无隔菌丝为长管状分枝，整个菌丝体为一个单细胞，细胞内含有多个核，生长表现为菌丝的伸长和细胞核的增多，是根霉、毛霉等低等真菌所具有的菌丝类型。

（2）有隔菌丝 有隔菌丝中有隔膜，被隔膜隔开的每一段菌丝就是一个细胞，整个菌丝体由多个细胞构成，每个细胞都有一个或多个核，是曲霉、青霉等高等真菌所具有的菌丝类型（图 5-9）。

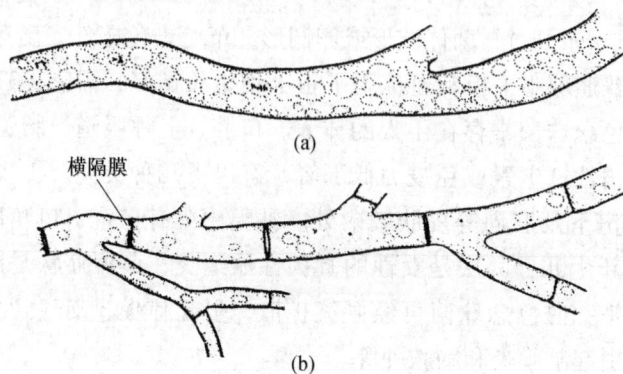

横隔膜

图 5-9 霉菌的无隔菌丝和有隔菌丝
（a）无隔菌丝；（b）有隔菌丝

2. 按菌丝分化分类　在固体培养基上，霉菌菌丝分化为营养菌丝、气生菌丝和繁殖菌丝。

（1）营养菌丝　又称基内菌丝，一部分菌丝伸入固体培养基内部，向培养基或被寄生的组织内生长，主要用于吸收养料以供生长。

（2）气生菌丝　一部分菌丝伸出基质外，向空中生长。

（3）繁殖菌丝　有一部分气生菌丝发育到一定阶段产生孢子。

为了适应环境，霉菌的菌丝会形成许多特化结构，如吸器、假根、子座、菌核、菌索、匍匐菌丝等。

（二）孢子

孢子是霉菌的繁殖器官，分为无性孢子和有性孢子。无性孢子包括孢囊孢子、分生孢子、节孢子、厚垣孢子、芽生孢子等；有性孢子包括卵孢子、接合孢子和子囊孢子。

1. 无性孢子

（1）孢囊孢子　生在孢子囊内的孢子称孢囊孢子。这是一种内生孢子，在孢子形成时，气生菌丝或孢囊梗顶端膨大，并在下方生出横隔，与菌丝分开形成孢子囊。孢子囊逐渐长大，囊内原生质形成许多原生质小团，每一个小团的周围形成一层壁，将原生质包围起来，形成孢囊孢子。带有孢子囊的梗称作孢囊梗。孢囊梗伸入孢子囊的部分称囊轴。孢子囊成熟后破裂，孢囊孢子扩散出来，遇适宜条件即可萌发成新个体。如毛霉、根霉等是以产生这种孢囊孢子进行无性繁殖的。

（2）分生孢子　是霉菌中常见的一类无性孢子，是生于菌丝细胞外的孢子，为外生孢子。分生孢子着生于已分化的分生孢子梗或具有一定形状的小梗上，也有些真菌的分生孢子就着生在菌丝的顶端。

（3）节孢子　由菌丝断裂而成，又称粉孢子或裂孢子。节孢子的形成过程是菌丝生长到一定阶段，菌丝上出现许多横隔，然后从横隔处断裂，产生许多形如短柱状、筒状或两端呈钝圆形的节段，称节孢子，如白地霉。

（4）厚垣孢子　又称厚壁孢子，为外生孢子。这类孢子具有很厚的壁，呈圆形、纺锤形或长方形，是霉菌度过不良环境的一种休眠细胞，可抵抗热、干燥等不良环境，寿命较长，菌丝体死亡后，其上的厚垣孢子还具有活性，一旦环境条件好转，就能萌发成菌丝体（图5-10）。

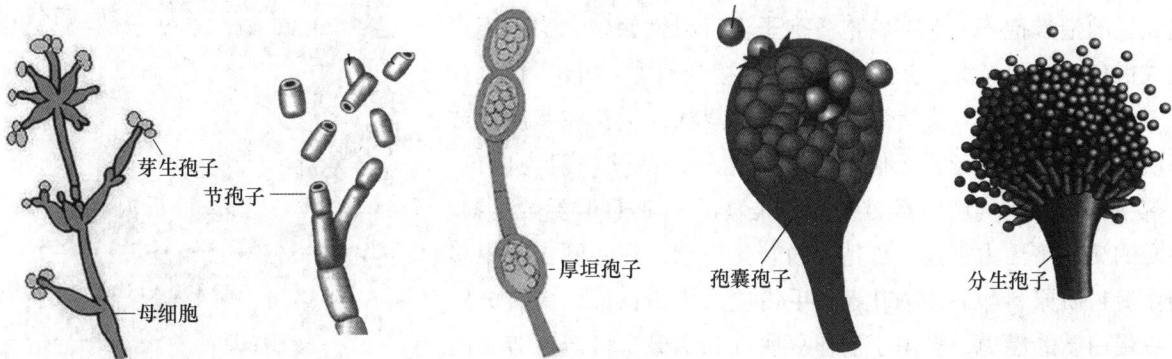

图5-10　霉菌的无性孢子

2. 有性孢子

（1）卵孢子　菌丝分成雄器和藏卵器。藏卵器中有一个或数个卵球。当雄器和藏卵器相配时，雄器中的细胞质与细胞核通过受精管进入藏卵器，与卵球结合形成卵孢子，如水霉属。

（2）接合孢子　生殖菌丝分化成形态相同的配子囊，两个同形配子囊结合后，经质配、核配形成双倍体休眠孢子，即接合孢子，如根霉属、毛霉属。

（3）子囊孢子　由同形或异形配子囊形成的一个囊状细胞，即子囊。在形成子囊的过程中，先质配，子囊形成之后即发生核配，经一次减数分裂和一次有丝分裂形成 8 个单倍体核的子囊孢子；也可只进行一次减数分裂而不再进行有丝分裂，生成 4 个单倍体核的子囊孢子。子囊孢子属内生孢子，其形态、颜色等差异很大，是霉菌分类的依据，如酵母菌（图 5 – 11）。

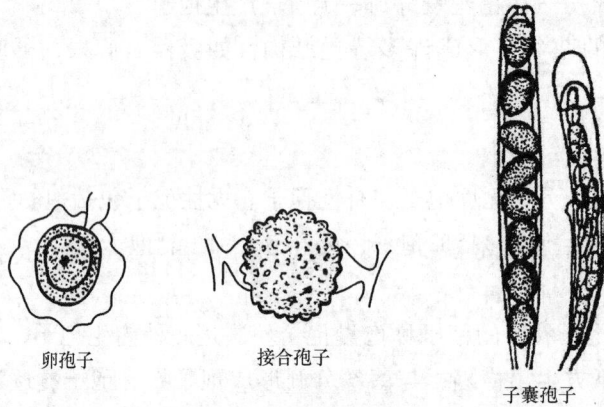

卵孢子　　接合孢子　　子囊孢子

图 5 – 11　霉菌的有性孢子

✎ 练一练

下列属于无性孢子的是（　　）

A. 孢囊孢子　　　　　B. 分生孢子　　　　　C. 节孢子

D. 厚垣孢子　　　　　E. 子囊孢子

答案解析

3. 常见霉菌的菌丝孢子形态

（1）毛霉属（*Mucor*）　菌丝无隔膜，是单细胞真菌，有多个细胞核，在显微镜下的形态主要有菌丝体、孢囊梗和孢子囊，上面长出孢囊梗，孢囊梗顶端是孢子囊，孢子囊内发育形成大量的孢囊孢子。毛霉以孢囊孢子进行无性繁殖，孢子囊黑色或褐色，表面光滑，有性繁殖则产生接合孢子（图 5 – 12）。

毛霉生长迅速，菌丝体发达，呈棉絮状，生长在基质上或基质内，广泛地蔓延，无假根和匍匐菌丝，菌丝一般为白色。毛霉在土壤、空气中经常被发现，是食品工业的重要微生物。毛霉的淀粉酶活力很强，可把淀粉转化为糖，在酿酒工业中多用作淀粉质原料酿酒的糖化菌。毛霉能产生蛋白酶，具有分解大豆蛋白质的能力，多用于制作豆腐乳和豆豉，可产生芳香的物质及蛋白质分解物，赋予产品以鲜香味。有些毛霉还能产生草酸、乳酸、琥珀酸和甘油等。

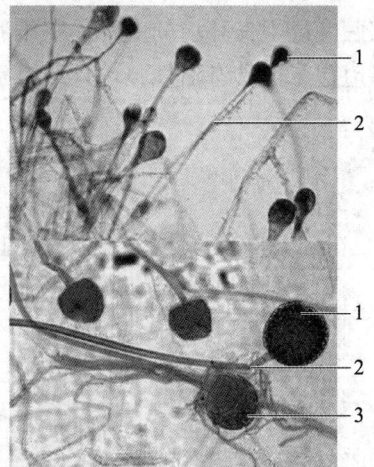

图 5 – 12　毛霉菌的形态
1. 孢子囊；2. 孢囊梗；3. 孢囊孢子

（2）根霉属（*Rhizopus*）　与毛霉菌相似，也是无隔菌丝，也有孢囊梗和孢子囊，主要区别是根霉有假根和匍匐菌丝。匍匐菌丝呈弧形，在培养基表面水平生长。匍匐菌丝着生子囊梗的部位，接触培养基处，菌丝伸入培养基内呈分枝状生长，犹如树根，故称假根，这是根霉的重要特征。假根在着生处向上长出直立的孢囊柄，柄的顶端膨大为孢子囊。根霉的孢子囊较大，一般为黑色，底部有半球形囊轴，孢子囊内形成大量子囊孢子，孢子成熟后，囊壁破裂，释放的孢子随气流到处散布（图5-13）。

根霉菌丝体白色，气生性强，在培养基上交织成疏松的絮状菌落，生长迅速，可蔓延覆盖整个表面。根霉在自然界中分布很广，空气、土壤以及各种器皿表面都有存在，引起馒头、面包、甘薯等的发霉变质，或造成水果、蔬菜腐烂。与毛霉相似，根霉在生命活动过程中也能产生淀粉酶、糖化酶，是工业中有名的生产用菌种，近年来还在固醇激素转化、有机酸（延胡索酸、乳酸）的生产中被广泛利用。常见的根霉有黑根霉和米根霉等，黑根霉又称为匍枝根霉，俗称面包霉，是最为常见的根霉。

（3）曲霉属（*Aspergillus*）　菌丝有隔，为多细胞菌，由特化的足细胞上生出分生孢子梗，分生孢子梗顶端膨大为顶囊，顶囊上辐射状长出一或两层小梗（初生小梗与次生小梗），外层小梗顶端生出成串的分生孢子。孢子呈绿、黄、橙、褐、黑等颜色。这些都是菌种鉴定的依据。分生孢子梗生于足细胞上，并通过足细胞与营养菌丝相连。曲霉孢子穗的形态包括分生孢子的长度、顶囊的形状、小梗着生是单轮还是双轮，分生孢子的形状、大小、表面结构及颜色等，都是菌种鉴定的依据（图5-14）。

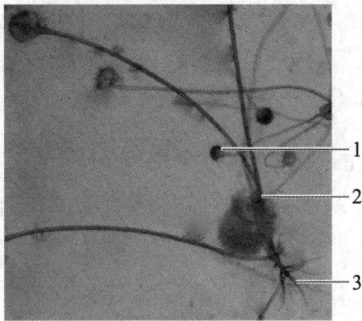

图5-13　根霉菌的形态
1. 孢子囊；2. 孢囊梗；3. 假根

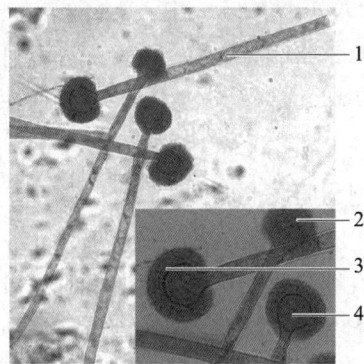

图5-14　曲霉菌的形态
1. 分生孢子梗；2. 分生孢子；3. 小梗；4. 顶囊

曲霉广泛分布在谷物、空气、土壤和各种有机物品上，是发酵工业和食品工业的重要菌种，有的则引起水果、蔬菜、粮食霉腐，产生对人体有害的真菌毒素。常见的曲霉有黑曲霉，其具有多种活性的强大酶系，还可产生多种有机酸，如抗坏血酸、柠檬酸、葡萄糖酸等，常被用于乙醇、白酒、葡萄糖、蛋白酶、纤维素、油及糖化料等的生产；其次，米曲霉也常被用于乙醇、酒类的生产；还有黄曲霉及烟曲霉等可引起家禽、家畜甚至人体内脏特别是呼吸器官等的疾病。

（4）青霉菌（*Penicillium*）　与曲霉菌类似，菌丝有隔，但无足细胞。分生孢子梗顶端不膨大，无顶囊，经多次分枝，产生几轮对称或不对称小梗，小梗顶端产生成串的青色分生孢子。孢子穗形如扫帚，孢子穗的形态构造是分类鉴定的重要依据。分生孢子球形、椭圆形，一般呈蓝绿色、灰绿色或黄褐色等（图5-15）。

青霉属广泛分布于空气、土壤和各种物品上，常生长在腐烂的橘皮上呈青绿色，不少种类能引起食品变质，如黄绿青霉和橘青霉侵染大米后，可形成有毒

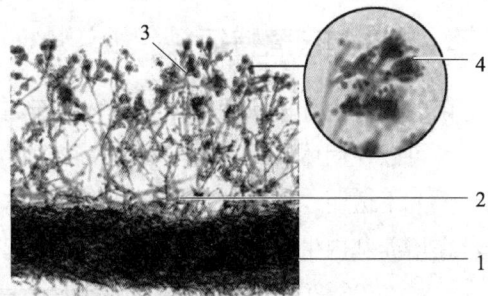

图5-15　青霉菌的形态
1. 基内菌丝；2. 气生菌丝；3. 繁殖菌丝；4. 分生孢子

的"黄变米"。青霉属还是产生青霉素的重要菌种，目前已发现几百种，其中，黄青霉、点青霉等都能大量产生青霉素。青霉素的发现和大规模生产、应用，对抗生素工业的发展起了巨大的推动作用。此外，有的青霉菌还用于生产灰黄霉素及磷酸二酶、纤维素酶等酶制剂以及有机酸。

（三）细胞的基本结构

霉菌的菌丝细胞是由细胞壁、细胞膜、细胞质、细胞核及各种内含物构成。细胞壁成分各有差异，多数霉菌细胞壁含有几丁质，少数为低等的水生霉菌，以纤维素为主，其他结构组成与酵母菌基本相同。

二、霉菌的生长繁殖

（一）霉菌的生长

霉菌一般为需氧菌，营养要求不高，实验室常用沙保培养基进行培养，生长最适温度为 22~28℃，最适 pH 4.0~6.0，需要较高的湿度。霉菌喜爱在含糖的培养基上生长，如葡萄糖、蔗糖、麦芽糖等，需要的有机氮源如蛋白胨、氨基酸等，有的霉菌加上 NaCl 生长更好。

（二）霉菌的繁殖

霉菌的繁殖能力很强，其菌丝断片可以继续生长繁殖，发育成新的菌丝体，一般称此为断裂繁殖。在霉菌的传播和传代中，孢子起着重要作用，在自然界中，霉菌主要靠形成各种无性和（或）有性孢子进行生长繁殖。

无性孢子萌发形成菌丝体，菌丝体成熟后又形成无性孢子，此为无性繁殖阶段；在条件适宜时，菌丝上产生有性繁殖结构，产生有性孢子，有性孢子可萌发成新菌丝体，此为有性繁殖阶段。这种无性阶段和有性阶段交替繁殖的现象称为世代交替。

1. 无性繁殖　不经两性细胞的结合，只是营养细胞的分裂或营养菌丝的分化（切割）形成同种新个体的过程，如菌丝断裂、细胞裂殖、芽殖、孢子萌发等方式。霉菌的无性繁殖以产生孢囊孢子、分生孢子、节孢子和厚垣孢子等无性孢子为主。无性孢子萌发时先产生芽管，再进一步发育成菌丝体。无性繁殖产生个体多且快，是霉菌的主要繁殖方式。

2. 有性繁殖　是通过不同性别的细胞结合（质配和核配），产生一定形态的有性孢子如卵孢子、接合孢子、子囊孢子来实现的。霉菌的有性繁殖较复杂，但繁殖过程一般分为三个阶段：第一个阶段为质配；第二个阶段为核配，产生二倍体的核；第三个阶段是减数分裂，恢复核的单倍体状态。大多数真菌菌体是单倍体。在霉菌中，有性繁殖不及无性繁殖普遍，仅发生于特定条件下，而且在一般培养基上不常出现。

三、霉菌的菌落特征

霉菌的菌落由分枝状菌丝体组成，由于霉菌菌丝粗而长且生长很快，形成的菌落比细菌、放线菌的要大，可以在固体培养基表面蔓延，形成的菌落无规则形状和固定大小。霉菌的菌落大，质地疏松，外观干燥，不透明，呈棉絮状、绒毛状或蜘蛛网状，如根霉、毛霉、链孢霉（图 5-16）。因霉菌的基内菌丝在培养基内生长，故其菌落不易被挑起，菌落背面可见基内菌丝伸入培养基。

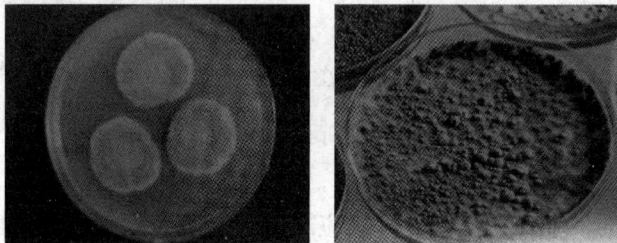

图 5-16　霉菌的菌落

霉菌的菌落最初是浅色或白色，当菌落长出各种颜色的孢子后，菌落便相应地呈黄、绿、青、黑、橙等各种颜色，有的霉菌由于能产生色素，菌落背面也带有颜色，菌落正反面颜色常呈现明显差别，其原因是气生菌丝分化出来的菌体和孢子的颜色往往比伸入固体基质的营养菌丝颜色深。菌落的形态、结构和颜色等常是鉴定霉菌的参考依据。

四、霉菌在药物生产中的应用

霉菌不仅在食品工业生产中有着极为广泛的用途，即用于酿制酱、酱油、醋、豆腐乳等食品，还可应用于生产有机酸、酶制剂、维生素、生物碱及激素等多种生物产品。据统计，在 550 种酶制剂中，有近 1/3 是霉菌产生的，医药行业中的抗生素大多是从霉菌中提取出来的，比如我们常用的青霉素就是由产黄青霉得到的。

霉菌在制药工业中应用广泛，可用于生产抗生素、醇、维生素、有机酸和酶等。真菌产生的抗生素种类比细菌产生的多，例如青霉素、灰黄霉素及头孢菌素等。其中，青霉素对革兰阳性菌及某些革兰阴性菌有较强的抗菌作用；灰黄霉素是很好的抗真菌药物，可抑制皮肤癣菌的增殖；由产黄青霉发酵提取得到的青霉素 G 或青霉素 V 经化学扩环后，可获得抗菌谱广的头孢菌素。

霉菌的分解能力强，可使一些难以用化学方法改造的化合物得以分解、拆分或结构发生变化，从而产生新的生物活性。这为新药的筛选及传统药物的改造提供了一个重要的辅助手段。

👁 **看一看** ────────────────────────────────────

曲类药

明代李时珍著《本草纲目》第二十五卷"神曲"项下记载："昔人用曲，多是造酒之曲。后医乃造神曲，专以供药，力更胜之。盖取诸神聚会之日造之，故得神名。"中国人对"曲"并不陌生，造酒需要酒曲，制醋需要醋曲，制药需要药曲，蒸馒头需要面曲。"曲"其实是一种发霉的谷物，即微生物发酵原料，可以分泌产生酶，具有生物催化作用。曲类药是指在一定的温度和湿度条件下，由于霉菌和酶的催化分解作用而改变原有性能，产生新的治疗作用的一类药物。曲类药是我国古代将微生物应用在药物制作中的成功范例，也是中药临床应用的一大特色。

────────────────────────────────────

五、霉菌的致病性与致病霉菌

霉菌一方面能用于生产药物和食品，对人类有利；另一方面又带来不便，如引起食品、纺织品、皮革、纸张、木器、光学仪器、药品的霉变，有些霉菌还能产生毒素，引起人类和动植物的疾病，危害人的健康。

与细菌和病毒相比，霉菌的毒力通常较弱，但霉菌能通过多种途径、多种机制使机体患病，有些霉菌毒素可导致全身或某些脏器中毒，甚至还能致癌，霉菌感染有时也能引起各型超敏反应性疾病。

（一）霉菌的致病性

1. 致病性霉菌感染 多为外源性霉菌感染，可引起皮肤、皮下组织和全身性感染，包括浅部、皮下组织和深部真菌感染三类。皮肤癣菌等浅部霉菌具有嗜角质性，可侵犯皮肤、毛发和指（趾）甲等角质下层组织。在潮湿的条件下，霉菌繁殖形成菌丝，穿入角质层组织，引起机械刺激损害，同时产生酶及酸性代谢产物，引起细胞病变和炎症反应。

2. 条件致病性霉菌感染 多为内源性感染，感染源多为曲霉菌、毛霉菌等正常菌群。这类霉菌毒力不强，多发生在机体免疫力下降时，如放疗和化疗、肿瘤、AIDS 和免疫缺陷病患者等。长期使用广谱抗生素、皮质激素和免疫抑制剂或应用导管、手术等，易导致感染的发生。

3. 霉菌中毒症　霉菌在生长繁殖过程中产生的有毒代谢产物称为霉菌毒素。这些毒素可能污染粮食、油料作物和发酵食品等，食入霉菌污染的食物可导致急性或慢性中毒，对肝脏、肾脏、心脏、神经、造血器官、皮肤等器官造成损害，有的还有致癌、致畸和致突变等作用。

4. 霉菌毒素与肿瘤　近年来已不断发现，食物受到霉菌污染发生霉变时产生的大量霉菌毒素存在潜在致肿瘤作用。如黄曲霉毒素诱发动物肝脏肿瘤；杂色曲霉素的结构与黄曲霉毒素相似，也是一种较强的致癌物；灰黄霉素可诱发小鼠肝癌和甲状腺肿瘤；镰刀菌 T－2 毒素诱发大鼠胃癌、胰腺癌和脑肿瘤等；赭曲霉毒素 A、伏马菌素分别能致实验动物肾肿瘤和肝脏肿瘤；脱氧雪腐镰刀菌烯醇和雪腐镰刀菌烯醇具有致畸性、致突变性，是潜在的致癌物质。

5. 霉菌超敏反应性疾病　有些霉菌如青霉菌、曲霉菌等本身并不致病，但霉菌孢子、菌丝、代谢产物及其他成分可作为变应原，经吸入、食入或接触引起超敏反应。经消化道进入机体或经皮肤黏膜接触后，霉菌的某些成分或代谢产物可引起过敏性鼻炎、过敏性哮喘、荨麻疹、接触性皮炎等超敏反应。

（二）致病霉菌

1. 黄曲霉（*Aspergillus flavus*）　有些菌系能产生黄曲霉毒素，不仅能引起禽畜中毒致死，亦有致癌作用。黄曲霉毒素是迄今为止发现的毒性最强的霉菌毒素，于 1993 年被世界卫生组织划定为一类致癌物。黄曲霉毒素耐热性强，裂解温度为 280℃，一般烹饪方法不能去除其毒性，世界各国已经限定了其在各类食品和饲料中的最高允许量标准，我国卫生部门规定在婴儿食品和药品中不得检出黄曲霉毒素。黄曲霉毒素的毒性很强，小剂量即可诱发肝癌，肝癌高发区花生、玉米粮油作物的黄曲霉毒素污染率高，黄曲霉含量高达 1ppm（大鼠饲料中含 0.015ppm 即可诱发肝癌）。

？想一想

农民自家土榨花生油食用安全吗？可能存在什么问题？

答案解析

2. 烟曲霉（*Aspergillus fumigatus*）　是一种重要的致病菌，能引起食品腐败，也能引起人、畜和禽类的肺曲霉病及其他疾病。此菌嗜高温，在 45℃ 或更高的温度下生长。烟曲霉在粮食发热霉变的中期和后期常大量出现。烟曲霉能寄生在人、鸟类及其他脊椎动物的肺部，引起结核症。有些毒株能产生毒素，引起动物中毒。

3. 黑曲霉（*Aspergillus niger*）　是免疫功能正常人群耳真菌病中分离到的最常见菌，还可引起免疫低下患者深部真菌感染，可导致真菌性角膜炎等。黑曲霉除能引起曲霉病外，也能产生黑曲霉毒素。黑曲霉可引起肺部感染。

4. 丝生毛霉菌（*Mucor corymbifer*）　是引起毛霉菌病的主要菌种，可侵犯血管壁，引起血栓、组织坏死，多继发于糖尿病或其他慢性消耗病，病呈急性，症状严重者可致死。依据临床表现，毛霉菌病分为：脑型毛霉菌病，系毛霉菌从鼻腔、鼻旁窦沿小血管到达脑部，引成血栓及坏死；肺毛霉菌病，主要表现为支气管肺炎，亦有肺梗死及血栓形成；胃肠道毛霉菌病，多见于回肠末端、盲肠及结肠，食道及胃亦可累及。

第三节　大型真菌

PPT

大型真菌是指能产生肉眼可见、徒手可摘的子实体的一类真菌。可供人类食用的大型真菌称为食用菌，俗称蘑菇，有毒的大型真菌通称为毒蘑菇。中国古代把生长在木上的蘑菇称作"菌"，而把土里生长的称作"蕈"，故现在也称蘑菇为"蕈菌"。食用菌中，大多数属于担子菌亚门，少数属于子囊菌亚门。食用菌具有很高的营养价值，有些还兼有药用价值。

一、大型真菌的形态结构

大型真菌的大小、形态各异，有头状、笔状、树枝状、花朵状、舌状和伞状等，其基本构成为子实体和菌丝体。子实体是肉眼可见的部分，易分清结构以及肉质、胶质或革质，是产生孢子的结构，属于繁殖体，相当于高等植物的果实。生长在基质中的菌丝体是营养体，相当于高等植物的植株（图 5 – 17，图 5 – 18）。

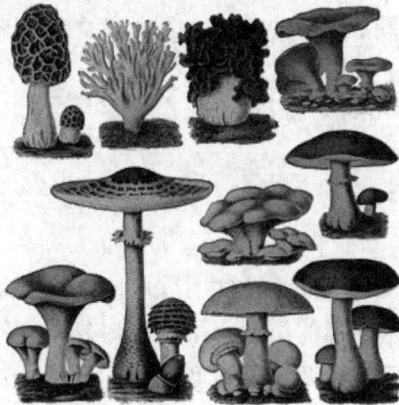

图 5 – 17　大型真菌的形态

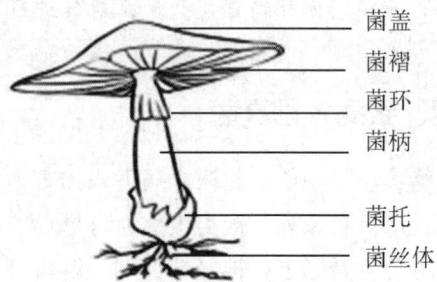

菌盖
菌褶
菌环
菌柄
菌托
菌丝体

图 5 – 18　大型真菌的结构

二、大型真菌的繁殖

大型真菌有无性繁殖和有性繁殖两种繁殖方式。

（一）无性繁殖

无性繁殖是大型真菌繁殖的基本方式，即不经过两性细胞的配合就能产生新的个体。它的特点是能反复进行，产生个体多。大多数食用菌的无性繁殖是通过无性孢子如节孢子、芽孢子、厚垣孢子等来实现的。这些孢子萌发后能形成新的个体。

（二）有性繁殖

大型真菌的有性繁殖是经过不同性别细胞配合后产生一定形态的有性孢子来实现的，主要经过质配、核配和减数分裂三个阶段。质配是两个细胞的细胞质发生融合的现象；核配是将两个单倍体核融合为一个双倍体的合子核；减数分裂把合子核的染色体减半，又重新产生四个单倍体核。

三、大型真菌在药物生产中的应用

可食用的大型真菌不仅味美，而且营养丰富，常被人们称作健康食品。其含有丰富的蛋白质和氨基酸，大多数含有人体必需的 8 种氨基酸，其中，草菇、金针菇的赖氨酸含量丰富，而谷物中缺乏，赖氨酸有利于儿童体质和智力发育，金针菇在日本更是被称为"增智菇"。菇类含有多种维生素和多种具有生理活性的矿物质元素及其他一些微量元素，且脂肪含量很低。

除具有丰富的营养价值外，多种大型真菌本身作为传统中药材，具有宝贵的药用价值，如灵芝、冬虫夏草、猴头、茯苓、木耳、竹荪、银耳等，其主要的药理作用有：①抗癌；②抗菌、抗病毒；③降血压、降血脂、抗血栓、抗心律失常、强心等；④健胃、助消化；⑤止咳平喘、祛痰；⑥利胆、保肝、解毒；⑦降血糖；⑧通便利尿；⑨免疫调节。

以大型真菌为原料生产加工的保健食品、保健饮料、酒及药品被大量用于临床治疗及投入保健品市场。大型真菌的获得除了用一般栽培方法外，还可用深层发酵法生产菌丝体和发酵产物，是药用真菌实现工业化生产最具潜力的方法。

药爱生命

药用真菌在我国分布广泛，资源丰富，将其用于疾病的治疗可追溯到几千年前。早在 2500 年前，中国就已采用酒曲治疗肠胃病。中国东汉初期的《神农本草经》及以后历代本草书内均有记载，常用的种类有赤芝、紫芝、茯苓、猪苓、雷丸、大秃马勃、紫色秃马勃、冬虫夏草、僵蚕、香菇、木耳以及蝉花等，这些药用真菌都经历了长期的医疗实践，疗效得到了充分的验证，至今仍被广泛应用。临床上常用的药用真菌还有银耳、麦角、落叶松蕈、空柄假牛肝菌、大红菇、白乳菇等百余种。药用真菌的重要性在国内外均日益凸显，对其进行科学研究也具有重要的意义。

四、致病大型真菌

一些大型真菌能引起树木病害或损害多种木质产品，少数大型真菌经食用后可使人或畜禽产生中毒反应，严重者致死，这类被称为毒蘑菇，又称毒蕈。毒蘑菇中毒的类型有不同的划分方法，按中毒的症状可分为胃肠型、神经精神型、溶血型、肝脏损害型、呼吸与循环衰竭型和光过敏性皮炎型 6 个类型。

常见毒性强的有褐鳞小伞、肉褐鳞小伞、白毒伞（致命鹅膏）、鳞柄白毒伞、毒伞、残托斑毒伞、毒粉褶蕈、秋生盔孢伞、包脚黑褶伞、鹿花菌等。多数毒蘑菇的毒性较低，中毒表现轻微，但有些蘑菇毒素的毒性极高，可迅速致人死亡。一种毒蕈可能含有多种毒素，一种毒素可存在于多种毒蕈中。目前确定的毒性较强的蘑菇毒素主要有鹅膏肽类毒素（主要由鹅膏属、盔孢伞属和环柄菇属产生）、鹅膏毒蝇碱、光盖伞素、鹿花毒素、奥来毒素。

实验五　酵母菌的形态观察 📱微课

一、实验目的

1. 掌握　酵母菌的形态和出芽生殖方式；区分酵母菌死活细胞的实验方法；使用血细胞计数板进行微生物计数的方法。

2. 了解　血细胞计数板计数的原理。

二、实验原理

（一）酵母菌的形态及死活细胞鉴别

酵母菌是不运动的单细胞真核微生物，其大小通常比常见细菌大几倍甚至十几倍。大多数酵母菌以出芽方式进行无性繁殖，有的进行分裂繁殖；有性繁殖是通过接合产生子囊孢子。本实验通过制作亚甲基蓝染液水浸片，观察酵母菌的形态和出芽生殖方式。

亚甲基蓝是一种无毒性的染料，其氧化型呈蓝色，还原型为无色。由于酵母活细胞的新陈代谢作用，细胞具有较强的还原能力，经染色的酵母菌活细胞能使亚甲基蓝从蓝色的氧化型变为无色的还原型而呈无色；死细胞或代谢缓慢的细胞由于无还原能力或还原能力弱，被染成蓝色或淡蓝色。因此，具有还原能力的酵母活细胞是无色的，而死细胞或代谢作用微弱的衰老细胞则呈蓝色或淡蓝色，借此即可对酵母菌死细胞和活细胞进行鉴别。

（二）显微镜直接计数法

显微镜直接计数法是指利用血细胞计数板进行计数，是一种常用的微生物计数法。将经过适当稀释的菌悬液（或孢子悬浮液）放在血球计数板的计数室内，在显微镜下进行计数。此法的优点是直观、简便、快速。由于计数室的容积是固定的（0.1mm³），可将在显微镜下观察到的微生物数目换算成单位体积内的微生物数目，此法所测得的结果是活菌体和死菌体的总和。现已采用活菌染色、微生物培养、加细胞分裂抑制剂等方法计算活菌体数目。本实验以酵母菌为观察菌进行显微计数。

血细胞计数板是一块特制的厚玻片，其上由四条槽构成三个平台，中间较宽的平台又被短横槽隔成两半，每一边的平台上各刻有一个方格网，每个方格网分为九个大方格，中间的大方格即为计数室。计数室的刻度一般有两种规格，一种是一个大方格分成 25 个中方格，而每个中方格又分成 16 个小方格；另一种是一个大方格分成 16 个中方格，而每个中方格又分成 25 个小方格。但无论是哪一种规格的计数板，每一个大方格中的小方格都是 400 个。每一个大方格边长为 1mm，则每一个大方格的面积为 1mm²，盖上盖玻片后，盖玻片与载玻片之间的高度为 0.1mm，所以计数室的容积为 0.1mm³（图 5-19）。

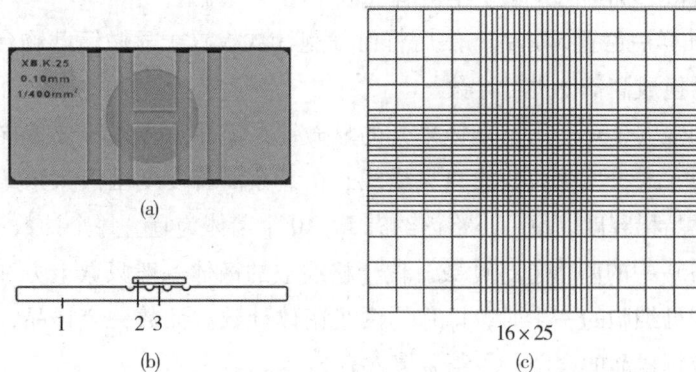

图 5-19 血细胞计数板构造图
（a）正面图；（b）剖面图；（c）放大后方格网

计数时，通常 25(中)×16(小)规格的，数 5 个中方格；16(中)×25(小) 规格的，数 4 个中方格。然后求得每个中方格的平均值，再乘上 25 或 16，得出一个大方格中的总菌数，最后换算成 1ml 菌液总菌数。

假设计数得到总菌数为 A，菌液倍数为 B，如果是 25 个中方格的计数板，则：

$$1ml 菌液中的总菌数 = (A/5) \times 25 \times 10^4 \times B = 50000A \times B(个)$$

同理，如果是 16 个中方格的计数板，则：

$$1ml 菌液中的总菌数 = (A/4) \times 16 \times 10^4 \times B = 40000A \times B(个)$$

三、实验材料

1. **标本** 酿酒酵母新鲜斜面培养物。

2. **仪器** 普通光学显微镜。

3. **试剂** 0.1% 亚甲基蓝染色液、香柏油、二甲苯。

4. **其他** 血细胞计数板、载玻片、盖玻片、无菌毛细滴管、擦镜纸等。

四、实验方法

(一) 酵母菌形态观察及死活细胞鉴别

1. 在载玻片中央滴一滴0.1%亚甲基蓝染色液，采取无菌操作法用接种环从酿酒酵母新鲜培养物上取少许酵母菌，于染液中混匀。

2. 用镊子取一片洁净的盖玻片，先将盖玻片的一边与菌液接触，然后将整个盖玻片慢慢放下，避免气泡产生，静置3分钟。

3. 先用低倍镜、然后用高倍镜观察酵母菌的形态和出芽情况，并根据细胞是否染色来区别死活细胞。

(二) 血细胞计数板显微计数

1. 菌悬液制备 以无菌生理盐水将酿酒酵母制成浓度适当的菌悬液，加适量亚甲基蓝染色液。

2. 镜检计数室 加样前，先对计数板的计数室进行镜检，若有污物，则需清洗，吹干后才能进行计数。

3. 加样品 将清洁、干燥的血细胞计数板盖上盖玻片，再用无菌的毛细滴管将摇匀的酿酒酵母菌悬液由盖玻片边缘滴一小滴，让菌液沿缝隙靠毛细渗透作用自动进入计数室，一般计数室均能充满菌液。取样时先要摇匀菌液，加样时计数室不可有气泡产生。

4. 显微镜计数 加样后静置5分钟，然后将血细胞计数板置于显微镜载物台上，先用低倍镜找到计数室所在位置，然后换成高倍镜进行计数。

调节显微镜光线的强弱，对于用反光镜采光的显微镜，需注意光线不要偏向一边，否则视野中不易看清楚计数室方格线，或只见竖线，或只见横线。在计数前若发现菌液太浓或太稀，需重新调节稀释度后再计数。一般样品稀释度以每一小格内约有5~10个菌体为宜。每个计数室选5个中格（可选4个角和中央的一个中格）中的菌体进行计数。位于格线上的菌体一般只数上方和右边线上的。如遇酵母出芽，芽体大小达到母细胞的一半时，即作为两个菌体计数。计数一个样品，要根据从两个计数室中计得的平均数值来计算样品的含菌量，结果填入表5-1。

5. 清洗血细胞计数板 使用完毕后，将血细胞计数板在水龙头下用水冲洗干净，切勿用硬物洗刷，洗完后自行晾干或用吹风机吹干，镜检观察每小格内是否有残留菌体或其他沉淀物，若不干净，则必须重复洗涤至干净为止。

五、结果与讨论

1. 绘出染色后观察到的酵母菌形态。

2. 将血细胞计数板计数结果填入表5-1并计算。

表5-1 显微镜计数结果

室号	各中格菌数					每室平均值	两室平均值	菌数/(个/ml)
	1	2	3	4	5			
第一室								
第二室								

3. 根据你的体会，说明用血细胞计数板计数的误差主要来自哪些方面？如何尽量减少误差、力求准确？

实验六 青霉、曲霉、根霉、毛霉的形态观察

一、实验目的

1. 掌握 用印片法和插片法观察霉菌菌丝和孢子的形态。

2. 熟悉 常见四大霉菌（青霉、曲霉、根霉、毛霉）的基本形态特征。

二、实验原理

霉菌具有分枝的菌丝体，分基内菌丝和气生菌丝。气生菌丝生长到一定阶段，分化产生繁殖菌丝，由繁殖菌丝产生孢子。霉菌菌丝比较粗大（菌丝和孢子的直径为 $3 \sim 10 \mu m$）；通常是细菌菌体宽度的几倍至几十倍，因而可用低倍镜、高倍镜观察。

1. 印片法原理 将要观察的霉菌的菌落或菌苔先印在载玻片上，经染色后观察。此种方法简便，主要用于观察孢子丝的形态、孢子的排列及其形状等，但形态特征可能有所改变。

2. 插片法原理 将霉菌接种在琼脂平板上，插上灭菌盖玻片后培养，使霉菌菌丝沿培养基表面与盖玻片的交接处生长而附着在盖玻片上。观察时，轻轻取出盖玻片，置于载玻片上直接镜检。这种方法可观察到霉菌自然生长状态下的特征，并且便于观察不同生长期的形态。

三、实验材料

1. 标本 青霉菌新鲜平板培养物以及根霉菌、毛霉菌、青霉菌、曲霉菌的永久标本片。

2. 仪器 普通光学显微镜。

3. 试剂 乳酸石炭酸棉蓝染色液、香柏油、二甲苯。

4. 其他 载玻片、盖玻片、培养皿、接种针、酒精灯、镊子、擦镜纸等。

四、实验方法

1. 用普通光学显微镜观察真菌 观察根霉菌、青霉菌、曲霉菌的永久标本片，并在高倍镜下绘图。

（1）观察根霉时 注意观察其菌丝有无横隔、假根、孢囊梗、孢子、囊轴、囊托、孢囊孢子及厚垣孢子。

（2）观察毛霉时 注意观察其菌丝有无横隔、孢囊柄、囊轴、孢囊孢子及厚垣孢子。

（3）观察曲霉时 注意观察其菌丝有无横隔、足细胞、分生孢子梗、顶囊、小梗（形状、层数及着生情况）、分生孢子。

（4）观察青霉时 注意观察其菌丝有无横隔、分生孢子梗、帚状枝（小梗的轮数及对称性）、分生孢子。

2. 用印片法观察青霉菌菌丝和孢子的形态

（1）用镊子夹取一张洁净盖玻片，在平板中的青霉菌菌落表面轻压几下，盖玻片上即印取了菌丝和孢子。

（2）将盖玻片印有菌丝和孢子的一面朝下，放在滴有乳酸石炭酸棉蓝染色液的载玻片上，静置3分钟，使菌丝和孢子着色。

（3）用高倍镜或油镜观察菌丝和孢子的形态，记录观察结果并绘图。

3. 用插片法观察青霉菌菌丝和孢子的形态

（1）将菌种均匀涂布在固体平板培养基上，以无菌方式用镊子夹住无菌盖玻片，以大约45°斜插入平板内的培养基中，插入深度为盖玻片高度的1/2或1/3。

（2）置28℃培养箱中培养5~7天。

（3）以无菌方式用镊子取出盖玻片，放在滴有乳酸石炭酸棉蓝染色液的载玻片上，用高倍镜或油镜观察菌丝或孢子的形态，记录观察结果并绘图。

五、结果与讨论

1. 根霉菌、毛霉菌、青霉菌、曲霉菌的孢子有何异同？
2. 绘出观察到的根霉菌、毛霉菌、青霉菌、曲霉菌四种霉菌的菌丝和孢子的形态。

目标检测

答案解析

一、选择题

（一）单项选择题

1. 酵母菌的主要繁殖方式是（　　）

A. 芽殖　　　　B. 裂殖　　　　C. 无性孢子　　　D. 有性孢子　　　E. 菌丝断裂

2. 下列微生物中，可产生抗生素的是（　　）

A. 青霉菌　　　B. 酵母菌　　　C. 曲霉菌　　　　D. 肺炎球菌　　　E. 醋酸杆菌

3. 下列微生物中，能引起鹅口疮的是（　　）

A. 铜绿假单胞菌　　　　　　　　　　　B. 新型隐球菌

C. 白色念珠菌　　　　　　　　　　　　D. 金黄色葡萄球菌

E. 大肠埃希菌

4. 下列微生物中，毒性最强的霉菌毒素是（　　）

A. 赭曲毒素　　　B. 伏马毒素　　C. 黄曲霉毒素　　D. 呕吐毒素　　　E. T2 毒素

5. 真菌孢子的主要作用是（　　）

A. 繁殖　　　　　　　　　　　　　　　B. 抵抗不良环境

C. 保护作用　　　　　　　　　　　　　D. 运动功能

E. 维持细胞形状

（二）多项选择题

1. 酵母菌细胞壁的主要成分包括（　　）

A. 肽聚糖　　　B. 蛋白质　　　C. 葡聚糖　　　　D. 几丁质　　　　E. 甘露聚糖

2. 下列微生物中，具有真正菌丝的有（　　）

A. 放线菌　　　B. 酵母菌　　　C. 霉菌　　　　　D. 大型真菌　　　E. 支原体

3. 下列属于真菌的有（　　）

A. 藻类　　　　B. 支原体　　　C. 毛霉菌　　　　D. 灵芝　　　　　E. 新型隐球菌

4. 下列真菌中，具有孢囊梗和孢子囊的有（　　）

A. 白色念珠菌　　B. 曲霉菌　　　C. 青霉菌　　　　D. 根霉菌　　　　E. 毛霉菌

5. 下列真菌中，具有分生孢子梗的有（   ）

    A. 白色念珠菌   B. 曲霉菌   C. 青霉菌   D. 根霉菌   E. 毛霉菌

（三）配伍选择题

    A. 白色念珠菌   B. 曲霉菌   C. 青霉菌   D. 根霉菌   E. 毛霉菌

1. 以上真菌中，能形成假菌丝是（   ）

2. 以上真菌中，具有假根的是（   ）

3. 以上真菌中，具有足细胞的是（   ）

4. 以上真菌中，具有扫帚状分生孢子梗和分生孢子的是（   ）

5. 以上真菌中，菌丝无隔膜、无假根，以产生孢囊孢子进行无性繁殖的是（   ）

二、综合问答题

1. 简述酵母菌和霉菌的菌落特征。

2. 结合实例，简述真菌在制药工业中的应用。

书网融合……

    重点回顾   微课   习题

第六章　非细胞型微生物

学习目标

知识目标：

1. 掌握　病毒的概念、特点、化学组成和结构；病毒的增殖；干扰现象和干扰素的概念，干扰素的种类、作用及抗病毒机制。

2. 熟悉　病毒的分类；噬菌体与发酵工业的关系。

3. 了解　常见人类致病性病毒所致疾病及防治方法。

技能目标：

1. 学会噬菌体的分离、纯化方法。

2. 掌握发酵工业噬菌体污染的处理与控制。

素质目标：

学会用辩证的观点看待自然界的生物，自觉养成良好的卫生习惯。

导学情景

情景描述：王某，女，10岁，因近日天气骤变，所在班级内多名同学感冒，患者于昨日突然出现发热、头痛、全身酸痛、乏力、咽喉红肿疼痛、咳嗽等症状，到医院就诊。实验室检查：血白细胞数下降。

情景分析：结合体格检查和接触史，诊断为流行性感冒。

讨论：引起流行性感冒的病原体是什么？其致病特点有哪些？流行性感冒应如何防治？

学前导语：流行性感冒的病原体是流感病毒，是冬春季常见的呼吸道传染病，具有传染性强、传播迅速、人群普遍易感等特点。传染源主要为患者，病毒可经飞沫传播，潜伏期一般为 1~4 天。流感病毒感染将导致宿主细胞变性、坏死乃至脱落，造成黏膜充血、水肿、分泌物增加，从而产生鼻塞、流涕、咽喉疼痛、干咳以及其他上呼吸道感染症状。目前，流行性感冒尚无治疗特效药，临床上主要是对症治疗和预防继发性细菌感染。流行性感冒期间应做好个人防护，避免人群聚集，可以接种流感疫苗进行特异性预防。病毒同其他微生物相比有哪些特点？

第一节　病　毒

PPT

病毒（virus）是一类个体微小、结构简单、专性活细胞内寄生，借助电子显微镜才能观察到的非细胞型微生物。

一、病毒的特点

病毒与细胞型微生物相比，具有以下特点。

1. 个体微小　可通过细菌滤器，需用电子显微镜才能看到。

2. 结构简单　没有细胞结构，主要由核酸和蛋白质外壳组成。

3. 只有一种核酸 即 DNA 或 RNA，是病毒的遗传物质。

4. 专性活细胞内寄生 病毒缺乏完整的酶系统，不能独立进行新陈代谢，必须依赖宿主细胞提供的原料和能量，进行自身的核酸复制和蛋白质合成。

5. 以复制方式增殖 病毒以自身基因组为模板，通过复杂的生物合成过程进行增殖。

6. 敏感性 对抗生素不敏感，对干扰素敏感。

病毒与人类关系密切。据统计，约75%的人类传染病是由病毒引起的，如流行性感冒、艾滋病等。病毒性疾病不仅传染性强、传播迅速、流行广泛，而且缺乏治疗特效药物，对人类健康构成极大威胁。因此，掌握病毒的基本知识及其与人类的关系，对有效防治和控制病毒性疾病具有十分重要的意义。

练一练

下列关于病毒特点的叙述中，错误的是（　　）

A. 以复制方式增殖　　　　　　　B. 只有一种核酸（DNA 或 RNA）

C. 属于原核细胞型微生物　　　　D. 对抗生素不敏感

E. 对干扰素敏感

答案解析

二、病毒的形态结构和化学组成

（一）病毒的大小与形态

病毒极其微小，以纳米（nm）作为测量单位。各种病毒大小差别较大，最大的病毒约为300nm，如痘病毒；最小的病毒约 20～30nm，如口蹄疫病毒。大多数病毒体小于150nm。

病毒形态各异，动物病毒大多呈球形或近似球形，少数为砖形（如痘病毒）、弹状（如狂犬病毒）、丝状（如初分离的流感病毒），植物病毒一般为杆状，而细菌病毒则常为蝌蚪形（图6-1）。

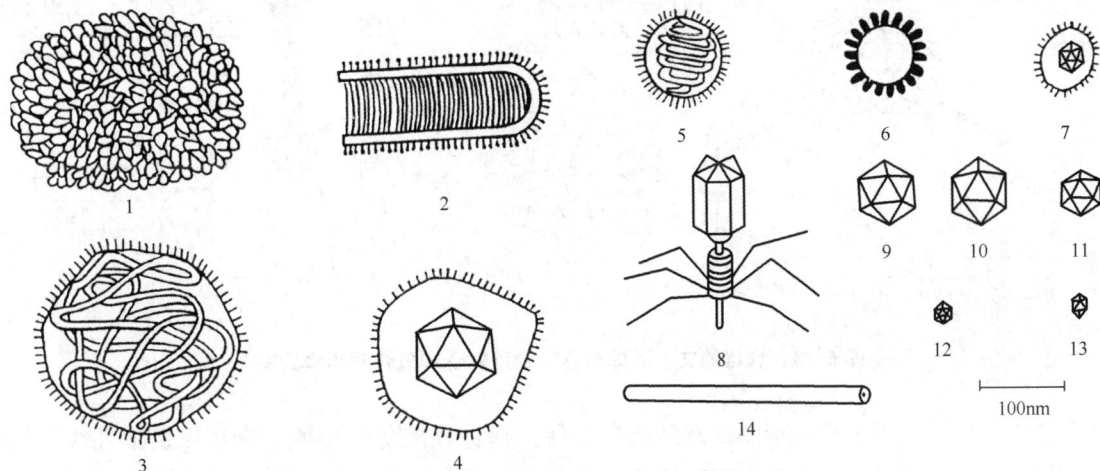

图6-1 病毒的大小与形态示意图

1. 痘病毒；2. 弹状病毒；3. 副黏病毒；4. 疱疹病毒；5. 正黏病毒；6. 冠状病毒；

7. 包膜病毒；8. T₂噬菌体；9. 腺病毒；10. 呼肠孤病毒；11. 乳多空病毒；

12. 小 RNA 病毒；13. 小 DNA 病毒；14. 烟草花叶病毒

（二）病毒的化学组成与结构

一个完整成熟的具有感染性的病毒颗粒的基本结构为核心和衣壳构成的核衣壳，有的病毒在核衣壳外还有包膜（图6-2）。有包膜的病毒称为包膜病毒，如流感病毒、狂犬病毒等；无包膜的病毒称为裸露病毒，如肝炎病毒、肠道病毒等。

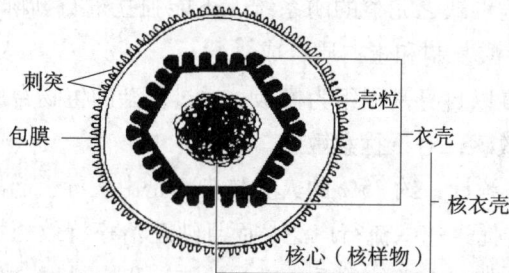

图6-2 病毒的基本结构模式图

1. 核心（core） 位于病毒体中心，由一种类型的核酸（DNA 或 RNA）构成，并依此将病毒分为 DNA 病毒和 RNA 病毒。核酸可以是单链或双链，DNA 病毒大多是双链，RNA 病毒大多是单链，有的病毒核酸还分节段。

病毒核心的功能：①构成病毒的基因组，决定病毒的遗传特征；②病毒复制增殖的模板；③部分核酸具有感染性，有的病毒除去衣壳蛋白，裸露的核酸仍具有感染性，进入宿主细胞后能引起感染。

2. 衣壳（capsid） 是包围在病毒核心外面的一层蛋白质，由数目众多的壳粒组成。壳粒围绕核酸以对称形式排列，形成病毒的三种对称形式。①二十面体对称型：病毒核酸盘绕成球形或近似球形，壳粒排列成二十面体对称型（图6-3a）。大多数球状病毒为二十面体对称型，如腺病毒。②螺旋对称型：病毒壳粒沿着盘旋的病毒核酸链呈螺旋形对称排列（图6-3b）。如狂犬病毒。③复合对称型：病毒体结构较复杂，既有二十面体对称又有螺旋对称（图6-3c）。仅见于痘病毒和噬菌体等。

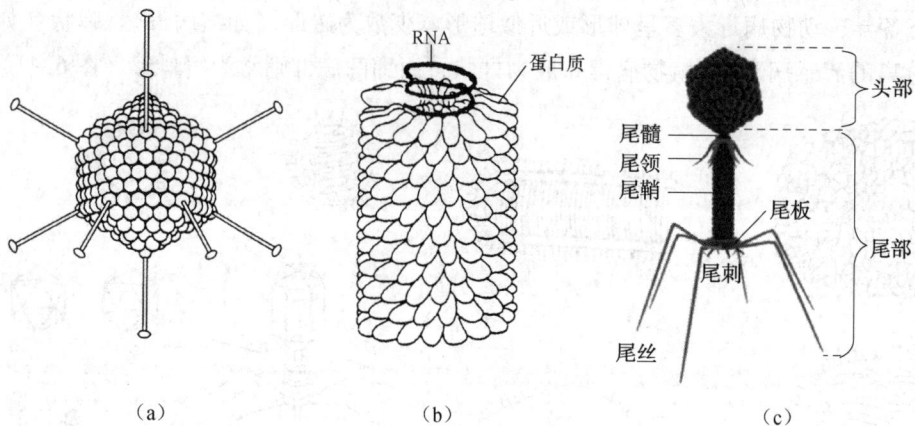

（a）　　　　　　　　　（b）　　　　　　　　　（c）

图6-3 病毒的二十面体对称、螺旋对称和复合对称模式图

病毒衣壳的功能：①维持病毒的形态结构；②保护病毒核酸免受核酸酶降解以及紫外线、射线等的破坏；③参与感染过程，衣壳具有黏附作用，能与宿主细胞表面受体结合，引起感染；④具有良好的抗原性，诱发机体的细胞免疫与体液免疫。

3. 包膜（envelope） 某些病毒在核衣壳外面还有一层包膜，是病毒以出芽方式向细胞外释放时所获得的，故含有宿主细胞膜或核膜的成分，如蛋白质、脂类和多糖。有的病毒包膜表面常有不同形状的突起，称包膜子粒或刺突，如流感病毒的血凝素（HA）和神经氨酸酶（NA）。由于包膜的主要成分是脂类，对脂溶剂敏感，乙醚能破坏包膜而灭活病毒，故常用乙醚来鉴定病毒有无包膜。

包膜的功能：①保护病毒的核衣壳，维护病毒结构的完整性；②具有与宿主细胞膜亲和及融合的性能，参与病毒的感染；③具有抗原性，包膜蛋白可刺激机体产生免疫应答，起到免疫保护作用，也可引起免疫损伤；④包膜蛋白有内毒素样作用，可引起机体发热、中毒等。

❓ 想一想

青霉素能治疗流行性感冒吗？

答案解析

三、病毒的增殖

由于病毒缺乏完整的酶系统，只能在活细胞内增殖，必须借助宿主细胞提供原料、能量，在病毒核酸控制下合成子代病毒核酸和蛋白质，装配为完整的病毒，并以一定方式释放到细胞外，这种增殖方式称为复制。其复制周期包括五个阶段，即吸附、穿入、脱壳、生物合成、装配与释放。

（一）吸附

吸附（absorption）分为两个阶段。①非特异性吸附：病毒与细胞通过随机碰撞或静电引力相结合，该过程是非特异的、可逆的。②特异性吸附：病毒表面结构成分与细胞表面受体特异性结合，如流感病毒包膜上的血凝素蛋白与宿主呼吸道黏膜细胞表面的血凝素受体结合，导致病毒的吸附，这种结合是特异的、不可逆的。研究者可利用消除细胞表面的病毒受体或与受体类似的物质来阻断病毒与受体结合的原理，研发抗病毒药物。

（二）穿入

穿入（penetration）是病毒颗粒或基因组进入细胞的过程，有直接穿入、胞饮作用和融合三种方式。

1. 直接穿入　有些无包膜病毒吸附于宿主细胞膜后，其衣壳蛋白的多肽成分发生改变，使病毒直接穿过细胞膜进入细胞，称直接穿入，但这种方式较少见。如噬菌体吸附于细菌后，可能由于细菌表面酶类的作用，噬菌体头部的核酸通过尾髓直接进入胞质。

2. 胞饮作用　病毒与宿主细胞结合后陷入细胞，即细胞膜内陷形成类似吞噬的结构，使病毒体完整地进入细胞质。无包膜病毒多以此方式穿入。

3. 融合　包膜病毒与宿主细胞密切接触，在融合蛋白的催化下，病毒包膜与宿主细胞融合，将病毒的核衣壳释放进细胞质。包膜病毒多以此方式进入细胞。

（三）脱壳

脱壳（uncoating）是指病毒侵入宿主细胞后，除去包膜或衣壳，释放出病毒核酸的过程。病毒必须脱去蛋白质衣壳才能发挥作用。多数病毒在穿入细胞后，经蛋白酶降解，脱去外壳。

（四）生物合成

生物合成（biosynthesis）是指病毒穿入、脱壳后释放出病毒核酸，利用宿主细胞提供的低分子物质和能量，合成大量的病毒核酸和蛋白质的过程。此阶段不能从细胞内检出有感染性的病毒颗粒，故称隐蔽期。病毒在细胞内合成的部位因病毒种类而异。多数 DNA 病毒在宿主细胞核内合成 DNA，在细胞质内合成蛋白质；绝大部分 RNA 病毒的全部组成成分均在细胞质内合成。

（五）装配与释放

1. 装配（assembly）　是指在病毒感染的宿主细胞内，新合成的子代病毒核酸和蛋白质衣壳组装成新的完整的病毒粒子的过程。大多数 DNA 病毒在细胞核内进行装配，大多数 RNA 病毒在细胞质内进行装配。

2. 释放（release） 是指成熟的病毒粒子从感染细胞内转移到细胞外的过程。释放方式主要包括如下。①破胞释放：无包膜病毒在感染细胞内增殖到一定程度后，随感染细胞的破裂，全部释放出子代病毒。②出芽释放：有包膜的病毒装配完成后，以出芽方式逐个或分批释放出子代病毒，并获得包膜，不引起宿主细胞的破裂。③其他方式：有的病毒通过胞间连丝或细胞融合，在细胞间传播扩散，有的致癌病毒的核酸与宿主细胞的核酸整合在一起，然后随细胞的分裂而出现在子代细胞中（图6-4）。

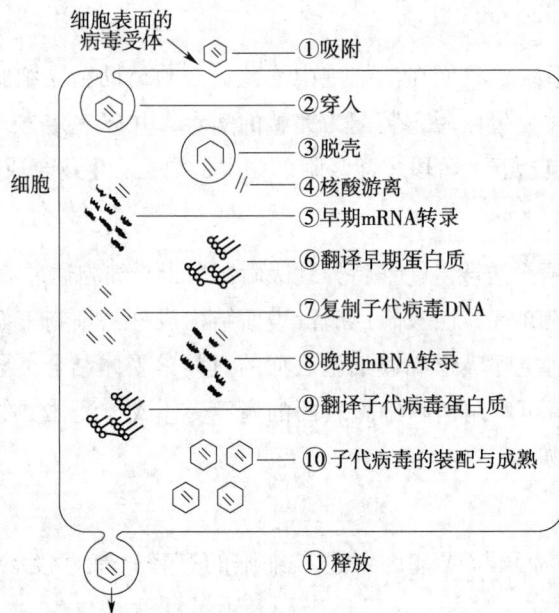

图6-4 病毒的复制周期示意图

👁 **看一看**

抗病毒药物的应用

人类传染病多由病毒引起，严重危害人类生命与健康。针对病毒结构及病毒复制周期的不同环节，可设计和研制抗病毒的化学药物。

1. 抑制神经氨酸酶 如奥司他韦和扎那米韦是病毒神经氨酸酶的抑制剂，对治疗甲型和乙型流感均有效。

2. 抑制病毒的穿入与脱壳 如金刚烷胺主要是干扰病毒穿入与脱壳。

3. 抑制病毒核酸合成 如碘苷可直接干扰病毒DNA合成。

4. 抑制病毒转录酶 如齐多夫定是一种HIV逆转录酶抑制剂，可抑制HIV复制，作为AIDS的一线治疗药物。

5. 蛋白酶抑制剂 如瑞托纳瓦、英迪纳瓦可抑制HIV蛋白酶，使大分子前体蛋白不能裂解为成熟蛋白，影响病毒成熟。

四、病毒的分类

病毒种类繁多，目前公认的分类依据包括：①病毒的形态和大小，如球形、杆形、砖形或蝌蚪形等；②核酸的类型、结构和分子量，如DNA或RNA、单链或双链、线状或环状、正链或负链以及基因数等；③衣壳的对称性和壳粒数目；④有无包膜；⑤病毒的抗原性；⑥宿主种类、传播方式与致病性等。

国际病毒分类委员会把仅具有某种核酸而不具有蛋白质，或仅具有蛋白质而不具有核酸，并能够侵染动植物的微小病原体命名为亚病毒（subvirus）。亚病毒包括类病毒、拟病毒和朊病毒。亚病毒作为病毒学研究的一个分支，于 1983 年正式确定，在相继发现了类病毒、拟病毒和朊病毒后，人们把这些比普通病毒结构更简单的微小病原体统一纳入亚病毒的范畴。

1. 类病毒（viroid）　是一类单链闭合环状的 RNA 分子，一般含有 200～400 个核苷酸，不具有蛋白质外壳。类病毒至今只在植物中被发现过（如马铃薯纺锤形块茎病植株），尚未发现对人及动物致病。

2. 拟病毒（virusoid）　又称卫星病毒，只含单独不具侵染性 RNA 一种组分。拟病毒单独没有侵染性，必须依赖辅助病毒（如绒毛烟斑驳病毒）才能进行侵染和复制。

3. 朊病毒（prion）　又称蛋白侵染颗粒，仅由蛋白质分子组成，具有传染性，是引起人和动物传染性海绵状脑病的病原体的总称。除引起羊瘙痒症、疯牛病外，还可引起人的克雅病、库鲁病、格斯特曼综合征、致死性家族失眠症等。

👁 **看一看**

病毒的人工培养

病毒由于具有严格的细胞内寄生性，必须在活细胞内才能增殖。常用的人工培养方法有细胞培养、鸡胚培养和动物接种。人工培养病毒不仅为研究病毒的生长繁殖及致病机制提供了方便，还为疫苗的制备、抗病毒药物的筛选、疾病的诊断等提供了实验依据。

1. 细胞培养　将病毒接种于活细胞中培养，多用于病毒的分离与鉴定、疫苗的制备等，是目前最常用的方法。除了乙型肝炎病毒外，几乎所有的动物病毒都可用此法培养。

2. 鸡胚培养　是一种比较经济、简便的病毒培养方法，一般采用孵化 9～12 天的鸡胚，根据病毒种类不同，接种于鸡胚绒毛尿囊膜、尿囊腔、羊膜腔、卵黄囊等部位，如流感病毒、天花病毒、痘病毒等的培养。

3. 动物接种　是最原始的病毒培养方法，适用于不能采取以上方法培养的病毒，常用的实验动物有小鼠、豚鼠、家兔和猴等，因影响因素较多，目前已较少采用。

第二节　病毒的干扰现象与干扰素 🅔微课

PPT

一、干扰现象

两种病毒同时或短时间内感染同一细胞时，可发生一种病毒抑制另一种病毒增殖的现象，称病毒的干扰现象。干扰现象可在异种、同种、同型及同株病毒之间发生。一般是先进入的病毒干扰后进入的病毒，死病毒干扰活病毒，缺陷病毒干扰完整病毒。病毒之间的干扰现象能够阻止发病，也可以使感染终止。但在使用疫苗时，也应避免因为干扰现象而影响疫苗的免疫效果。

二、干扰素

（一）干扰素的定义

干扰素（interferon，IFN）是机体细胞受病毒感染或在其他干扰素诱生剂的作用下，由细胞基因组控制产生的一类糖蛋白，具有抗病毒增殖等多种生物活性。

（二）干扰素的种类

人类干扰素按照来源分为 α、β、γ 三种类型。其中，IFN - α 由白细胞产生，IFN - β 由成纤维细胞产生，它们的抗病毒作用较强，抗肿瘤作用和免疫调节作用较弱，属于 I 型干扰素，I 型干扰素被广泛应用于肝炎、多发性硬化病及多种恶性肿瘤的治疗。IFN - γ 主要由活化的 T 淋巴细胞和 NK 细胞产生，其抗肿瘤和免疫调节作用较强，抗病毒作用较弱，属于 II 型干扰素。

从人体细胞中提取的天然干扰素的量是极少的，目前临床上使用的干扰素为重组干扰素，即将细菌细胞当作制造干扰素的工厂，采用 DNA 重组技术制备的干扰素。

（三）干扰素的生物活性

1. 广谱抗病毒活性 干扰素有广谱的抗病毒作用，且没有特异性，即一种病毒诱生的干扰素对大多数病毒都有抑制作用；但有种属特异性，如只有人和灵长类动物产生的干扰素对人才有较强的抗病毒作用。干扰素不是直接作用于病毒，而是与敏感细胞表面的 IFN 受体结合，触发信号传递等一系列的生化过程，激活细胞内基因合成抗病毒蛋白（anti - viral protein，AVP），抑制病毒蛋白质的生物合成。

2. 抗肿瘤活性 IFN - γ 能调节癌基因的表达，抑制肿瘤细胞的分裂增殖，从而产生抗肿瘤效应。

3. 免疫调节活性 干扰素能增强 NK 细胞、T 淋巴细胞的活力，促进吞噬细胞的吞噬和抗原加工提呈作用，参与机体的免疫调节。

（四）干扰素的诱生剂

凡能使细胞干扰素基因进行表达而诱生干扰素的物质均可称为干扰素诱生剂。干扰素诱生剂种类较多，包括：各种微生物，如病毒、细菌、立克次体、衣原体、支原体、原虫等；微生物代谢产物，如细菌内毒素、真菌多糖等；人工合成的双链 RNA，如 poly I∶C；多聚物，如多核苷酸等；低分子物质，如碱性染料、卡那霉素等；细胞丝裂原，如刀豆蛋白 A、植物血凝素等；中草药，如黄芪等。

干扰素系统是一种重要的细胞功能调节系统，干扰素的作用优先于病毒抗体产生。干扰素不仅有广泛的抗病毒活性，而且有明显的免疫调节功能。干扰现象可用于指导疫苗的合理使用；利用减毒活疫苗诱生的干扰素，能阻止毒力较强病毒的感染。因此，为了达到更好的免疫效果，在使用病毒疫苗时应避免发生干扰现象。

👁 看一看

噬菌体与超级细菌

1. 噬菌体（bacteriophage，phage） 以细菌、放线菌、真菌、螺旋体等为宿主的病毒的总称。噬菌体是一种普遍存在的生物体，具有病毒的一般特性，而且经常都伴随着细菌。多数噬菌体分布在人和高等动物的肠道排泄物或由其污染的水源和其他材料中。

根据与宿主的相互关系，可以将噬菌体分为两类。一类是烈性噬菌体，在宿主细胞内增殖，最后导致宿主细胞裂解死亡，并释放出大量子代噬菌体。另一类是温和噬菌体，感染细胞后并不增殖，而是将其自身基因与宿主菌染色体整合，并随宿主细胞的分裂而一代代传下去，这样的细菌称为溶原性细菌，整合在细菌染色体上的噬菌体基因称为前噬菌体。溶原性细菌有时会以极低的频率自发裂解，产生子代噬菌体。在理化因素（如紫外线、X 射线等）诱导下，前噬菌体与细菌染色体分离，进入溶菌生活周期。

2. 超级细菌（superbug） 泛指那些对多种抗生素具有抗药性的细菌，属于多重抗药性细菌。这类细菌对抗生素有强大的抵抗作用，能逃避被杀灭的危险。

目前引起特别关注的超级细菌主要有：耐甲氧西林金黄色葡萄球菌、耐多药肺炎链球菌、多重抗药性结核杆菌、携带有 NDM－1 基因的大肠埃希菌和肺炎克雷伯菌等。超级细菌的产生是临床上广泛应用抗生素的结果，由于大部分抗生素对其不起作用，超级细菌对人类健康已造成极大的危害，全球每年因超级细菌而死亡的人数已经达到 70 万。

噬菌体对宿主细胞具有高度特异性，在宿主细胞内增殖，可以导致细胞裂解死亡。由超级细菌引起的感染，可以采用噬菌体疗法，这是目前科学家正在研究的方向之一。相信随着科技的进步，人类对抗细菌不会只有抗生素一种方式。

第三节　病毒与人类的关系

PPT

病毒种类繁多，分布广泛，与人类的关系十分密切，病毒可以危害人类健康，对养殖业、种植业和发酵工业带来不利影响，而人类又可利用它们进行生物防治。病毒也给科学家们提供了丰富的研究课题，他们对病毒性疾病的防治性研究成果，推动了医药的发展，保障了人们的身体健康。

一、噬菌体与发酵工业的关系

噬菌体是主要寄生于细菌体内的一种病毒，具有很高的利用价值，如鉴定细菌、诊断和治疗疾病、作为分子生物学的研究工具。但它给人类也带来了危害，特别是对发酵工业的危害，如在酶制剂、氨基酸、有机溶剂、抗生素、微生物农药和菌肥生产等中。在许多发酵生产过程中，一旦发生噬菌体污染，轻者造成生产水平大幅度下降，重者造成停产，使工业生产遭到严重损失。

（一）噬菌体污染的特征

当发酵液受噬菌体严重污染时，会出现：发酵周期明显延长；营养成分很少消耗，发酵产物的形成缓慢或根本不形成；发酵液变清，泡沫增多，菌体出现自溶现象；用敏感菌做平板检查时，出现大量噬菌斑；用电子显微镜观察时，可见到大量噬菌体粒子。这种情况在谷氨酸发酵、细菌淀粉酶或蛋白酶发酵、丙酮丁醇发酵以及各种抗生素发酵中司空见惯，应严加防范。

（二）污染噬菌体的处理

1. 发酵早期出现噬菌体的处理　可以加热至 60℃ 杀灭噬菌体，再接入抗性生产菌种；或者在不灭菌条件下直接接入抗性菌种。

2. 发酵中期出现噬菌体的处理　可适当补充部分营养物质，然后再灭菌，接入抗性菌种。对于谷氨酸发酵中期污染噬菌体，可采取并罐处理，即将处于发酵中期、不染噬菌体的发酵液与感染噬菌体的发酵液以等体积混合，利用分裂完全的细胞不受噬菌体感染的特点，利用营养物质合成产物。

3. 污染噬菌体的设备和环境的处理　要严防发酵液的任意流失，污染噬菌体的发酵液经高压蒸汽灭菌处理后方可丢弃。污染的罐体可用甲醛熏蒸，再用蒸汽高温高压灭菌（包括各种附属设备）。再次使用前，要彻底清洗罐体、附件等，对空气系统等进行检查。

（三）防止噬菌体污染的措施

为防治噬菌体污染带来的危害，必须确立防重于治的观念，并采取以下预防措施。

1. 不使用可疑菌种，认真检查斜面、摇瓶及种子罐所使用的菌种，坚决废弃任何可疑菌种。

2. 不排放或随便丢弃活菌液，环境中存在活菌，就意味着存在噬菌体赖以增殖的大量宿主，其后果将是极其严重的。为此，摇瓶菌液、种子液、检验液和发酵后的菌液绝对不能随便丢弃或排放；正常发酵液或污染噬菌体后的发酵液均应严格灭菌后才能排放；发酵罐的排气或逃液均须经消毒、灭菌后才能排放。

3. 注意通气质量。空气过滤器要保证质量并经常进行严格灭菌，空气压缩机的取风口应设在30～40m高空。

4. 对生产设备进行彻底清理检查，并进行灭菌处理。

5. 因噬菌体的专一性较强，要不断筛选抗性菌种，并经常轮换生产菌种。

6. 使用药物抑制。目前，防治噬菌体污染的药物很有限，在谷氨酸发酵中，加入某些金属螯合剂（如草酸盐、柠檬酸铵）可抑制噬菌体的吸附和侵入；加入1～2μg/ml金霉素、四环素或氯霉素等抗生素或0.1%～0.2%聚山梨酯60、聚山梨酯20或聚氧乙烯烷基醚等表面活性剂，均可抑制噬菌体的增殖或吸附。

7. 注意并保持环境卫生。

二、常见的病毒性疾病

病毒侵入机体，并在宿主细胞内增殖的过程称为病毒感染。病毒感染引起疾病是从病毒侵入宿主开始的，其结果常由病毒、宿主以及两者相互作用等多种因素决定。

（一）病毒的传播方式

病毒的传播方式有水平传播和垂直传播。①水平传播：是指病毒在人群中不同个体之间的传播，主要通过皮肤、呼吸道、消化道、泌尿生殖道或血液等途径在个体之间传播，大多数病毒通过特定的传播途径在人与人或人与动物之间传播。②垂直传播：又称母婴传播，是指病毒通过胎盘、分娩或哺乳等方式由母体传染给子代。

（二）病毒感染的类型

1. 隐性感染　病毒进入机体后，如果病毒毒力较弱或机体免疫力较强，病毒不能大量增殖，对组织细胞损伤不严重，临床上无症状或症状不典型，称隐性感染。如脊髓灰质炎病毒、流行性乙型脑炎病毒等的感染，大多数为隐性感染。

2. 显性感染　病毒侵入宿主细胞后，大量增殖，造成宿主细胞严重损伤，导致机体出现典型临床症状的感染类型，称显性感染。根据病情缓急和病程长短，显性感染又分为急性感染和持续性感染。

（1）急性感染　一般潜伏期短，发病急，病程数日至数周，恢复后机体内不再存在病毒，如普通感冒、流行性感冒、乙型脑炎等多为急性感染。

（2）持续性感染　病毒可在机体内持续数月至数年甚至数十年。宿主可出现症状，也可不出现症状而长期携带病毒，成为重要的传染源。持续性感染分为三种类型。①潜伏病毒感染：指原发感染后，病毒长期潜伏在特定组织细胞内，不增殖也无症状，但在某些条件影响下，潜伏的病毒被重新激活、增殖，引起临床症状，如水痘（由水痘－带状疱疹病毒引起）。②慢性病毒感染：是指显性或隐性感染后，病毒未被完全清除，持续存在于血液或组织中并不断排出体外，可出现症状，也可无症状，病程可达数月至数十年，如乙肝（由乙型肝炎病毒引起）。③慢发病毒感染：又称迟发病毒感染，病毒感染后潜伏期较长，通常为数月、数年甚至数十年，一旦出现症状，病情呈进行性加重，最终死亡，如麻疹病毒引起的亚急性硬化性全脑炎。

（三）常见的致病性病毒

1. 流行性感冒病毒　简称流感病毒，是引起流行性感冒（简称流感）的病原体。流感病毒分甲、乙、丙三型，其中，甲型流感病毒除引起人类流感外，还可引起多种动物感染，且容易发生变异，曾多次引起流感世界性大流行，造成数十亿人发病，数千万人死亡。乙型流感病毒仅感染人，且致病性低。丙型流感病毒只引起人类不明显或轻微的上呼吸道感染。

（1）生物学性状　流感病毒一般呈球形，直径 80～120nm，但新分离株常呈丝状或杆状。流感病毒的核衣壳呈螺旋对称，有包膜。病毒核酸为分节段的单负链 RNA，其中，甲型和乙型流感病毒的 RNA 分为 8 个节段，丙型流感病毒 RNA 为 7 个节段。这一结构特点使流感病毒在复制过程中易发生基因重组，从而导致新的病毒株出现。

病毒包膜表面镶嵌有两种糖蛋白刺突，一种呈柱状，称血凝素（HA），与病毒吸附和穿入宿主细胞有关；另一种呈蘑菇状，称神经氨酸酶（NA），有利于成熟病毒的释放与扩散。HA 与 NA 是流感病毒的表面抗原，抗原性极不稳定，以 HA 最为突出，极易发生变异。HA 与 NA 也是划分流感病毒类型的重要依据（图 6-5）。

（2）致病性与免疫性　流感为冬春季常见的呼吸道传染病，传染源主要为患者，经飞沫传播，病毒侵入呼吸道柱状纤毛上皮细胞，导致细胞变性、坏死、脱落。潜伏期通常为 1～3 天，急性期鼻分泌物排毒量高，传染性强，表现为畏寒、发热、头痛、肌痛乏力、厌食等全身症状和鼻塞、流涕、咽痛、咳嗽等呼吸道症状，整个病程约 5～7 天。流感病毒感染后，临床症状轻重不一，严重者可导致肺炎，但约有 50% 的感染者无明显症状。流感病毒感染痊愈后，机体可获得对同型流感病毒的免疫力，抗 HA 抗体为中和抗体，在抗感染中发挥主要作用。

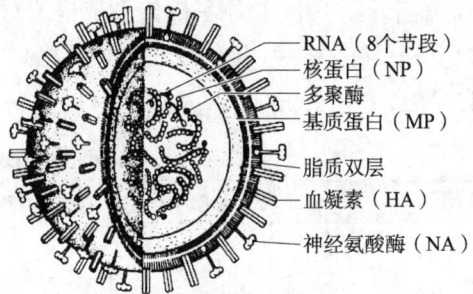

图 6-5　流感病毒结构模式图

RNA（8个节段）
核蛋白（NP）
多聚酶
基质蛋白（MP）
脂质双层
血凝素（HA）
神经氨酸酶（NA）

（3）防治方法　流感流行期间，应避免人群聚集。公共场所的空间用 1∶10 乳酸加热熏蒸，可灭活空气中的流感病毒。预防流感最有效的方法就是接种与当前流行株抗原型别相同的流感病毒疫苗。流感尚无特效治疗药物，目前多是对症处理，干扰素和中草药等有一定疗效。

2. 肝炎病毒　是指以侵害肝脏为主，引起病毒性肝炎的一组病原体。目前公认的人类肝炎病毒包括甲型肝炎病毒（HAV）、乙型肝炎病毒（HBV）、丙型肝炎病毒（HCV）、丁型肝炎病毒（HDV）及戊型肝炎病毒（HEV）等。其中，HAV 和 HEV 经消化道传播，只引起急性肝炎，易治愈，很少转为慢性肝炎或携带者。HBV、HCV 和 HDV 由血液传播，HBV 与 HCV 引起的急性肝炎预后差，部分患者可转为慢性肝炎，并可能发展至肝硬化或肝癌；HDV 是一种缺陷病毒，需依赖 HBV 的辅助方可复制成熟。我国是肝炎高流行区，病毒性肝炎发病数位居法定管理传染病的第一位，其中，乙型肝炎病毒携带率约为 10%。以下介绍乙型肝炎病毒。

（1）生物学性状　电镜观察 HBV 感染者血清，可见三种不同形态的病毒颗粒，分别是大球形颗粒、小球形颗粒和管形颗粒。①大球形颗粒：又称 Dane 颗粒，直径为 42nm，是具有感染性的 HBV 完整颗粒，具有双层衣壳。外衣壳相当于一般病毒的包膜，其上含有 HBV 的表面抗原（HBsAg）。内衣壳相当于病毒的核衣壳，呈二十面体立体对称，衣壳蛋白是 HBV 核心抗原（HBcAg）。在酶或去垢剂作用下，大球形颗粒可暴露出 e 抗原（HBeAg）。HRV 大球形颗粒的核心含有病毒的 DNA 和 DNA 多聚酶。②小球形颗粒：是患者血清中最常见的颗粒，直径为 22nm，成分为 HBsAg。小球形颗粒是由 HBV 感染肝细胞时产生的过剩的病毒衣壳装配而成，为一种中空颗粒，不含病毒 DNA，对人无感染性。③管形颗粒：长 100～500nm，直径 22nm，成分与小球形颗粒相同，亦存在于感染者血液中。这种颗粒系由小球形颗粒串联而成，不含病毒 DNA，对人无感染性（图 6-6）。

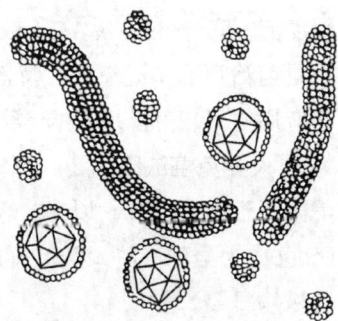

图 6-6　HBV 三种颗粒模式图

乙型肝炎病毒基因组为不完全双链环状 DNA，由长链和短链组成，长链为负链，短链为正链。

（2）抗原组成　乙型肝炎病毒抗原组成有三种。①表面抗原（HBsAg）：为 HBV 三种颗粒所共有，大量存在于感染者血清中，是 HBV 感染的主要标志。其可刺激机体产生特异性抗 - HBs，是抗 HBV 的中和抗体，具有免疫保护作用，血清中出现抗 - HBs 表示过去曾感染过乙型肝炎病毒或接种过乙肝疫苗，并已具有相对免疫力。②核心抗原（HBcAg）：为 Dane 颗粒内衣壳成分，其表面被 HBsAg 覆盖，故不易在血清中检测到，可刺激机体产生强而持久的抗 - HBc，但为非保护性抗体。③e 抗原（HBeAg）：是一种可溶性抗原，由 HBcAg 在肝细胞内经蛋白酶降解形成，仅见于 HBsAg 阳性的血清中，是 HBV 在体内复制和血清具有高度传染性的指标，抗 - HBe 对清除病毒感染有一定作用。

临床上，HBV 抗原 - 抗体系统检测对乙型肝炎的诊断、治疗以及预后的判断有很大价值。ELISA 法是目前临床上最常用的方法，主要检测 HBsAg、抗 - HBs、HBeAg、抗 - HBe 及抗 - HBc（俗称"两对半"或"乙肝五项"），见表 6 - 1。

表 6 - 1　HBV 抗原、抗体检测结果的临床分析

HBsAg	HBeAg	抗 - HBs	抗 - HBe	抗 - HBc	结果分析
+	-	-	-	-	无症状携带者，有传染性
+	+	-	-	-	急性乙型肝炎或无症状携带者，有传染性
+	+	-	-	+	急性或慢性乙型肝炎（"大三阳"），传染性强
+	-	-	+	+	急性感染趋向恢复（"小三阳"），有传染性
-	-	+	+	+	既往感染恢复期，传染性弱
-	-	-	+	+	既往感染恢复期，传染性弱
-	-	-	-	+	既往感染恢复期，传染性弱
-	-	+	-	-	既往感染或接种过疫苗，无传染性

（3）致病性与免疫性　乙型肝炎病毒的传染源主要是患者或隐性感染者，潜伏期为 30 ~ 160 天，在潜伏期、急性期或慢性活动期，患者的血液、唾液、精液、乳汁、阴道分泌液等均具有传染性。主要传播途径有：①血液、血制品传播（如输血、注射、手术、共用剃须刀等）；②垂直传播（母婴传播）；③性传播与密切接触传播，故 HBV 感染呈明显的家庭聚集性。

病后痊愈，机体可获得免疫力，起保护作用的主要是抗 - HBs，抗 - HBe 也有一定的保护作用。抗 - HBs 可中和血液中的 HBV，阻止病毒与健康肝细胞结合，是清除细胞外病毒的主要因素，如病后该抗体长期阴性，急性肝炎多转为慢性。

（4）防治方法　①人工自动免疫：接种乙肝疫苗是最有效的预防方法，目前使用的疫苗主要是基因工程疫苗，安全可靠。②人工被动免疫：含高效价抗 - HBs 的人血清乙肝免疫球蛋白可用于紧急预防。

目前治疗乙型肝炎尚无特效药物，一般认为，用广谱抗病毒药物、调节机体免疫功能及保肝药物联合应用效果较好。IFN - α 等对 HBV 感染有一定疗效。

3. 人类免疫缺陷病毒（HIV）　是获得性免疫缺陷综合征（AIDS，艾滋病）的病原体。自 1981 年美国报道首例 AIDS 以来，AIDS 在全世界蔓延，导致数千万人死亡。由于缺乏有效的控制方法，AIDS 已成为全球威胁人类健康的最严重的病毒传染病之一，世界卫生组织将每年的 12 月 1 日定为"世界艾滋病日"。

（1）生物学性状　HIV 呈球形，直径约 100 ~ 120nm，核酸为 RNA，有包膜。病毒内部含有两条单正链 RNA 构成的双体结构，并含有逆转录酶等。病毒外层为脂蛋白包膜，其中镶嵌有 gp120 和 gp41 两种病毒特异性糖蛋白。gp120 构成包膜表面的刺突，能与宿主细胞膜上的 CD4 分子结合，与 HIV 吸附、穿入及致病有关。gp120 易发生变异，有利于病毒逃避机体的免疫清除。gp41 为跨膜蛋白，介导病毒包

膜与宿主细胞膜的融合（图6-7）。

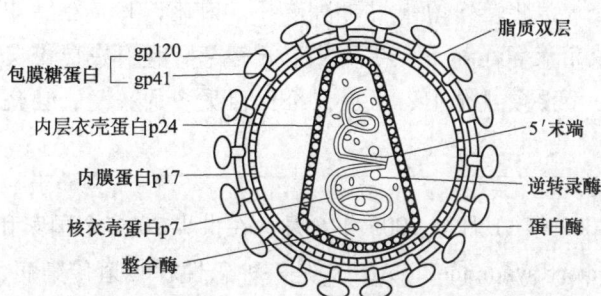

图6-7　HIV结构模式图

（2）致病性与免疫性　AIDS的传染源是HIV无症状携带者和AIDS患者。HIV主要存在于血液、精液、前列腺液、阴道分泌物、乳汁、唾液、脑脊液、脊髓及中枢神经组织。HIV主要通过三种方式传播。①性传播：包括异性、同性间的性行为，是HIV传播的主要途径。②血液传播：通过输血、血液制品、器官移植、注射等方式传播，静脉吸毒共用未经消毒的注射器和针头是HIV血液传播的主要方式。③垂直传播（母婴传播）：通过胎盘、产道或哺乳等方式传播，其中，胎儿经胎盘从母体获得感染者最多。

HIV主要感染$CD4^+$T细胞和单核巨噬细胞，引起机体免疫系统进行性损伤，特别是受感染的$CD4^+$T细胞被溶解破坏，T细胞数量进行性减少和功能丧失，导致免疫功能缺陷。

AIDS的潜伏期长，可达5~10年。典型的病程演变分为四期。①急性感染期：HIV感染后1~3周，感染者表现出流感样症状。②无症状潜伏期：此期一般为5~15年。③AIDS相关综合征：出现低烧、盗汗、全身倦怠、体重下降、慢性腹泻及全身持续性淋巴结肿大等，症状逐渐加重。④免疫缺陷期：患者血中检出高水平的HIV，$CD4^+$T细胞数量和功能明显下降，引起严重的免疫缺陷，合并各种条件致病菌、寄生虫及其他病毒感染，或并发恶性肿瘤（如Kaposi肉瘤）。

HIV感染者病程进展的个体差异很大，约10%的感染者在感染后2~3年就可发展为AIDS，约80%的感染者在感染3~10年逐渐显现疾病恶化的征象，约10%的感染者在感染十几年后也不发病，这一类感染者被称为长期感染不进展者。

HIV感染后，可刺激机体产生抗-gp120、抗-gp41及抗-p24等多种抗体，有抑制病毒复制的作用。HIV感染也刺激机体产生细胞免疫应答，特别是细胞毒性T细胞（CTL）的产生，对病毒感染有明确的阻遏作用，但CTL不能彻底清除体内潜伏感染的细胞，使得感染长期存在。

（3）防治方法　①健康教育和行为干预包括普遍开展预防AIDS的宣传教育，普及预防知识；建立健全监视网络，对高危人群实行监测，严格管理AIDS患者及HIV感染者；提倡安全性生活；对献血、献器官、献精液者必须做HIV抗体检测；禁止共用注射器、牙刷和剃须刀等；HIV抗体阳性妇女应避免怀孕或避免用母乳喂养婴儿等。②HIV疫苗研制较为困难。主要原因有：HIV的高度变异；HIV的潜伏感染；HIV破坏免疫细胞，妨碍免疫应答。③药物治疗：目前尚无特效药物。治疗HIV感染使用多种抗病毒药物的联合方案，称"鸡尾酒疗法"（如英迪纳瓦、拉米夫定、齐多大定组成的三联疗法），可大大减少血液中的病毒载量，但不能彻底清除病毒，一旦停药，病毒载量立即反弹。

♥ 药爱生命

艾滋病是一种病死率极高的严重传染病，目前尚无有效的治愈方法，已成为严重的全球公共卫生问题。艾滋病在我国经历了输入散发期、局部流行期和广泛流行期，性传播已成为我国艾滋病的主要传播途径。静脉注射吸毒、不安全性行为、人口频繁流动、艾滋病防治知识缺乏、歧视是我国艾滋病流行的主要原因。我国政府对艾滋病高度重视，形成了多部门共同防治艾滋病的防治局面。

HIV进入消化道后就会被消化道内的蛋白酶所破坏，因此，日常生活中的握手、接吻、共餐，接触电话、便具，接触汗液或泪液等，都不会导致艾滋病感染。我们在防控艾滋病的同时，也要以正确的态度去对待艾滋病患者，不要歧视他们，而应该给他们更多的关爱，让他们受到大家的尊重，可以在公平的社会环境下生活。

4. SARS 冠状病毒 2002年11月至2003年6月，在世界20多个国家和地区暴发的严重急性呼吸综合征（severe acute respiratory syndrome, SARS）是一种急性呼吸道传染病，又称传染性非典型肺炎。2003年4月，WHO宣布SARS的病原因子是冠状病毒的一个新变种，并命名为SARS冠状病毒（SARS CoV）。

（1）生物学性状 病毒呈球形或多形态性，直径60~220nm，有包膜，包膜上有排列如花冠状的刺突。核衣壳呈螺旋对称，核心为单股正链RNA，编码20多种蛋白，主要的结构蛋白包括核衣壳蛋白N、跨膜蛋白M和刺突蛋白S等，少数病毒表面还有血凝素糖蛋白（HE蛋白）。核衣壳蛋白N与病毒RNA相结合，对病毒的复制起重要作用。刺突蛋白S参与病毒吸附，并介导病毒与宿主细胞的结合。跨膜蛋白M在稳定病毒结构、包膜的形成和病毒的出芽释放中起重要作用（图6-8）。

（2）致病性与免疫性 SARS的传染源为患者和潜伏期携带者，以近距离的飞沫传播为主，病毒也可通过接触患者呼吸道分泌物经口、鼻、眼传播。SARS冠状病毒流行主要发生在冬春季，各种年龄段均普遍易感，青壮年发病率高。该病潜伏期一般为4~5天，临床表现有：①发病突然，绝大多数首发症状为发热，体温大于38℃；②患者有畏寒、全身酸痛等不适感觉；③干咳，无痰或少痰，伴有胸闷感；④严重者出现呼吸窘迫和肺实变；⑤白细胞不升高或降低；⑥X线检查：肺部出现片状阴影；⑦抗菌药物无明显效果。SARS具有高传染性和高病死率。

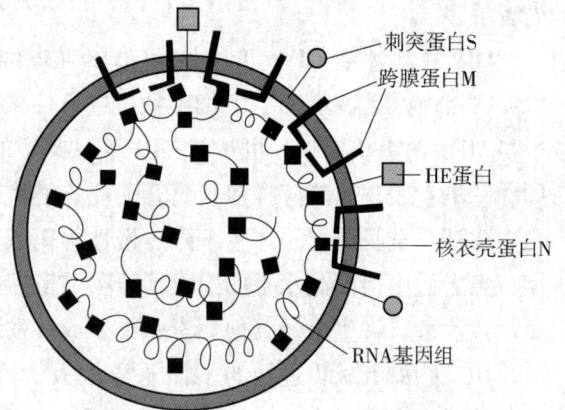

图6-8 SARS冠状病毒结构模式图

SARS冠状病毒感染机体后，刺激机体产生体液免疫和细胞免疫，具有一定保护作用，但持续时间不超过一年，再感染常见。

（3）防治方法 预防措施主要是控制传染源、切断传播途径和提高机体免疫力。灭活疫苗已研制成功，可用于预防。对患者的治疗主要采用支持疗法，如早期的氧疗和适量激素疗法等。

5. 狂犬病毒（rabies virus） 是狂犬病的病原体，该病毒是一种嗜神经病毒。狂犬病是一种人畜共患传染病，病毒主要在野生动物（狼、狐狸、臭鼬、浣熊和蝙蝠等）及家畜（犬、猫等）中传播，人被带病毒的动物咬伤而感染，主要侵犯中枢神经系统。近年来，我国狂犬病发病率有所上升。

（1）生物学性状 病毒呈典型的子弹状，核酸为单股负链RNA，核衣壳为螺旋对称形。包膜上有糖蛋白刺突，能识别易感细胞上的受体并诱导机体产生中和抗体和细胞免疫，所以与病毒的致病性和免疫原性有关。

病毒抵抗力不强，加热60℃5分钟可被灭活，紫外线、日光照射可迅速灭活。强酸、强碱、甲醛等均可灭活，肥皂水和去污剂对病毒也有灭活作用。

（2）致病性与免疫性 狂犬病是一种人畜共患的烈性传染病，全球每年有数万人死于狂犬病。人患病主要是被病畜咬伤所致，亦可因破损皮肤黏膜接触含病毒材料而致感染。病毒首先在咬伤局部的肌纤维细胞内增殖，随后沿传入神经迅速上行至中枢神经系统，在脊髓背根神经节中大量繁殖，引起脊髓、脑干和小脑等处的广泛性病理损伤，最后沿传出神经侵入各组织器官，如舌、唾液腺、心脏等。

狂犬病的潜伏期一般为 1~3 个月，其长短取决于被咬伤部位及病毒数量。人发病时的典型临床表现为：前驱期出现发热、流涎、流泪、全身不适、头痛、乏力、不安、咬伤部位感觉异常等。兴奋期出现吞咽或饮水时喉头肌发生痉挛，甚至闻到水声或其他轻微刺激即可引起痉挛发作，故又称"恐水症"。此症状持续 3~5 天后，患者转入麻痹期，患者对外界各种刺激均无反应，最后昏迷、呼吸循环衰竭而死亡。死亡率几乎为 100%。

机体感染病毒后，可产生体液免疫和细胞免疫。但由于狂犬病病程短，病情进展快，故在其感染过程中难以发挥免疫保护作用，而疫苗接种后产生的特异性抗感染免疫可发挥重要的抗病毒作用。

（3）防治方法　狂犬病具有潜伏期长、发展迅速、病情重、死亡率高的特点，采取积极的防治措施至关重要。一是捕杀病犬，加强对犬等动物的管理和疫苗接种，可以有效地控制狂犬病。二是人被动物咬伤后，应立即采取以下措施。①及时处理伤口：立即用 20% 肥皂水、0.1% 新洁尔灭或清水反复冲洗伤口，再用 75% 乙醇及碘酒涂擦。②人工被动免疫：用高效价抗狂犬病毒血清和狂犬病毒免疫球蛋白于伤口四周和底部进行浸润注射或肌内注射。③人工自动免疫：狂犬病潜伏期长，人被咬伤后如能及时接种疫苗，可防止发病。

👁️**看一看**

病毒农药

病毒农药属于生物农药，是用病毒作为农药实现抗病杀虫，可以起到微生物杀虫剂的短期防治作用。病毒农药使用后，有可能使病毒长期存在于农林生态系中，作为一类被引入的生态因子而起到调节害虫种群密度的作用。这是具有全面杀虫和控制害虫种群数量作用的杀虫剂，开创了杀虫剂的新时代。

目前用于生物防治的主要是杆状病毒科的核型多角体病毒（nucleopolyhedrovirus，NPV）、颗粒体病毒（granulovirus，GV）以及呼肠孤病毒科的质型多角体病毒（cypovirus，CPV）。感染方式主要有三种：一是通过食物经口进入中肠后感染，这是自然界昆虫病毒传染的主要方式；二是创伤感染，昆虫核型多角体病毒能够通过体表的创伤感染而发病；三是昆虫病毒可经卵传播，这在生物防治中具有重要意义。

病毒农药选择性强，它能导致害虫染病暴发和流行，可在几年内将虫害维持在经济阈值以下，而且对人、畜、农作物和自然环境安全，不伤害天敌，不易产生抗性，是一类具有良好应用前景的杀虫剂。

我国应用面积较大的有赤松毛虫质型多角体病毒（CPV）、棉铃虫和油桐尺蠖核型多角体病毒（NPV）、菜粉蝶颗粒体病毒（GV）等病毒杀虫剂，而且取得了较好的防治效果。但是，病毒农药也存在杀虫范围窄、作用速度缓慢、易受环境因素制约、不能用常规发酵方式生产、生产成本相对较高等问题。近年来，人们在病毒增效因子和采用基因工程技术改造病毒农药等方面进行了深入的研究。

实验七　噬菌体的分离、纯化与效价测定

一、实验目的

1. 掌握　噬菌体的分离、纯化与效价测定的方法。

2. 熟悉　噬菌体的分离、纯化与效价测定的原理及操作技能。

3. 了解　噬菌体效价的含义。

二、实验原理

病毒是一类非细胞型微生物，仅由核酸和蛋白质组成，必须侵入宿主细胞，才得以复制。常见的病毒有植物病毒、动物病毒和微生物病毒，其中以细菌为宿主的病毒称为噬菌体。复制增殖后，导致宿主细胞裂解的噬菌体称为烈性噬菌体。

噬菌体广泛分布于自然界中，凡有细菌存在的地方，就可能有其相应的噬菌体出现，但滴度往往很低，因为环境中宿主细胞的数量远远低于实验室纯培养中细菌的数量。因此，在分离和研究噬菌体之前，必须进行富集浓缩。该过程即将含有噬菌体的样品接种于肉汤培养基中的宿主细菌细胞，噬菌体侵染宿主细胞，并且在细胞内增殖，除去未裂解的细胞以及细胞碎片，培养液即可用于噬菌体活性的测定。

为了分析噬菌体的感染性，可制备固体培养基平板，接种细菌使之形成菌苔。噬菌体悬液经稀释后涂布在菌苔表面，若无烈性噬菌体，固体平板表面将形成连片的菌苔；若有烈性噬菌体存在，将形成透亮的区域，称噬菌斑。理论上，一个噬菌斑是由一个噬菌体感染宿主形成。噬菌体的效价就是 1ml 培养液中所含活噬菌体的数量。

三、实验材料

1. 标本　大肠埃希菌 18 小时培养液，大肠埃希菌噬菌体 10^{-2} 稀释液（用肉汤蛋白胨液体培养基稀释）。

2. 试剂　$10 \times$ 酪蛋白大豆液体培养基（TSB），酪蛋白大豆琼脂（TSA），TSA 半固体高层（5ml/管），污水样品，乙醇，氯仿。

3. 仪器　250ml 三角瓶，膜过滤装置（0.45μm），50ml 离心管，离心机，灭菌枪头，移液管，旋涡混合器，镊子，涂布棒，灭菌小试管 5 支，灭菌 1ml 吸管 10 支，水浴锅等。

4. 其他　含 0.9ml 液体培养基的小试管 4 支，肉汤蛋白胨琼脂平板（10ml 培养基、2% 琼脂，做底层平板用）5 个，含 4ml 琼脂培养基的试管（0.7% 琼脂，做上层平板用）5 个。

四、实验方法

（一）噬菌体分离

1. 在 250ml 无菌三角瓶中加入 5ml 大肠埃希菌培养物、$10 \times$ TSB（量）以及 45ml 污水样品，因污水中可能含有致病菌，应戴上手套，用移液管转移污水样品。

2. 将三角瓶置于恒温箱中，37℃培养 18~24 小时。

3. 将富集物转移到 50ml 离心管中，5000r/min 离心 10 分钟。

4. 弃去颗粒成分，取上清部分加到另一洁净离心管中，5000r/min 离心 10 分钟。

5. 倒出上清部分，不要带动沉淀部分。

6. 取出浸泡在 75% 乙醇中的镊子，火焰中灭菌，冷却后夹取已灭菌的滤膜，放在细菌滤器的烧结滤板上，装配好过滤装置。

7. 过滤，离心，弃上清，若还残留细菌细胞及碎片，过滤将变得十分缓慢，此时须再进行一次离心。

8. 按照无菌操作的要求，将滤液转移到无菌三角瓶中。如不立即进行实验，可在滤液中加入 2~3 滴氯仿，用于杀死随后生长的细菌，但对噬菌体无作用，使滤液可长期保存。

9. 标记好半固体高层，在水浴中熔化，用于噬菌体的扩增。另标记一管作为对照。

10. 半固体高层冷却到50℃，加入0.5ml测试用菌的过夜培养物。

11. 采用无菌操作加入噬菌体滤液1滴，不加滤液的为对照（若有必要，须将滤液进行适当稀释）。

12. 混合，迅速倾注在TSA平板上，在平板形成之前避免凝固块的产生，凝固块会干扰噬菌斑的判断。

13. 待上层TSA凝固后，将平板倒置于恒温箱中，37℃培养18~24小时，观察有无噬菌斑产生。

14. 用接种针挑取单个噬菌斑，转入蛋白胨水中进行稀释，并如上述方法制备噬菌斑，如此反复3次，直至平板上出现的噬菌斑形态、大小一致，以达到纯化的目的。

（二）噬菌体效价的测定

1. 取5支装有半固体高层的试管，做好标记，在水浴中熔化管内培养基。

2. 待管内培养基温度降至50℃，加入0.5ml过夜培养的检测用菌。

3. 采用无菌操作接入稀释的噬菌体悬液0.1ml。

4. 混匀试管，迅速倾注半固体高层于TSA平板。

5. 待上层半固体培养基凝固，置于恒温箱中，37℃培养18~24小时。

6. 观察并记录结果。

五、结果与讨论

1. 噬菌体分离

（1）试绘图表示平板上出现的噬菌斑。

（2）为什么不是所有菌苔上的细菌都被噬菌体裂解？

（3）为什么污水中的细菌不被其周围的病毒完全杀死？

2. 噬菌体效价的测定

（1）将平板中各稀释度的噬菌斑记录在表6-2中，并按下式计算噬菌体的效价。

效价（单位/ml）=平均噬菌斑数×稀释度×取样量折算数

表6-2 各稀释度的噬菌斑

噬菌体稀释度	1	2	3	4	5
噬菌斑数					
噬菌体效价					

（2）噬菌体效价测定时，应注意哪些操作？

目标检测

答案解析

一、选择题

（一）单项选择题

1. 病毒增殖的方式是（　　）

　　A. 无性二分裂　　　B. 有性孢子繁殖　C. 复制　　　　　D. 出芽　　　　　E. 断裂

2. 裸露病毒释放的方式主要是（　　）

　　A. 出芽　　　　　B. 裂解细胞　　　C. 胞吐　　　　　D. 细胞融合　　　　E. 细胞穿孔

3. 决定病毒体感染性的关键物质是（　　）

    A. 衣壳　　　　　B. 包膜　　　　　C. 核酸　　　　　D. 刺突　　　　　E. 蛋白质

4. 干扰素抗病毒作用的机制是（　　）

    A. 抑制病毒吸附

    B. 诱导细胞产生抗病毒蛋白

    C. 抑制病毒脱壳

    D. 阻止病毒释放

    E. 阻止病毒穿入

5. 流感病毒的核酸是（　　）

    A. 完整的单负链 DNA　　　　　　　　　B. 分段的单负链 DNA

    C. 完整的双链 DNA　　　　　　　　　　D. 分段的双链 RNA

    E. 分段的单负链 RNA

6. 流感病毒最易发生变异的抗原成分是（　　）

    A. 核蛋白　　　　B. 基质蛋白　　　C. RNA 聚合酶　　D. HA　　　　　E. NA

7. HIV 主要感染人体的（　　）

    A. 红细胞　　　　B. 白细胞　　　　C. T 细胞　　　　D. B 细胞　　　　E. NK 细胞

8. HBV 感染的主要标志是（　　）

    A. HBsAg　　　　B. HBcAg　　　　C. HBeAg　　　　D. 抗 – HBs　　　E. 抗 – HBe

（二）多项选择题

1. 以下关于病毒的叙述中，正确的是（　　）

    A. 在病毒核酸控制下进行繁殖

    B. 繁殖过程由宿主细胞提供能量

    C. 繁殖过程需要的原料由病毒提供

    D. 在普通培养基内培养

    E. 可以在普通光学显微镜下观察其形态结构

2. 所有病毒包膜共有的成分是（　　）

    A. 核酸　　　　　B. 蛋白质　　　　C. 脂类　　　　　D. 多糖　　　　　E. 酶类

3. 以下关于病毒包膜说法中，正确的是（　　）

    A. 保护病毒的核衣壳，维护病毒结构的完整性

    B. 具有与宿主细胞膜亲和及融合的性能，参与病毒的感染

    C. 具有抗原性

    D. 包膜蛋白有内毒素样作用

    E. 对脂溶剂敏感

4. 以下关于病毒干扰素的说法中，正确的是（　　）

    A. 具有抗病毒作用　　　　　　　　　　B. 具有抗肿瘤作用

    C. 具有免疫调节活性　　　　　　　　　D. 抗病毒作用范围广

    E. 抗病毒作用无种属特异性

5. HBV 检测呈"大三阳"提示（　　）

    A. 感染 HBV　　　　　　　　　　　　B. 有传染性

    C. 急性乙肝　　　　　　　　　　　　D. 既往感染或接种过疫苗

    E. 感染恢复期

（三）配伍选择题

A. 呼吸道传播　　　　　　　　　　　B. 母婴传播

C. 血液、血制品传播　　　　　　　　D. 动物咬伤传播

E. 性传播

1. 流行性感冒病毒的传播途径是（　　）

2. 乙肝病毒的传播途径是（　　）

3. 人类免疫缺陷病毒的传播途径是（　　）

4. SARS 冠状病毒的传播途径是（　　）

5. 狂犬病毒的传播途径是（　　）

二、综合问答题

1. 病毒与细胞型微生物相比有哪些特点？

2. 干扰素有哪些生物活性？

3. 发酵工业中，如何防止噬菌体污染？

书网融合……

重点回顾　　　　　　微课　　　　　　习题

第七章 微生物的营养

<table>
<tr>
<td rowspan="2">学习目标</td>
<td>

知识目标：

1. 掌握 微生物所需营养物质的种类、功能及运输方式；培养基的概念；培养基配制原则。

2. 熟悉 培养基的种类。

3. 了解 微生物的营养类型。

技能目标：

熟练掌握培养基配制的操作方法。

素质目标：

1. 具有归纳总结、分析问题、解决问题的能力。

2. 树立"无菌操作"意识，严防污染。

</td>
</tr>
</table>

📖 **导学情景**

情景描述： 患者，男，21岁，2周前出现发热，伴头痛、疲乏、咳嗽、咳痰。化验血常规显示白细胞、中性粒细胞正常，血沉增快。胸部CT检查发现双肺多发结节影、斑片影、树芽征。医生采集病人的痰液，进行了痰培养。痰培养结果显示结核杆菌阳性。

情景分析： 结合患者的临床症状、影像学检查及细菌痰培养检查，诊断为肺结核。

讨论： 细菌培养需要哪些营养物质？如何人工培养细菌呢？

学前导语： 微生物的生长繁殖需要营养物质。本章将学习微生物生长繁殖所需要的营养物质，营养物质进入细胞的方式，培养基的种类、制作流程等内容。

第一节 微生物的营养需求 📱微课1

PPT

营养物质是指能满足微生物生长繁殖，完成各种生理活动所需的物质。营养是指微生物获得和利用营养物质的过程。当环境条件适宜时，微生物能够以独特的方式从外界环境中吸收所需要的各种营养物质，通过新陈代谢把这些营养物质的一部分转化成自身细胞物质，此外还可将其转化成代谢产物，并从代谢活动中获取能量，供生命活动所需。

一、微生物细胞的化学组成

根据微生物需要量的多少，可将各类化学元素分为主要元素和微量元素。前者包括碳、氢、氧、氮、磷、硫、钾、钙、镁、铁等，其中，碳、氢、氧、氮、磷、硫这六种元素可占细胞干重的90%～97%。而后者主要包括锌、锰、钠、氯、铜、硒、钨、钼、钴、镍和硼等。微生物细胞内各种化学元素的种类和所占比例相对稳定，但并不是恒定不变的，常常受到微生物类型、所处环境条件、菌龄及生理特性等多方面因素的影响，如幼龄菌比老龄菌含氮量高等。

微生物细胞中，各类化学元素绝大多数以化合物的形式存在，主要包括水、无机盐和有机物。其中，水构成细胞的液体成分，简单无机物和有机物及以它们为基础合成的蛋白质、核酸、糖类和脂类等生物大分子物质构成细胞的固形成分。

二、微生物营养的六大要素及其生理功能

充足的营养是微生物进行新陈代谢的物质基础，根据营养物质所含主要元素成分及其在微生物生长繁殖中生理功能的不同，将其分为水、碳源、氮源、能源、无机盐、生长因子六大类。

1. 水　是微生物生长不可缺少的成分，占细胞鲜重的70%～90%。水在微生物的生存中起着重要的作用，它的生理功能主要有：①是微生物营养物质和代谢产物的良好溶剂；②是生化反应的介质，细胞中的生理生化反应均在水中进行；③水的比热高，热传导性好，能有效地吸收代谢过程中放出的热，并将吸收的热散发出去，避免细胞内温度陡然升高；④维持细胞的正常形态，并保持蛋白质、核酸等生物大分子稳定的天然构象。

2. 碳源　微生物细胞中，碳元素约占细胞干重的50%。因此，除水分外，碳源是需要量最大的营养物。凡是能为微生物提供所需碳元素的营养物质，都被称作碳源，包括无机碳源（如CO_2、碳酸盐）和有机碳源（如糖类及其衍生物、脂类、醇类、有机酸和烃类等）。碳源物质在细胞内经过一系列复杂的生化变化后成为构成细胞的物质（如糖、脂、蛋白质等），同时也为微生物提供维持生命活动所需的能源，因此，碳源通常也是能源物质。能被各种微生物利用的碳源种类极多，从CO_2、碳酸盐等到比较复杂的有机物如糖类、醇类等，以及更为复杂的有机大分子如蛋白质、核酸等，都能被微生物作为碳源利用，甚至连石油以及有毒的化合物如二甲苯、酚等也能被一些微生物用作碳源。

3. 氮源　主要作为微生物合成蛋白质和核酸的主要原料，很少作为能源利用，只有个别种类的细菌能将氨基酸、铵盐或硝酸盐同时作为氮源和能源。细菌、酵母菌细胞的含氮量占干重的7%～13%；霉菌细胞的含氮量占干重的5%左右。氮是微生物细胞需要量仅次于碳的元素。凡是能为微生物提供生长所需氮元素的营养物质都称为氮源，包括无机氮源（铵盐、硝酸盐、氨及氮气等）和有机氮源（蛋白类氮源，如鱼粉、花生饼粉、黄豆饼粉、玉米浆、牛肉膏、蛋白胨等）。

4. 能源　是为微生物生命活动提供最初能量来源的营养物质和辐射能，主要包括光能（少数微生物能利用）及化学能（绝大多数微生物能利用）。在能源中，某些营养要素只有一种功能，如光能仅提供能量；而有些营养要素具有多种功能，如NH_4^+是硝酸细菌的氮源和能源，蛋白质、氨基酸等同时具有碳源、氮源和能源的功能。

5. 无机盐　为微生物的生长繁殖提供必需的矿质元素，是微生物生命活动中必不可少的一类营养物质。无机盐主要指含有磷、硫、镁、钾、钙、铁等矿质元素的各种无机盐，通常以盐酸盐、硫酸盐、磷酸盐、碳酸盐等形式存在，它们不仅为细胞生长提供各种矿质元素，也提供一些微量元素，以满足细胞各种生理活动所需。微生物细胞对无机盐的需求量非常低，对一些微量元素的需要量更低，若培养基中微量元素过量，微生物的生长反而会受到抑制。

6. 生长因子　是指微生物生长所必需的、需要量很少但自身不能合成或合成量较少，必须借助外源加入的微量有机营养因子。生长因子包括维生素、氨基酸及各类碱基、卟啉及其衍生物等，主要作为酶的辅基或辅酶参与新陈代谢。

三、营养物质进入细胞的方式

微生物的生长环境为其提供了必要的营养物质，有的含量多，有的含量少，但都必须被细胞所吸收才能加以利用，细胞要存活也必须向环境中输出排泄物。不管哪种方向，运输过程都发生在细胞膜，

细胞膜有着专门用于物质运输的特殊结构。对于含有细胞壁的生物体（细菌、藻类和真菌）也同样如此，因为细胞壁没有选择性，不能筛选特定分子的输入或输出。营养物质进入细胞的方式包括：简单扩散、促进扩散、主动运输和基团转位。其中，前两种运输方式遵循普遍的物理定律，不需要细胞消耗能量；而后两种需要消耗能量。

1. 简单扩散 又称被动扩散，其驱动力是原子和分子的运动。原子和分子有保持持续随机活动的自然倾向，液体中悬浮小颗粒的布朗运动证明了这种随机动作的存在。其主要特点有：①扩散的驱动力是浓度梯度，扩散方向是从高浓度向低浓度；②不消耗能量；③不需要载体蛋白参与，无特异性；④扩散的速度随浓度降低而减小。运输的营养物质主要有水、脂肪酸、乙醇、甘油、苯和一些氨基酸分子、气体分子（如 O_2、CO_2）等。

2. 促进扩散 又称协助扩散，指营养物质借助存在于细胞膜上的特异性载体蛋白，顺浓度梯度运输的方式。其主要特点有：①扩散的驱动力是浓度梯度，扩散方向是从高浓度向低浓度；②不消耗能量；③需要载体蛋白参与，具有特异性；④扩散的速度随浓度降低而减小。运输的营养物质主要有葡萄糖、氨基酸等。

3. 主动运输 是指通过细胞膜上的特异性载体，消耗能量，逆浓度梯度运输营养物质。其主要特点有：①运输方向可从低浓度向高浓度；②消耗能量；③需要载体蛋白参与，具有特异性；④能改变运输的平衡点。主动运输是广泛存在微生物中的主要物质运输方式。该运输方式吸收的营养物质有糖（乳糖、半乳糖、阿拉伯糖等）、氨基酸、核苷、钾离子等。

4. 基团转位 是指需要载体蛋白参加，消耗能量，且被转运的营养物质在运输前后发生分子结构修饰的运输方式，是一种特殊形式的主动运输。如葡萄糖经过修饰后，其分子上增加了一个磷酸基团，变为 6 - 磷酸葡萄糖。运输的营养物质主要为葡萄糖、果糖、甘露糖、核苷酸、嘌呤等物质。

四种营养物质运输方式的比较见表 7 - 1。

表 7 - 1 四种营养物质运输方式的比较

项目	简单扩散	促进扩散	主动运输	基团转位
运输方向	高浓度→低浓度	高浓度→低浓度	低浓度→高浓度	低浓度→高浓度
载体蛋白	无	有	有	有
能量的消耗	不耗能	不耗能	耗能	耗能
运输速度	慢	快	快	快
分子特异性	无	有	有	有
运输前后分子结构	不变	不变	不变	修饰

练一练

没有载体参与的营养物质运输方式是（　）

A. 主动运输　　　　　　B. 促进扩散

C. 简单扩散　　　　　　D. 基团转位

E. 以上都不是

答案解析

第二节　微生物的营养类型 微课2

PPT

微生物有很多种营养类型，碳源和能量的来源决定着微生物的主要营养类型。根据所需要的碳源是无机碳（CO_2）还是有机化合物，将微生物分为自养型和异养型。从能量方面来说，进行光合作用，利用光能的微生物称为光能型微生物；通过氧化化合物来产生能量的微生物称为化能型微生物。通常依据微生物生长所需碳源和能源的特性，将其分为光能自养型、光能异养型、化能自养型和化能异养型四种营养类型（表7-2）。

表7-2　微生物的营养类型

营养类型	主要或唯一碳源	能源	氢的供体	实例
光能自养型	CO_2	光能	H_2、S、H_2S 或 H_2O 等无机物	着色细菌、蓝细菌、藻类
光能异养型	CO_2 及简单有机物	光能	有机物	红螺细菌
化能自养型	CO_2 或碳酸盐	无机物	H_2S、H_2、Fe^{2+} 等无机物	硫细菌、硝化细菌、铁细菌、氢细菌
化能异养型	有机物	有机物	有机物	绝大多数细菌

一、光能自养型

光能自养型又称光能无机自养型，此类生物可以光作为能源，并能以 CO_2 作为主要或唯一碳源，如红硫细菌、绿硫细菌。光能自养生物在提供自己所需的有机分子的同时，也给异养生物提供有机物供其生长，因此，它们是食物链形成的基础，是初级生产者。

二、光能异养型

光能异养型又称光能有机异养型，此类微生物能利用光能，以有机物作为碳源及供氢体，但不能把 CO_2 作为主要或唯一碳源。人工培养此类微生物一般需要加入生长因子，如红螺细菌。

三、化能自养型

化能自养型又称无机化能自养型，此类微生物以无机物氧化过程中释放的化学能作为能源，能够以 CO_2 或碳酸盐作为主要或唯一的碳源来合成细胞结构物质，如硫细菌、硝化细菌、铁细菌及氢细菌。例如，硝化细菌通过氧化氨获得生长所需的能量，还原 CO_2 为细胞有机物。

四、化能异养型

化能异养型也称化能有机异养型，此类微生物以有机物氧化时释放的化学能作为能源，生长所需碳源主要是一些有机物，如糖类等。对这类微生物来说，有机物不仅是碳源，也是能源。大多数细菌、真菌及原生动物属于此类型。

根据所利用有机物性质的不同，化能异养型微生物又可分为腐生型和寄生型两类。前者以无生命的有机物（如动植物尸体）作为碳源；后者则寄生在活的宿主机体内获取营养，离开宿主则不能生存。

第三节　培养基 📱微课3

PPT

培养基是人工配制的、适合微生物生长繁殖或积累代谢物而使用的混合养料。用于培养某种目的微生物的培养基应具备以下条件：①适宜的营养物质；②合适的 pH；③无菌状态。

一、培养基的类型

由于微生物种类繁多、营养类型多样，培养基的种类很多。这些培养基可根据所含成分、物理状态以及使用目的等的不同，分成若干类型。

（一）按培养基成分的来源区分

1. 天然培养基 又称复合培养基，是用天然原料或经过人工降解的一些天然有机营养物质配制的。其化学成分常不恒定，且难以确定，但营养丰富，适用于一般实验室中菌种的培养和工业上较大规模的微生物发酵生产。常用的天然培养基原材料有牛肉膏、蛋白胨、酵母膏、玉米粉、甘蔗糖蜜等。

2. 合成培养基 也称化学限定培养基，由化学成分完全了解的物质配制而成，如培养放线菌的高氏1号培养基、培养真菌的查氏培养基等。此类培养基成分清楚、组成精确、重现性高，但价格昂贵，微生物生长较慢，一般适用于在实验室进行有关微生物营养要求、代谢、生理、遗传、菌种鉴定等的要求较高的研究工作。

3. 半合成培养基 是指在合成培养基的基础上添加某些天然成分，或在天然有机物的基础上适当加入已知成分的无机盐类，如培养霉菌的马铃薯蔗糖培养基。此类培养基能更有效地满足微生物的营养需要，微生物生长良好。实验室和发酵生产用的大多数培养基属于此类培养基。

（二）按培养基的物理状态区分

1. 液体培养基 为不添加任何凝固剂的液体状态培养基。这种培养基营养物质分布均匀，在实验室中主要用于各种生理、代谢活动研究和获得大量菌体。在生产实践中，绝大多数发酵都采用液体培养基。

2. 固体培养基 指由天然固体营养基质制成的培养基，或者是在液体培养基中加入一定量的凝固剂（如琼脂，添加量一般为1.5%~2%）制成的固体状态的培养基。此类培养基常用于微生物分离、纯化、鉴定、计数、菌种保藏等方面的研究，也可用于抗生素等生物活性物质的测定，可制成斜面、平板等形式。

琼脂不是细菌的营养物质。琼脂的熔化温度是96℃，凝固温度是40℃，在一般微生物的培养温度下都呈固体状态，经过高温灭菌也不被破坏。正是琼脂的这些特点，使其成为常用的培养基凝固剂。

3. 半固体培养基 是指在液体培养基中加入少量凝固剂（如琼脂，添加量为0.2%~0.5%）制成的半固体状态培养基。此类培养基常用于细菌运动的观察、微生物趋化性的研究、厌氧菌的培养、菌种鉴定及保藏等。

❓ 想一想

液体培养基、固体培养基、半固体培养基的形态不同主要是琼脂添加量不一样引起的。那么，琼脂到底是什么呢？它的特点有哪些？

答案解析

（三）按培养基的功能区分

1. 基础培养基 是指含一般微生物生长所需的基本营养物质的培养基。如牛肉膏蛋白胨培养基，其主要成分为牛肉膏、蛋白胨、氯化钠和水。基础培养基成分还可作为特殊培养基的基础成分。

2. 营养培养基 也称加富培养基，是在基础培养基中加入某些特殊营养物质，如血、血清、动植物组织提取液等，用于培养营养要求比较苛刻的某些微生物，也可以用于富集和分离某种微生物。

3. 鉴别培养基 是指在基础培养基中添加某种试剂或化学药品，某种微生物在培养基中生长后能产生某种代谢产物，而这种代谢产物能与培养基中的特殊化学物质发生化学反应，使培养基发生某种特征性变化，从而将这种微生物与其他微生物区分开来的培养基。如伊红亚甲基蓝培养基（EMB培养基），可用于鉴定水中的大肠埃希菌。

4. 选择培养基 是根据某些微生物的特殊营养要求或其对某些理化因素的抗性而设计的培养基。

利用此种培养基，可将某种或某些微生物从群体中分离出来，广泛用于菌种的筛选。如在培养基中加入青霉素、四环素或链霉素，可以抑制细菌的生长，而将酵母菌和霉菌分离出来。在培养基中加入胆酸盐，可选择性地抑制革兰阳性菌的生长，有利于革兰阴性肠道杆菌的分离。

5. 厌氧培养基 是专门用于培养厌氧微生物的培养基。一般采用两种培养方法：①将细菌接种在血平板培养基上，然后放入厌氧袋、厌氧罐或厌氧箱中进行培养；②在培养基中加入还原剂，以降低微环境中的氧化还原电位，接种细菌后，在培养基表面用石蜡或凡士林封口，以隔绝空气，保持无氧环境。常用的厌氧培养基有硫乙醇酸盐培养基和庖肉培养基等。

👁 **看一看**

新型微生物

病毒、衣原体等专性活细胞内寄生的微生物，目前还不能在普通培养基上生长。培养这些微生物的方法是将它们接种在动植物体内、组织或细胞里培养。培养它们最常用的动物有小白鼠、家兔、豚鼠等，鸡胚也是培养病毒的良好基质。可用鸡胚培养牛痘病毒、狂犬病毒等。目前实验室能培养的微生物不到自然界存在微生物的1%，原因是自然界的微生物大多数不能在常规培养基上生长，曾被认为是"未培养微生物"。近年来，培养"未培养微生物"的技术有了新的进展，在传统培养基中加入一些成分后，发现了一些新型微生物。

二、配制培养基的基本原则

（一）目的明确

配制培养基首先要明确培养目的：要培养什么样的微生物，是为了得到菌体还是代谢产物，是用于实验室研究还是发酵生产。应根据目的的不同，配制不同的培养基。

培养细菌、放线菌、酵母菌、霉菌所需要的培养基是不同的。一般情况下，有机营养型细菌常用牛肉膏蛋白胨培养基，放线菌用高氏1号培养基，霉菌用马铃薯蔗糖培养基或查氏培养基，培养特殊类型的微生物还需要特殊的培养基。

自养型微生物有较强的合成能力，能以简单的无机物合成糖、脂质、蛋白质、核酸、维生素等复杂的有机物，所以，培养自养型微生物的培养基完全由简单的无机物组成。异养型微生物的合成能力较弱，不能以 CO_2 作为唯一碳源，所以培养基中至少要有一种有机物，通常是葡萄糖。有的异养型微生物需要多种生长因子，因此，常采用天然有机物为其提供所需的生长因子。

（二）选择适宜的营养物质

所有微生物的生长繁殖均需要碳源、氮源、无机盐、生长因子、水及能源。各种微生物对营养物质的需求不同，应根据不同微生物的营养需求选择适宜的营养物质。

（三）营养物质浓度与配比合适

培养基中营养物质的浓度合适时，微生物才能生长良好，过低不能满足微生物正常生长，过高可能会抑制微生物生长。例如，适量的蔗糖是异养型微生物的良好碳源和能源，但高浓度的蔗糖则抑制微生物生长。金属离子是微生物生长所不可缺少的矿质养分，但浓度过大，特别是重金属离子，反而抑制其生长，甚至产生杀菌作用。

此外，培养基中各营养物质之间的浓度配比也十分重要，尤其是碳源和氮源的配比（C/N）。氮源不足时，菌体生长慢，不利于代谢产物积累；氮源过剩时，菌体生长过于旺盛，也不利于代谢产物积累。不同微生物对 C/N 比的需求不同，例如，细菌和酵母菌培养基中的 C/N 约为5/1，霉菌培养基中的 C/N 约为 10/1。

（四）物理化学条件合适

理化条件一般包括 pH、水活度和氧化还原电位等。

1. pH 培养基的 pH 对微生物生长影响较大，每种微生物生长都有其最适宜的 pH 范围。细菌生长最适的 pH 范围为 7.0 ~ 7.6，放线菌为 7.5 ~ 8.0，真菌为 4.5 ~ 6.0。微生物在生长、代谢过程中，消耗营养物质，积累代谢产物，从而改变培养基 pH，若不及时控制，就会抑制甚至杀死其自身。因此，在设计此类培养基时，要考虑培养基成分对 pH 的调节能力。为了保持培养基 pH 恒定，可向培养基中加入缓冲剂，如 K_2HPO_4 和 KH_2PO_4。

但是，K_2HPO_4 和 KH_2PO_4 缓冲系统只能在一定的 pH 范围（pH 6.4 ~ 7.2）内起作用。有些微生物在代谢时能产生大量酸，这个系统就难起到缓冲作用。这时，就以 $CaCO_3$ 作为"备用碱"进行调节：$CaCO_3$ 在水溶液中溶解度很低，故将它加入培养基并不会提高培养基的 pH；但当微生物在生长过程中不断产酸时，却可以溶解 $CaCO_3$，$CaCO_3$ 从而发挥调节培养基 pH 的作用。如果不希望培养基有沉淀，也可添加 $NaHCO_3$。

2. 水活度 水活度（water activity，Aw）指环境中微生物可实际利用的自由水或游离水的含量。各种微生物生长繁殖的 Aw 范围不同，通常细菌的 Aw 为 0.90 ~ 0.98，酵母菌 Aw 为 0.87 ~ 0.91，霉菌的 Aw 为 0.80 ~ 0.87。

3. 氧化还原电位 各种微生物对培养基的氧化还原电位要求不同。一般好氧微生物生长的氧化还原位（Eh）值为 +0.3 ~ +0.4V，厌氧微生物只能生长在 +0.1V 以下的环境中。对好氧微生物必须保证氧的供应，厌氧微生物则必须除去氧，因为氧对它们有害。所以，在配制这类微生物的培养基时，常加入适量的还原剂以降低氧化还原电位。常用的还原剂有巯基乙醇、半胱氨酸等。

（五）及时灭菌处理

因培养基原料并非无菌，且配制过程也会带来一定污染，必须对新配制的培基进行灭菌，使其达到无菌状态。一般采用高压蒸汽灭菌法进行灭菌，灭菌条件为：103.5kPa，121.3℃，20 ~ 30 分钟。针对不耐热的糖、易沉淀的磷酸盐等特殊成分，可适当调整灭菌方法，如适当降低温度至 112℃。

三、培养基的制备

1. 调配溶解 按照培养基的配方称取各种原料，装入容器，并加入所需量的水，加热、搅拌使其溶解。加热过程所蒸发的水分，应在溶解后补足。

2. 调节 pH 用 pH 试纸（或 pH 电位计、氢离子浓度比色计）测试培养基的 pH，如不符合需要，可用 1mol/L HCl 或 1mol/L NaOH 调节至要求的 pH，一般培养基矫正 pH 为 7.4 ~ 7.6。

3. 过滤 用滤纸、纱布或棉花趁热将已配好的培养基过滤。

4. 分装 已过滤的培养基应进行分装。如果要制作液体培养基、斜面培养基、半固体培养基，需将培养基分装于试管中；如果要制作平板培养基，则需将培养基分装于锥形瓶内。分装完毕后，需要用棉（胶）塞堵住管口或瓶口。

5. 灭菌 采用高压蒸汽灭菌法，121.3℃ 20 ~ 30 分钟湿热灭菌。凡不耐高温的物质如血清、糖类等，须用间歇灭菌法。

6. 检查 培养基制备好后，需进行质量检查。抽适量样品，于 37℃恒温箱中培养 18 ~ 24 小时进行无菌试验，如无细菌生长，说明被检培养基已达灭菌。效果检测，是将标准菌株接种于被检培养基上，观察其形态、菌落和生化反应等生物学特点是否典型。如上述两种试验合格，则可将制备好的培养基置于冰箱中备用。

人工培养微生物十分有意义。利用人工分离培养所得的纯种细菌及其代谢产物，可制成疫苗、类毒素、诊断用标准菌液；或经类毒素、纯种细菌免疫动物后，制备抗毒素及诊断血清，用于传染性疾病的诊断、预防与治疗。如某些灭活疫苗制备过程是先从患者体内分离得到病原菌，经过选择后，将其放在人工培养基上培养，再用物理或化学法将其灭活，可除掉其致病性而保留其抗原性。常见的疫苗如破伤风疫苗、卡介苗、伤寒疫苗等，能有效阻止病原菌的入侵，大大降低了人类染病的风险。

实验八　细菌、放线菌、真菌基市培养基的配制

一、实验目的

1. 掌握　牛肉膏蛋白胨培养基、高氏 1 号培养基以及 PDA 培养基的配制步骤和注意事项。
2. 熟悉　高压蒸汽灭菌的原理及操作方法。
3. 了解　培养基分装、棉塞制作等基本操作技术。

二、实验原理

培养基是人工配制的、适合微生物生长繁殖或产生代谢物而使用的混合养料。虽然培养基种类繁多，但不同培养基一般都由水、碳源、氮源、能源、无机盐、生长因子等组成。

牛肉膏蛋白胨培养基是应用最广泛的细菌基础培养基；高氏 1 号培养基是用于培养和观察放线菌形态特征的培养基；PDA 培养基（马铃薯培养基）是一种常用于培养酵母菌、霉菌等真菌的培养基。

牛肉膏蛋白胨培养基的配方：牛肉膏 3.0g，蛋白胨 10.0g，NaCl 5.0g，琼脂 15~20g，水 1000ml，pH 7.4~7.6。其中，牛肉膏提供碳源、能源，蛋白胨提供氮源和维生素，而 NaCl 提供无机盐。在配制固体培养基时，需要加入一定量的琼脂作为凝固剂；如果配制液体培养基，则不用加入。

不同微生物对 pH 要求不一样，细菌适宜的 pH 一般为中性或弱碱性，所以，在配制培养基时，应将培养基的 pH 调到中性偏碱性。此外，由于配制培养的原料和容器等含有各种微生物，配制好的培养基必须立即灭菌。培养基一般采用高压蒸汽灭菌法，是将待灭菌的物品放在一个密闭的灭菌锅内，通过加热产生蒸汽，待水蒸气将锅内的冷空气排尽后，关闭排气阀，继续加热至 121℃，维持 30 分钟，即可达到灭菌的目的。

制备培养基的一般流程为：称量→调配溶解→调 pH 值→过滤→分装→包扎标记→灭菌→摆斜面或倒平板。

本实验将重点讲解培养细菌的牛肉膏蛋白胨培养基的制作过程。高氏 1 号培养基和 PDA 培养基的制作过程和细菌培养基制作过程与其类似，只是各种培养基的具体配方不一样，具体配方参见附录 3。

三、实验器材

1. 仪器　试管、三角瓶、1000ml 烧杯、量筒、玻璃棒、漏斗、天平、称量勺、高压蒸汽灭菌锅、pH 试纸（pH 5.5~9.0）、棉花、牛皮纸、记号笔、麻绳、纱布等。
2. 试剂　牛肉膏、蛋白胨、NaCl、琼脂、1mol/L NaOH、1mol/L HCl。

四、实验方法

1. 称量　假定配制 1000ml 培养基，依据培养基配方及所需培养基总量，计算并准确地称取各种成

分至烧杯中。牛肉膏常用玻璃棒挑取，放在称量纸上，称量后直接放入水中，稍微加热，牛肉膏便会与称量纸分离，然后立即取出纸片。蛋白胨很容易吸湿，在称取时动作需迅速。称量时严防药品混杂，如果用同一把称量勺取用不同药品，称取一种药品后，需将称量勺洗净擦干后再进行称量。

2. 溶解　在烧杯中，首先加入所需要的水量，用玻棒搅匀，然后在石棉网上加热使其溶解，将药品完全溶解后，补充水到所需的总体积；配制固体培养基时，将称好的琼脂放入已溶的药品中，再加热熔化，最后补足所需水分。在琼脂溶化过程中，应控制火力，同时不断搅拌，以防琼脂糊底烧焦。

3. 调 pH　在调 pH 前，先用精密 pH 试纸测量培养基的原始 pH，如果偏酸，用滴管向培养基中逐滴加入 1mol/L NaOH，边加边搅拌，并随时用 pH 试纸测其 pH，直至 pH 达 7.4～7.6。反之，用 1 mol/L HCl 进行调节。对于要求 pH 较精确的培养基，常用酸度计进行测量。

4. 过滤　趁热用多层纱布过滤，除去杂质，以便于实验结果的观察。不影响实验结果时，可省去过滤，本实验不需要过滤。

5. 分装　液体培养基分装高度以试管高度的 1/4 左右为宜，固体培养基不超过管高的 1/5，半固体培养基以试管高度的 1/3 为宜。分装三角瓶则根据需要而定，一般以不超过三角瓶容积的一半为宜。有的液体培养基在灭菌后，需要补加其他无菌成分如抗生素等，则装量一定要准确。分装过程中，注意不要使培养基沾在管（瓶）口上，以免沾污棉塞而引起污染（图 7－1）。

6. 加塞　培养基分装完毕后，在试管口或三角瓶口处塞上棉塞（或硅胶塞等），以防止外界微生物进入培养基内面而造成污染，并保证有良好的通气性能。制成的棉塞要求不紧不松，两头光滑，试管棉塞的长度约 3cm，塞入后，试管内部分约占 2/3，管外头部占 1/3 左右（图 7－2）。

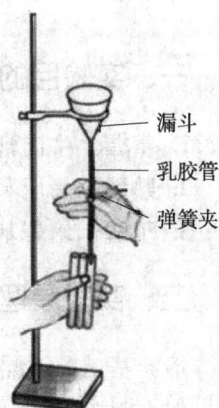

图 7－1　培养基的分装

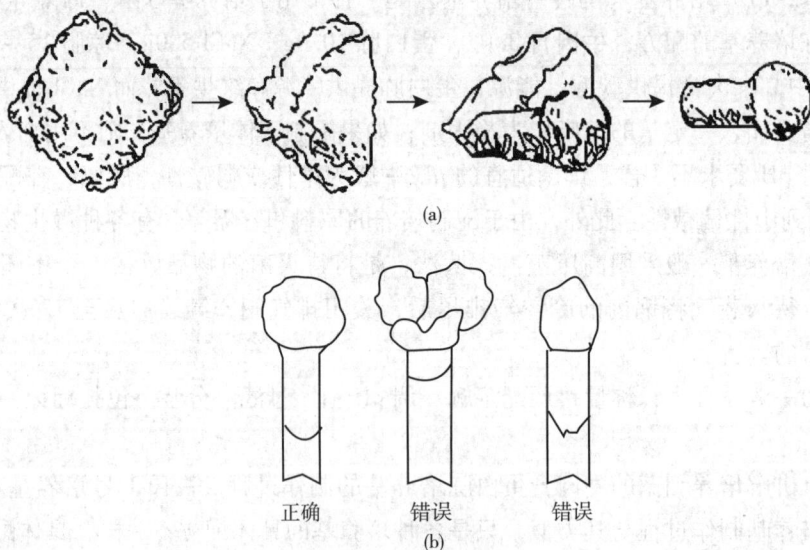

(a)

正确　　错误　　错误
(b)

图 7－2　试管棉塞
（a）棉塞制作过程；（b）棉塞效果图

7. 包扎　试管加塞后，以 10 支左右为一组，在棉塞外包一层牛皮纸包，扎成捆，注明培养基名称、配制日期、配制人。三角烧瓶加塞后，外包牛皮纸，用麻绳扎好，同样做好标记。

8. 灭菌　将包扎好的培养基按照配方中规定的条件灭菌。普通培养基经高压蒸汽灭菌 20～30 分钟即可达到灭菌效果。

9. 制作斜面　如需制作斜面培养基，则将灭菌的试管培养基冷至 60℃ 左右，将试管口端搁置在合适高度的器具上，斜面长度不超过试管总长的1/2（图7-3）。

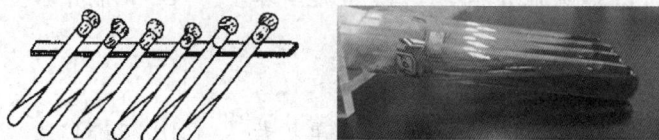

图7-3 斜面制作

10. 无菌检查 将灭菌培养基放入恒温箱中，37℃培养24～48小时，检查确实无菌方可使用。

五、结果与讨论

1. 简述配制培养基的一般流程。

2. 在培养基中加入琼脂的目的是什么？溶解时，需要注意什么？

3. 牛肉膏应该如何称量？

目标检测

答案解析

一、选择题

（一）单项选择题

1. 制备培养基最常用的凝固剂为（　）

　A. 硅胶　　　　　B. 明胶　　　　　C. 琼脂　　　　　D. 纤维素　　　　　E. 葡萄糖

2. 用化学成分不清楚或不恒定的天然有机物配成的培养基称为（　）

　A. 天然培养基　　　　　　　　　　　B. 半合成培养基

　C. 合成培养基　　　　　　　　　　　D. 加富培养基

　E. 选择培养基

3. 实验室培养酵母菌常用的培养基是（　）

　A. 牛肉膏蛋白胨培养基　　　　　　　B. 马铃薯培养基

　C. 高氏1号培养基　　　　　　　　　D. 麦芽汁培养基

　E. 罗氏培养基

4. 固体培养基中，琼脂使用浓度为（　）

　A. 0　　　　　B. 0.2%～0.7%　C. 1.5%～2.0%　D. 5%　　　　　E. 15%

5. 硝化细菌属于（　）型微生物

　A. 光能自养　　　B. 光能异养　　　C. 化能自养　　　D. 化能异养　　　E. 以上均不对

6. 实验室培养细菌常用的培养基是（　）

　A. 牛肉膏蛋白胨培养基　　　　　　　B. 马铃薯培养基

　C. 高氏1号培养基　　　　　　　　　D. 麦芽汁培养基

　E. 罗氏培养基

7. 细菌适宜的生长pH值为（　）

　A. 3.0～4.0　　　B. 5.0～6.0　　　C. 7.0～7.6　　　D. 8.0～9.0　　　E. 9.0～10.0

8. 大多数微生物的营养类型为（ ）

    A. 光能自养型　　　B. 光能异养型　　C. 化能自养型　　D. 化能异养型　　E. 以上均不是

（二）多项选择题

1. 下列营养物质的运输方式中，耗能量的有（ ）

    A. 主动运输　　　　B. 基团转位　　　C. 简单扩散　　　D. 促进扩散　　　E. 以上都是

2. 培养基按功能可分为（ ）

    A. 加富培养基　　　B. 基础培养基　　C. 鉴别培养基　　D. 选择培养基　　E. 厌氧培养基

3. 主动运输的主要特点包括（ ）

    A. 运输方向可为从低浓度向高浓度　　　　　　　　B. 消耗能量

    C. 需要载体蛋白参与，具有特异性　　　　　　　　D. 能改变运输的平衡点

    E. 被转运的营养物质在运输前后发生分子结构修饰

4. 以下关于促进扩散的叙述中，正确的是（ ）

    A. 从高浓度向低浓度扩散　　　　　　　　　　　　B. 从低浓度向高浓度扩散

    C. 不消耗能量　　　　　　　　　　　　　　　　　D. 消耗能量

    E. 需要载体蛋白参与，具有特异性

5. 微生物的营养物质包括（ ）

    A. 碳源　　　　　　B. 氮源　　　　　C. 生长因子　　　D. 水　　　　　　E. 无机盐

（三）配伍选择题

    A. 营养培养基　　　B. 厌氧培养基　　C. 鉴别培养基　　D. 选择培养基　　E. 基础培养基

1. 含一般微生物生长所需的基本营养物质的培养基是（ ）

2. 在基础培养基中加入某些特殊营养物质，如血、血清、动植物组织提取液等，用以培养营养要求比较苛刻的某些微生物，也可以用于富集和分离某种微生物的培养基是（ ）

3. 在基础培养基中添加某种试剂或化学药品，某种微生物在培养基中生长后能产生某种代谢产物，而这种代谢产物能与培养基中的特殊化学物质发生化学反应，使培养基发生某种特征性变化，从而将这种微生物与其他微生物区分开来的培养基是（ ）

4. 根据某些微生物的特殊营养要求或其对某些理化因素的抗性而设计的培养基。这种可将某种或某些微生物从群体中分离出来，广泛用于菌种筛选的培养基是（ ）

5. 专门用于培养厌氧微生物的培养基是（ ）

二、综合问答题

1. 列表比较四种营养物质运输方式的特点。

2. 培养基按照物理状态分为哪几类？各有什么特点？

3. 简述培养基制备的基本过程。

书网融合……

📖 重点回顾　　　📱 微课1　　　📱 微课2　　　📱 微课3　　　⏱ 习题

第八章 微生物的繁殖与代谢

<table>
<tr><td rowspan="1">学习目标</td><td>

知识目标：

1. 掌握 微生物生长繁殖的概念；微生物纯培养、生长的测定方法；微生物的生长曲线；微生物生长繁殖的影响因素。

2. 熟悉 微生物的代谢；常用的微生物培养技术。

3. 了解 微生物的个体生长和同步生长。

技能目标：

学会微生物生长的测定方法。

素质目标：

能够正确认识微生物的生长繁殖特点，善于观察、分析、总结，充分利用微生物生长繁殖的特点指导制药生产。

</td></tr>
</table>

导学情景

情景描述： 2020 年，黑龙江省某社区居民共 9 人在家中聚餐，其间共同食用了在冰箱冷冻一年的自制酸汤子（用玉米水磨发酵后做的一种粗面条样的主食）后，引发食物中毒，共有 7 名患者经救治无效死亡。经医院化验检测，食物中黄曲霉素严重超标。

情景分析： 冰箱保存食物也是有时限的。此案例中，冰箱保存自制酸汤子长达一年，微生物在冰箱冷冻条件下生长繁殖并产生毒性代谢产物，引发此次食物中毒事件。

讨论： 你认为此案例中发生食物中毒的原因是什么？

学前导语： 黄曲霉毒素是主要由黄曲霉产生的次级代谢产物，湿热地区食品和饲料中出现黄曲霉毒素的概率最高。黄曲霉特别容易污染花生、玉米、稻米、大豆、小麦等粮油产品，其产生的黄曲霉毒素是霉菌毒素中毒性最强、对人类健康危害极为突出的一类霉菌毒素。除了对温度的要求和产生代谢产物外，微生物的生长繁殖还有哪些特点呢？

第一节 微生物的生长繁殖 微课

PPT

一、微生物生长繁殖的概念

（一）微生物的生长

微生物在适宜的环境条件下，不断地吸收营养物质，并按照自己的代谢方式进行代谢活动，如果同化作用大于异化作用，则细胞质的量不断增加，导致细胞体积扩大的生物学过程。

（二）微生物的繁殖

当微生物细胞增长到一定程度时，由于细胞结构的复制与重建，并通过特定方式产生新的生命个体，即引起生命个体数量增加的生物学过程。在一般情况下，当环境条件适合，生长与繁殖始终是交替进行的。

（三）微生物的生长现象

将微生物接种到合适的培养基中，在适宜的培养条件下，微生物就会大量生长繁殖，并产生大量的代谢产物。若将细菌接种到培养基上，置于37℃孵箱中培养18~24小时后，即可用肉眼观察到细菌的生长现象。生长缓慢的细菌，需延长培养时间至数日或数周，才能看到生长现象。单细胞真菌1~4天即可形成菌落，但多细胞真菌一般需要1~2周才长出菌落。

1. 微生物在固体培养基中的生长现象　将细菌划线接种在固体培养基表面，经培养后，由单个细菌分裂繁殖形成一个肉眼可见的细菌集团，称菌落（colony）。菌落在固体培养基上连成一片的密集的细菌群落称为菌苔。不同微生物的菌落，其大小、形状、色泽、边缘、表面光滑或粗糙、透明度、黏稠度、湿润度、软硬度以及是否有溶血现象等各不相同，是鉴别微生物的方法之一，可用于菌种的分离、纯化、计数、保存和鉴定等。

2. 微生物在半固体培养基中的生长现象　半固体培养基琼脂含量少，硬度低，适合做穿刺接种实验。

（1）有动力的微生物　能沿穿刺线向四周扩散生长，使培养基混浊，穿刺线模糊不清，呈羽毛状生长现象。

（2）无动力的微生物　只沿穿刺线生长，周围的培养基仍呈透明状态。

半固体培养基主要用于检查微生物的运动以推测有无鞭毛，也是鉴别微生物的方法之一，也可用于微生物菌种的保藏。

3. 微生物在液体培养基中的生长现象　微生物在液体培养基中进行静置培养、摇瓶培养和发酵罐培养，可用于观察生长现象、检测生化反应和积累代谢产物。不同微生物在液体培养基中培养后，出现不同的生长现象。

（1）均匀浑浊　大多数细菌经培养后，培养基由澄清透明变为明显的混浊状态，兼性厌氧菌属于此类。

（2）菌膜生长　某些专性需氧菌如枯草芽孢杆菌、结核分枝杆菌可在培养基液面形成菌膜。

（3）沉淀生长　少数链状排列的细菌如链球菌、炭疽芽孢杆菌等则呈沉淀生长。

练一练

链球菌在液体培养基中的生长现象为（　）
A. 菌落　　　　B. 菌苔　　　　C. 均匀混浊
D. 菌膜生长　　E. 沉淀生长

答案解析

二、微生物的纯培养

微生物的纯培养是指在实验室条件下由一个细胞或一种细胞群繁殖得到的微生物群体。微生物在自然界中不仅分布广、种类繁多，且多是混杂地生活在一起。要想研究或利用某一微生物，必须把混杂的微生物类群分离开来，以得到只含一种微生物的纯培养。针对不同微生物的特点，有许多分离方法，其中应用最广的是平板法分离纯培养。

（一）固体培养基分离纯培养

大多数细菌、酵母菌以及许多真菌和单细胞藻类能在固体培养基上形成独立的菌落，采用适宜的平板分离法很容易得到纯培养。大多数细菌和真菌的分离常用平板法。所谓平板，即培养平板（culture plate）的简称，是指把固体培养基倒入无菌平皿，冷却凝固后，盛固体培养基的平皿。该方法包括将单个微生物分离和固定在固体培养基表面或里面。固体培养基是用琼脂或其他凝胶物质固化的培养基，每个独立的活微生物体生长、繁殖形成菌落，形成的菌落便于移植。

1. 稀释倒平板法（pour plate method）　先将待分离的材料用无菌水做一系列的稀释（如：1：10；1：100；1：1000；1：10000），然后分别取不同稀释液少许，与已熔化并冷却至45～50℃的琼脂培养基混合，摇匀后，倾入已灭菌的培养皿，待琼脂凝固后，制成可能含菌的琼脂平板，保温培养一定时间，在平板表面或琼脂培养基中就可出现分散的单个菌落，这个菌落可能就是由一个细菌细胞繁殖形成的。随后挑取该单个菌落，便可得到纯培养。

2. 涂布平板法（spread plate method）　该法较常使用。由于将含菌材料先加到还较热的培养基中倒平板易造成某些热敏感菌死亡，而且采用稀释倒平板法也会使一些严格好氧菌因被固定在琼脂中间而缺乏氧气，进而生长受影响，在微生物学研究中更常用的纯种分离方法是涂布平板法。其做法是先将已熔化的培养基倒入无菌平皿，制成无菌平板，冷却凝固后，将一定量的某一稀释度的样品悬液滴加在平板表面，再用无菌玻璃涂棒将菌液均匀分散至整个平板表面，经培养后得到单个菌落（图8-1）。

3. 平板划线法（streak plate method）　是通过平板划线获得微生物纯培养的方法，为最常用的接种方法。采取无菌操作，用接种环取少许待分离的菌种，在无菌平板表面进行划线，微生物细胞数量将随着划线次数的增加而减少，并逐步分散开来，如果划线适宜，微生物能一一分散，经培养后，可在平板表面得到单个菌落（图8-2）。

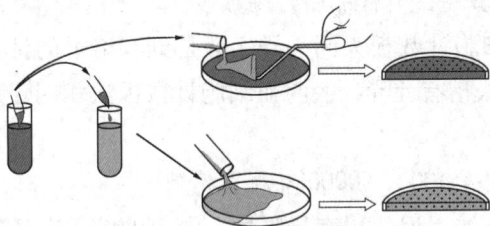

图8-1　涂布平板法（上）和稀释倒平板法（下）

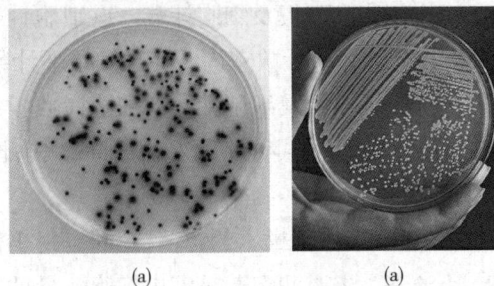

图8-2　平板法形成的菌落比较

（a）稀释倒平板法菌落；（b）平板划线法菌落

（二）液体培养基分离纯培养

有些微生物不能在固体培养基上生长，例如一些细胞大的细菌、许多原生动物和藻类等，这些微生物需要用液体培养基进行分离纯化。常用的液体培养基分离纯化法是稀释法。

（三）单细胞（孢子）分离纯培养

采用显微分离法，从混杂群体中直接分离单个细胞或单个个体进行培养，以获得纯培养，称单细胞（孢子）分离法。单细胞分离法适用于：微生物的细胞或孢子、藻类、原生动物的分离。单细胞分离法对操作技术有比较高的要求，多限于高度专业化的科学研究。

（四）富集培养

富集培养的原理是利用不同微生物间生命活动特点的不同，人为制定特定的环境条件，使得仅适用于该条件的微生物旺盛生长，更利于分离出该特定微生物，并引向纯培养。

富集的方法主要有三种。①富集特定种类的微生物：选用可以促进特定种类的微生物生长繁殖的选择性培养基或培养条件，从而达到富集特定种类微生物的效果。②抑制其他微生物生长：选用能抑制其他微生物生长繁殖的选择性培养基或培养条件。如用于增殖好氧性自生固氮菌的 Ashby 无氮培养基。③保留并继续培养比生长速率高的细胞：采用连续培养法，在一定稀释比率下，使比生长速率低的细胞溢出培养器，而比生长速率高的细胞保留在培养器中并继续培养。

富集培养是微生物学最强有力的技术之一，只要掌握某一微生物的特殊要求，就可通过营养和生理条件无穷尽组合的方式从自然界中选择特定微生物，开发有益菌株，满足人们生产和科研的需求。用于富集培养的主要是一些碳源和氮源，如纤维素可被用于富集纤维素分解微生物，石蜡油用于富集分解石油的微生物，还包括用于抑制其他生物的选择性抑制剂或理化因素。更多情况下，同时利用两方面的因素富集目的菌。例如要分离某种抗生素抗性菌株，可根据菌的多少，采用选择培养基进行直接富集分离；或先将样品和加有该抗生素的培养基培养一段时间，反复多次，使目标微生物菌数大大增加，再分离纯化。

三、微生物生长的测定方法

微生物学研究中，常常要进行微生物生长量的测定。多种方法可用于微生物生长量的测定，主要包括以下几种。

（一）直接计数法（又称全数法）

1. 显微计数法　取定量稀释的单细胞培养物悬液，放置在血细胞计数板（细胞个体形态较大的单细胞微生物，如酵母菌等）或细菌计数板（适用于细胞个体形态较小的细菌）上，在显微镜下计数一定体积中的平均细胞数，换算出供测样品的细胞数。

（1）血细胞计数板及细胞计数　血细胞计数板是一种平面上划有格子的特制载玻片。将稀释的单细胞微生物悬液置于计数室内，在显微镜下计数，进而计算每毫升样品所含菌数。

（2）细菌计数板及细胞计数　细菌计数板结构与血细胞计数板大同小异，只是刻有格子的计数板平面与盖玻片之间的空隙高度仅 0.02mm。因此，计算方法稍有差异，余与血细胞计数板法相同。计算方法如下：

$$菌液样本的含菌数/ml = 每小格平均菌数 \times 400 \times 50000 \times 稀释倍数$$

2. 比浊法　这是测定菌悬液中细胞数量的简便快速方法，但使用有局限性，测得的菌既有活菌又有死菌，样品颜色太深或有杂质等都会影响检测结果。其原理是菌悬液中的单细胞微生物，其细胞浓度与浊度成正比，与透光度成反比。细胞越多，浊度越大，透光量越少。因此，测定菌悬液的光密度（或透光度）或浊度可以反映细胞的浓度。将未知细胞数的悬液与已知细胞数的菌悬液相比，求出未知菌悬液所含的细胞数。浊度计、分光光度仪是测定菌悬液细胞浓度的常用仪器。一般在用此法测定细胞浓度时，应先用计数法做对应计数，取得经验数据，并制作菌数对 OD 值的标准曲线，以便查获菌数值。在日常教学、科研工作中，对数目要求不太严格的情况下，可以用目测方法观察，将待测管和比浊管进行对比，粗略估计细菌大致浓度。

（二）间接计数法

间接计数法又称活菌计数法。直接计数法测定的是死细胞和活细胞总数，而间接计数法测得的仅是活菌数。因此，后者所得的数值往往比前者测得的数值小。常用的间接计数法有平板菌落计数法和薄膜过滤计数法。

1. 平板菌落计数法　是基于每一个分散的活细胞在适宜的培养基中生长繁殖并形成一个菌落的能力，因此，菌落数就是待测样品所含的活菌数。

2. 薄膜过滤计数法　常用该法测定含菌量较少的空气和水中的微生物数目。将待测样品（一定体积的水或空气）通过微孔薄膜（如硝化纤维薄膜）过滤浓缩，然后把滤膜放在适当的固体培养基上培养，长出菌落后即可计数。也可将含菌滤膜干燥、染色，并使其透明，然后进行显微计数。

微生物计数法发展迅速，现有多种快速、简易、自动化的仪器和装置等可用于统计微生物的数目。

（三）细胞量测定法

1. 测定细胞质量法　尽管微生物个体微小，但仍有一定质量，因此，其质量可用于微生物生长的测定。

（1）湿重法　将一定体积的微生物培养物经过离心或过滤将菌体分离，经洗涤再离心后，直接称重即为湿重。丝状体微生物需过滤后用滤纸吸去菌丝之间的水分，再称湿重。

（2）干重法　将定量培养物用离心或过滤的方法将菌体从培养基中分离出来，洗净、烘干至恒重后称重，求得培养物中的细胞干重。一般干重约为湿重的10%～20%。此法直接而又可靠，但要求测定时菌体浓度较高，且样品中不含非菌体的干物质。一个细菌细胞约重10^{-12}～10^{-13}g。丝状真菌要用滤纸过滤，细菌可用醋酸纤维素等滤膜过滤。以乳酸菌为例，在液体培养基中，细胞浓度大约为2×10^8个/ml。100ml培养物可得10～70mg干重的细胞。

2. 测定细胞总氮量法　细胞的蛋白质含量是比较稳定的，可以根据蛋白质含量的测定结果求出细胞物质量。细菌和酵母菌的含氮量较高，一般占干重的7%～13%；霉菌含氮量较低，约占干重的5%。根据其含氮量再乘以6.25，即可推知其粗蛋白的含量。而总氮量与细胞蛋白质总含量的关系可用下式计算：

$$蛋白质总量 = 含氮量百分比 \times 6.25$$

测定含氮量的方法很多，如凯氏定氮法或Dumas氮气测定法等。此法适用于浓度较高的样品，但是操作较麻烦，主要用于科研。

3. DNA含量测定法　DNA是微生物重要的遗传物质，每个细菌的DNA含量平均为8.4×10^{-5}ng，相当恒定。因此，提取一定体积培养物的DNA，测其含量，可直接反映菌体物质的量变，并可计算出菌体的数量。

4. 其他生理指标测定法　微生物新陈代谢的结果，是必然要消耗或产生一定量的物质，导致生理指标如呼吸强度、耗氧量、酶活性、生物热、发酵糖产酸量等发生变化。因此，也可以用某物质的消耗量或某产物的形成量来表示微生物的生长量。如微生物对氧的吸收、发酵糖产酸量或CO_2的释放量，均可作为生长指标。用此法时，须注意作为生长指标的生理活动应不受外界其他因素影响或干扰，以免影响结果的准确性。

四、微生物的个体生长和同步生长

（一）微生物的个体生长

微生物的个体生长指的是微生物的细胞物质有规律、不可逆地增加，而导致细胞体积扩大、质量增加的生物学过程。各细胞组分按比例增加，到一定程度后就会繁殖，进而引起个体数目增加，这样，个体就会发展成一个群体。群体中每个个体进一步生长，就会引起这一群体的生长。个体生长是一个逐步发生的量变过程，而群体生长实质上是新的生命个体增加的质变过程。在微生物学研究中，群体的生长才有意义，通常提到的"生长"也多指群体的生长。

（二）微生物的同步生长

利用一定的技术手段控制细胞生长，使细胞群体中各个体处于分裂步调一致的生长状态，这种生长状态即称为同步生长。使培养的微生物群体中不同步的个体细胞转变成生长发育处于同一阶段的培养方法，称同步培养法。进行同步分裂的细胞称为同步细胞。采用同步培养技术，可以通过研究群体的方法来研究个体水平上的问题。同步细胞群体在任何一时刻都处于细胞周期的同一相，彼此间形态、生化特征都很一致，因而是细胞学、生理学和生物化学等研究的良好材料。目前，获得同步培养的方法很多，最常用的有以下三种。

1. 机械法 又称选择法。处于不同生长阶段的细胞由于个体大小不同，通过离心就可以使大小不同的细胞群体在一定程度上分开，细胞之间大小差异较大，易于分开，即可获得同步培养物。

2. 环境条件控制法 又称诱导法。此类方法主要是通过控制环境条件，如温度、营养物等，使细胞继续生长，但抑制细胞分裂，然后将环境条件恢复到最适，大多数细胞就同时出现分裂，从而实现诱导同步生长。

3. 抑制 DNA 合成法 生物细胞进行分裂的前提是 DNA 的合成。利用代谢抑制剂，可阻碍 DNA 的合成。一段时间后再解除抑制，也可达到细胞生长同步化的目的。

五、微生物的生长曲线

将一定量的单细胞微生物纯培养物接种到适宜的定量液体培养基中，在适宜的温度、pH、通气等条件下进行培养，定期取样并测定单位体积培养基内的菌体数，以细胞数目的对数为纵坐标、以培养时间为横坐标作图，绘出一条有规律的曲线，该曲线称为微生物的生长曲线。

上述生长曲线为典型生长曲线，可以划分为迟缓期、对数期、稳定期和衰亡期四个时期。称其为典型生长曲线，是因为它只适用于描述单细胞微生物如细菌、酵母菌。而对于多细胞的真菌和放线菌而言，只能绘出一条非典型生长曲线，例如，真菌生长曲线大致分为三个阶段：迟缓期、稳定期和衰亡期。与典型生长曲线相比，非典型生长曲线缺乏对数期。

生长曲线反映的是所培养细菌细胞与其所处环境之间进行物质、能量交流，以及细胞与环境间相互作用与制约的动态变化。深入研究各种单细胞微生物的生长曲线上各个时期的特点与其内在机制，在微生物学理论与应用实践中都有着十分重要的意义。

1. 迟缓期（lag phase） 当少量菌体被转接入新液体培养基后，为适应环境做准备，细菌不立即进行繁殖。此期细胞特点是：菌体体积增长较快；细胞内的贮藏物质逐渐被消耗，DNA 及 RNA 的含量相应提高；同时，各类诱导酶合成量增加；对外界环境中的理化因素如热、辐射、抗生素等较为敏感；分裂迟缓，代谢活跃。迟缓期的长短因细菌的种类、菌龄和接种前后培养基成分的差异等因素有关，一般约为 1～4 小时。为了提高生产效率，发酵工业中常需采取措施以缩短迟缓期，其方法主要有：①以对数期的菌体作为种子菌；②适当增大接种量；③采用营养丰富的天然培养基。

2. 对数期（logarithmic phase） 细胞生长迅速，每分裂一次的代时短，菌体内酶系活跃，代谢旺盛，呈几何级数增加，在生长曲线图上，细菌数的对数呈直线上升，达到顶峰状态。一般对数期是在培养后 8～18 小时阶段。该期细菌的形态、染色性、生理活性较典型，群体的形态与生理特征最为一致，对外界因素如抗生素作用比较敏感。

应用意义：①此时期，菌种比较健壮，是增殖噬菌体的最适菌龄，生产上用作接种的最佳菌龄；②发酵工业中尽量延长该期，以达到较高的菌体密度；③是生理代谢及遗传研究的最佳时期；④观察研究细菌的性状（形态染色、生化反应、药物敏感试验等），均应选用该期的细菌，以获得准确的结果。

3. 稳定期（stationary phase） 细菌的繁殖数与死亡数大致平衡。由于对数期细菌大量增殖，营养物质消耗，有害代谢产物累积，pH、氧化还原电位等环境条件改变，导致细菌繁殖速度下降。稳定期的细菌形态和生理性状常有改变（变异），如革兰阳性菌的染色性可变为阴性，开始储存糖原、异染颗粒和脂肪等储藏物；多数芽孢杆菌在此期形成大量芽孢，适于芽孢的收集或菌种的保藏；抗生素等次级代谢产物开始大量形成。

应用意义：①此时期是发酵生产产物形成的重要时期（抗生素、氨基酸等），产物积累达到最高，生产上应尽量通过补充营养物质（补料）、调节温度和 pH 等措施，延长稳定期，以提高产量；②活细胞数目稳定，用于计数细菌的最大生长量。

4. 衰亡期（decline phase） 菌体死亡的速率超过菌体繁殖的速率，菌体中活菌数目急剧下降，群体呈现负生长。其中有一段时间，活菌数呈几何级数下降。细胞出现衰退型变化，形态显著改变，出现不规则的多样退化形态，如梨形、丝形、气球状等；代谢趋于停滞，甚至发生自溶；有的微生物在此期产生抗生素等次级代谢产物，芽孢释放往往也发生在这一时期。此期，革兰染色性常常发生改变，且发生形态改变，所以菌体难以辨识，并释放出氨基酸、抗生素、酶和内毒素等。在衰亡期末期，可出现细胞代偿现象，有少量菌体可能是从死亡或溶解细胞释放出来的物质中获取营养，因而可以存活几个月甚至几年（图 8-3）。

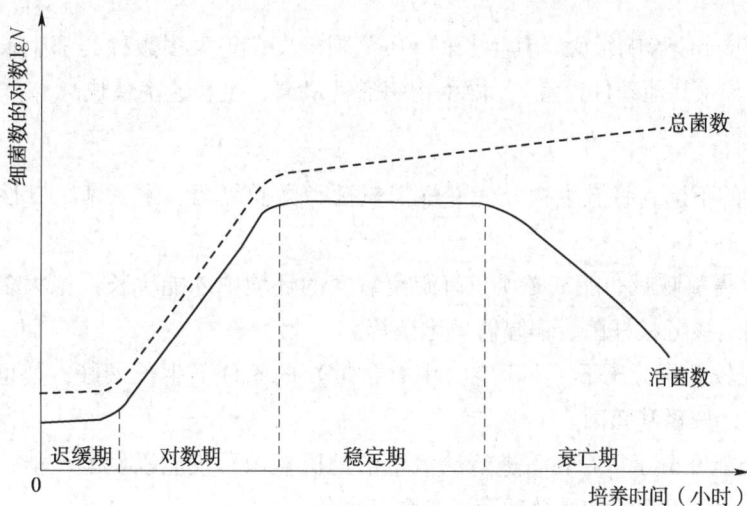

图 8-3　细菌生长曲线

？ 想一想

微生物的生长曲线可分为迟缓期、对数期、稳定期和衰亡期四个时期。研究细菌的性状，应尽量选用哪一期？发酵生产中，产生产物主要是哪一期？为什么？

答案解析

六、影响微生物生长繁殖的因素

微生物只有在适宜条件下才能较好地生长繁殖。影响生长繁殖的外界因素主要有营养物质、温度、pH、氧气、水活度等。

（一）营养物质

充足的营养物质是微生物生长繁殖良好的首要条件。微生物生长繁殖所需基本营养物质为水、碳源、氮源、能源、无机盐及生长因子。

（二）温度

微生物生命活动受温度影响十分明显。微生物能进行生长繁殖的最低温度界限为最低生长温度，此温度下微生物生长速率很低，低于该温度时微生物将停止生长；微生物能进行生长繁殖的最高温度界限为最高生长温度，此温度下微生物细胞容易衰老和死亡。最适生长温度是指维持最大生长速率的温度，但不一定是一切代谢活动的最佳温度。根据生长最适温度的不同，可将微生物分为嗜冷、兼性嗜冷、嗜温、嗜热、超嗜热或超高温微生物五种类型（表 8 - 1）。

表 8 - 1　五种微生物比较

微生物类型	最低	最适	最高
嗜冷微生物	0℃以下	15℃	20℃
兼性嗜冷微生物	0℃	20～30℃	35℃
嗜温微生物	15～20℃	20～45℃	≥45℃
嗜热微生物	40℃	55～65℃	80℃
超嗜热或超高温微生物	65℃	80～90℃	≥100℃

（三）pH

微生物生长受环境 pH 影响很大，其生长的 pH 范围极广，绝大多数种类都生长在 pH 4～9 的环境中。在最适 pH 条件下（其他条件适宜），微生物酶活性最高，生长速率最快。

（四）氧气

根据对氧气需求的不同，将微生物分为专性需氧菌、微需氧菌、耐氧菌、专性厌氧菌和兼性厌氧菌五种类型。

1. 专性需氧菌　需氧呼吸产能，必须在有游离氧气的环境中才能生长，绝大多数真菌和许多细菌都是专性好氧菌，如结核分枝杆菌、铜绿假单胞菌等。

2. 微需氧菌　在较低氧分压下（少于空气中氧含量）的条件下生长最好，其也是通过呼吸链产能并以氧为最终氢受体，如霍乱弧菌。

3. 耐氧菌　一类能在分子氧存在下进行厌氧生活的厌氧菌，仅能以发酵产能，但分子氧对其无毒害。一般的乳酸菌多为耐氧菌，如乳链球菌、乳酸杆菌等。

4. 专性厌氧菌　仅在无氧或基本无氧条件下才能生长，分子氧对其有剧毒，即使短期接触空气，也会抑制其生长，甚至导致死亡，如双歧杆菌属、破伤风梭菌等。

5. 兼性厌氧菌　在有氧和无氧条件下都能生长，但在有氧条件下生长得更好，以有氧时进行呼吸产能为主，无氧时则通过发酵或无氧呼吸产能，多数细菌和多数酵母菌都是兼性厌氧菌。

（五）水活度

水活度（Aw）是指在一定的压力和温度条件下，溶液蒸气压与纯水饱和蒸气压的比值。纯水的 Aw 等于 1.00。溶液的溶质越多，水活度越小。微生物生长的最低 Aw 在 0.60～0.99 之间，不同微生物生长的最适 Aw 不同。

第二节　微生物的代谢

PPT

一、微生物的能量代谢

（一）能量代谢的概念

能量在微生物细胞内相互转化和代谢变化称为能量代谢。微生物在生命活动中需要能量，它主要是通过生物氧化来获得能量。

（二）能量代谢的类型

各种微生物的生物氧化过程、代谢产物和产能多少有所不同。根据生物氧化时最终受氢体的不同，细菌的生物氧化可以分为需氧呼吸、厌氧呼吸、发酵三个类型。

1. 需氧呼吸　是以分子氧作为最终受氢体的生物氧化过程。许多异养菌在有氧条件下，将底物彻底氧化而获得较多的能量。

2. 厌氧呼吸　是以无机物（除分子氧外）作为最终受氢体的生物氧化过程。能起这种作用的化合物有硫酸盐、硝酸盐和碳酸盐。

3. 发酵　是以有机物为受氢（或电子）体的氧化过程。在发酵过程中，有机物既是被氧化的基质，又是最终的电子受体，由于氧化不彻底，产能较少。

二、微生物的分解代谢与合成代谢

（一）分解代谢

1. 分解代谢的定义　分解代谢是指机体将来自环境或细胞自己储存的有机营养物质分子（如糖类、脂类、蛋白质等），通过一步步反应降解成较小的、简单的终产物（如 CO_2、乳酸、乙醇等）的过程，又称呼吸作用或异化作用。

2. 分解代谢产物与检测　不同细菌具有不同的酶系统，所以对糖、蛋白质等营养物质的分解程度不同，其代谢产物也各异。利用生物化学方法测定细菌在新陈代谢过程中产生的代谢产物以鉴定细菌的种类，称细菌的生化反应。主要的生化反应包括如下。

（1）吲哚试验　又称靛基质试验。大肠埃希菌、普通变形杆菌、霍乱弧菌等因含有色氨酸酶，可将色氨酸分解成无色的吲哚（靛基质），加入对二甲基氨基苯甲醛（吲哚试剂），则生成红色的玫瑰吲哚，为吲哚试验阳性；伤寒沙门菌则为阴性。

（2）甲基红试验　培养基中的葡萄糖被细菌分解后产酸，使培养液的 pH 值降低，加入甲基红来证实产酸情况。如大肠埃希菌能分解葡萄糖，产生甲酸、乙酸等大量混合酸，使培养液的 pH 值降到 4.5 以下，加入甲基红后呈红色，为阳性；产气肠杆菌分解的产物主要为中性的乙酰甲基甲醇，培养液 pH 值在 5.4 以上，加入甲基红后呈橙黄色，为阴性。

（3）V-P 试验　产气肠杆菌在含有葡萄糖的培养基中，可分解葡萄糖产生丙酮酸，丙酮酸进一步脱羧生成乙酰甲基甲醇，在碱性溶液中被空气氧化成二乙酰，可与培养基中含胍基的化合物在碱性条件下发生反应，生成红色的化合物，为 V-P 试验阳性；大肠埃希菌分解葡萄糖不产生乙酰甲基甲醇，则无此反应，没有颜色的变化。

（4）枸橼酸盐利用试验　产气肠杆菌以枸橼酸盐作为唯一碳源，分解枸橼酸盐生成碳酸盐，并分解培养基中的铵盐生成氨，使培养基由中性变成碱性，导致含有溴麝香草酚蓝（BTB）指示剂的培养基由绿色变为蓝色，为枸橼酸盐利用试验阳性；大肠埃希菌不能利用枸橼酸盐，故不能在枸橼酸盐培养基上生长，培养基颜色仍为绿色，为阴性。

以上四种试验合称为 IMViC 试验，常用于革兰阴性菌的鉴别。如人肠埃希菌和产气肠杆菌，两者大小、形态相似，均为革兰阴性菌，难以用形态学方法区分，而其 IMViC 试验则显著不同。大肠埃希菌 IMViC 试验结果为 + + - -，产气肠杆菌结果则为 - - + +，这有利于二者的鉴别。

（5）糖发酵试验　不同种类的细菌对糖的分解利用不同，一般以能否分解某种糖、是否产酸产气等现象来鉴别。如大肠埃希菌能分解葡萄糖、乳糖，产酸又产气；而伤寒沙门菌不能分解乳糖，能分解葡萄糖产酸但不产气。

（6）硫化氢试验　有些细菌能分解培养基中的含硫氨基酸（如胱氨酸、甲硫氨酸等），产生硫化氢气体，如遇到醋酸铅或硫酸亚铁，可形成黑色的硫化物沉淀，为硫化氢试验阳性。本试验常用于区分各类肠道杆菌，如沙门菌属通常为阳性，而大肠埃希菌、产气肠杆菌、志贺菌属则为阴性。

（7）尿素分解试验　普通变形杆菌有尿素酶，可将尿素分解成氨，如加入酚红指示剂，培养基显红色（呈碱性）；痢疾志贺菌、伤寒沙门菌则不能。

现代临床细菌学已普遍采用微量、快速的生化鉴定方法。同时，也可用细菌鉴定软件分析细菌的生化反应谱。如用全自动细菌鉴定及药敏分析系统，可实现细菌生化鉴定的自动化。此外，应用气相、液相色谱法鉴定细菌分解代谢产物中挥发性或非挥发性有机酸和醇类，能够快速确定细菌的种类。

（二）合成代谢

1. 合成代谢的定义　合成代谢是指细胞利用简单的小分子物质合成复杂大分子的过程，在这个过程中要消耗能量。合成代谢是将各种营养物、中间代谢物与能量，转化成自身的组分。

分解代谢与合成代谢两者密不可分。其各自的方向与速度受生命体内、外各种因素的调节，以适应不断变化着的内、外环境。

2. 微生物的合成代谢产物

（1）热原（pyrogen）　又称热原，是微生物合成的一种极微量注入人体或恒温动物引起发热反应的物质。产生热原的大多是革兰阴性菌，热原就是其细胞壁中的脂多糖；个别革兰阳性菌的某些多糖成分亦有此作用，也是热原。热原耐高温，高压蒸汽灭菌121.3℃ 20分钟亦不被破坏，必须以250℃ 30分钟或180℃ 2小时的高温处理，或用强酸、强碱、强氧化剂煮沸半小时，才可将其破坏。

热原污染是制药工业和制备生物制品时必须严格预防的问题。在制药过程中，原料、药液、容器等若被细菌污染，则可能产生热原。注射用药液、器皿等若被热原污染，可引起输液反应。因此，在制备注射药物时，必须严格执行无菌操作，防止细菌污染。对液体中可能存在的热原，可用吸附剂和特殊石棉滤板过滤，蒸馏法效果更好。玻璃器皿需在250℃高温环境中干烤30分钟，以破坏热原。

（2）毒素（toxin）　是致病菌产生的，对机体有毒害作用的物质，可分为内毒素（endotoxin）和外毒素（exotoxin）两类。两者均有毒性作用，尤以外毒素为甚。外毒素是革兰阳性菌（如破伤风梭菌、白喉棒状杆菌等）及少数革兰阴性菌合成并分泌到菌体外发挥毒性作用的蛋白质。内毒素是革兰阴性菌细胞壁中的脂多糖，是在细菌死亡或崩解后才释放出来的物质。

（3）侵袭性酶　是细菌合成的能损伤机体组织、促使细菌在机体内生存和扩散的一类酶，与细菌致病性有重要关系，如链球菌的透明质酸酶。

❤ 药爱生命

链球菌具有透明质酸酶、链激酶、链道酶等侵袭性酶类，因此，其所形成的感染病灶具有扩散迅速、边界不清、脓汁稀薄呈血性等特点；并且，由于其有诱发风湿热和急性肾小球肾炎的可能，我们对于链球菌所形成的感染要注意及时治疗，彻底治疗，避免自身超敏反应性疾病的反生和发展。侵袭性酶类具有致病作用，但我们也可利用其独特的特点治疗某些疾病。例如，现在链激酶已广泛用于血栓性疾病的治疗，链道酶用于液化化脓性渗出液，治疗肺炎球菌所致脓胸等疾患。在日常的工作、生活中，我们要善于发现、勤于思考，有科研探索精神，才可能有新的发现和成果。

（4）抗生素（antibiotic）　是由某些生物在代谢过程中产生的一类能选择性抑制或杀死其他微生物或肿瘤细胞的物质。抗生素大多由放线菌（如链霉素、红霉素）和真菌（如青霉素、头孢菌素）产生，细菌产生的较少，只有多黏菌素（损害菌体的原生质膜）、杆菌肽（干扰菌体蛋白合成）等数种。

（5）**细菌素**（bacteriocin）　是某些细菌产生的一类抗菌蛋白，但抗菌范围狭窄，仅对近缘关系密切的细菌有杀伤作用。如大肠埃希菌产生的大肠菌素、葡萄球菌产生的葡萄球菌素等。由于细菌素的作用具有特异性，利用细菌素或与噬菌体方法结合，可以有效地对某些细菌进行分型和流行病学调查。

👁 看一看

乳链菌肽在食品中的应用

乳链菌肽（nisin）是目前食品应用中被研究得最透彻的细菌素，已被用作食品添加剂。为了防止食品变质，硝酸盐被广泛地应用在肉类食品中，但其对人体健康伤害很大，甚至危及生命。使用 nisin 或含低量硝酸盐的 nisin 既可以抑制梭菌的生长，又可以减少食品中硝酸盐的使用。

在西方国家，nisin 也被用于奶制食品，以抑制梭菌和李斯特菌。例如，nisin 可以控制奶酪中 C 型肉毒梭菌孢子生长，并已成为巴氏消毒精制奶和糊状食品最有效的防腐剂。nisin 在酒精饮料中的应用也比较广泛，由于其对酵母菌没有抑制作用，对发酵没有任何影响，并还可以很好地抑制革兰阳性菌，保证产品质量。目前，nisin 已在全世界范围内的各种食品中得到普遍应用。

（6）**色素**　某些细菌在营养丰富、氧气充足、温度适宜时，能产生不同颜色的色素。①脂溶性色素：不弥散，可使菌落呈现一定的颜色，如金黄色葡萄球菌色素。②水溶性色素：能弥散至培养基中，如铜绿假单胞菌的色素，可使培养基呈现绿色，人体感染的脓液及纱布等敷料也均带绿色。细菌的色素有助于细菌的鉴别。

（7）**维生素**　细菌能合成某些维生素，除供自身所需外，还能分泌至周围环境中。如人体肠道内的大肠埃希菌，其合成的 B 族维生素和维生素 K 也可被人体吸收利用。

三、微生物的初级代谢与次级代谢

微生物在代谢过程中，会产生多种多样的代谢产物。根据代谢产物与微生物生长繁殖的关系，可将其分为初级代谢产物和次级代谢产物两类。

1. 初级代谢产物　是指微生物通过代谢活动所产生的、自身生长和繁殖所必需的物质。初级代谢产物是与菌体生长相伴随的产物，对菌体生长、分化和繁殖是必需的，菌体对其合成反馈控制严密，一般不过量积累，如氨基酸、蛋白质、核苷酸、脂类、糖类等。利用初级代谢产物发酵，可生产氨基酸、核酸类物质及维生素等。

2. 次级代谢产物　是指微生物生长到一定阶段才产生的，化学结构十分复杂、对该微生物无明显生理功能，或并非生物生长和繁殖所必需的物质。次级代谢产物是菌体在生长后期形成的具有一定特性的产物，它与菌体生长繁殖无明显关系，但有较高的经济价值。次级代谢产物与菌体生长不相伴，以初级代谢的中间产物为原料合成，结构常较为复杂，对环境条件敏感。次级代谢产物不受反馈调节，一定条件下能大量合成。次级代谢产物包括抗生素、生物碱、毒素、色素、胞外多糖等。

四、微生物发酵中的代谢调控

1. 酶合成的调节　微生物细胞内的酶可以分为组成酶和诱导酶两类。组成酶是微生物细胞内一直存在的酶，它们的合成只受遗传物质的控制，而诱导酶则是在环境中存在某种物质的情况下才能合成的酶。例如，在以葡萄糖和乳糖作为碳源的培养基上培养大肠埃希菌，开始时，大肠埃希菌只能利用葡萄糖而不能利用乳糖，只有当葡萄糖被消耗完毕以后，大肠埃希菌才开始利用乳糖。

2. 酶活性的调节　微生物还能够通过改变已有酶的催化活性来调节代谢的速率。酶活性发生变化的主要原因是代谢过程中产生的物质与酶结合，致使酶的结构产生变化。这种调节现象在核苷酸、维生素的合成代谢中十分普遍。

3. 人工控制 上述两种调节方式是同时存在并且密切配合、协调作用的。通过对代谢的调节，微生物细胞内一般不会累积大量的代谢产物。但在工业生产中，人们总希望微生物能够最大限度地积累对人类有用的代谢产物，这就需要对微生物代谢调节进行人工控制。人工控制微生物代谢的措施包括改变微生物遗传特性、控制生产过程中的各种条件（即发酵条件）等。例如，黄色短杆菌能够利用天冬氨酸合成赖氨酸、苏氨酸和甲硫氨酸，其中，赖氨酸是一种人和高等动物的必需氨基酸，在食品、医药和畜牧业中需要量很大。在黄色短杆菌代谢过程中，当赖氨酸和苏氨酸都累计过量时，就会抑制天冬氨酸激酶的活性，使细胞内难以积累赖氨酸；而赖氨酸单独过量就不会出现这种现象。又例如，在谷氨酸的生产过程中，可以采取一定的手段改变细胞膜的透性，使谷氨酸能迅速排放到细胞外面，从而解除谷氨酸对谷氨酸脱氢酶的抑制作用，提高谷氨酸产量。

第三节 医药生产中常用的微生物培养技术

PPT

将微生物接到适于它生长繁殖的人工培养基上或活的生物体内的过程称为接种，包括划线接种、穿刺接种等。严格的无菌操作是接种培养成功的关键。在生产实际中，人们将通过微生物培养，大量生产各种代谢产物的过程称为发酵。良好的通气搅拌、适宜的温度和酸碱度，使细菌均匀生长，大量产生细菌细胞或代谢产物，并能防止杂菌污染。一般实验室中较大量的通气扩大培养，可采用 5～30L 小型台式发酵罐。生产用大型发酵罐的容积为 50～500L。该法可用于制备医药用品（如传统的和基因工程的发酵产品）、酶制剂和许多食品。

一、微生物的接种

在实验室或工厂实践中，用得最多的接种工具是接种环、接种针，在固体培养基表面要将菌液均匀涂布时，需要用到涂布棒。常用的接种方法有以下几种。

1. 划线接种 是最常用的接种方法，即在固体培养基表面做来回直线形的移动，就可达到接种的目的。常用的接种工具有接种环、接种针等。在斜面接种和平板划线中就常用此法（图8-4）。

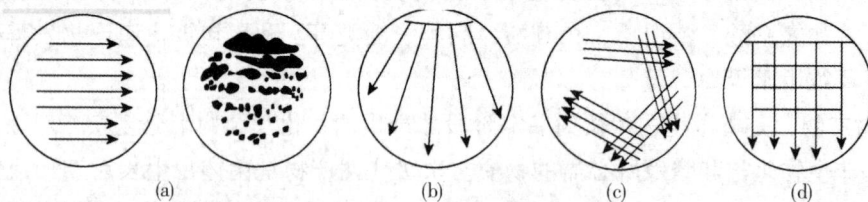

图8-4 划线接种

（a）平板划线法及细菌生长情况；（b）扇形划线法；（c）连续划线法；（d）方格划线法

2. 三点接种 在研究霉菌形态时常用此法。此法即把少量的微生物接种在平板表面上，成等边三角形的三点，让它们各自独立形成菌落后，再观察、研究其形态。除三点外，也可采取一点或多点接种。

3. 穿刺接种 在保藏厌氧菌种或研究微生物的动力时，常采用此法。做穿刺接种时，用的接种工具是接种针，用的培养基一般是半固体培养基。用接种针取少量菌种，沿半固体培养基中心向管底做直线穿刺，如某细菌具有鞭毛而能运动，则在穿刺线周围能够生长。

4. 浇混接种 该法是将待接的微生物先放入培养皿，然后再倒入冷却至45℃左右的固体培养基，迅速摇匀，菌液稀释。待平板凝固之后，置合适温度下培养，就可长出单个的微生物菌落。

5. 涂布接种 与浇混接种不同，要先倒好平板，让其凝固，然后再将菌液倒入平板上面，迅速用涂布棒在表面做来回左右的涂布，让菌液均匀分布，就可长出单个的微生物的菌落。

6. 液体接种 从固体培养基中将菌洗下，倒入液体培养基，或者从液体培养物中，用移液管将菌液接至液体培养基中，或从液体培养物中将菌液移至固体培养基中，都可称为液体接种。

7. 注射接种 该法是用注射的方法将微生物转接至活生物体内，如人或其他动物中。常见的疫苗预防接种，就是用注射接种将疫苗接入人体，来预防某些疾病。

8. 活体接种 是专门用于培养病毒或其他病原微生物的一种方法，因为病毒必须接种于活的生物体内才能生长繁殖。

培养基经高压灭菌后，用经过灭菌的工具在无菌条件下接种含菌材料于培养基上，这个过程称为无菌操作。各种微生物接种必须是无菌操作。

二、分批培养

将微生物置于一定容积培养基中，在适宜条件下培养生长，一次收获，这种方式称为分批培养（batch culture）。分批培养中，营养物质不断被消耗，毒性代谢产物、有害产物不断产生，因此不会无限制生长。分批培养的对数期维持时间较短，难以满足科研和生产的需求。

分批培养应用在生产实践中，就称为分批发酵。分批发酵包括简单分批发酵、补料分批发酵和反复补料分批发酵。

1. 简单分批发酵 将全部物料一次投入，经一定时间发酵后，将发酵液一次放出，以微生物的生长、各种营养物的消耗和代谢产物的合成都时刻处于动态之中为特征。简单分批发酵不能长时间维持一定的菌浓度，当营养基质耗尽后，菌体加速死亡，活细胞含量迅速下降，不利于发酵生产。

2. 补料分批发酵 开始时投入一定量的基础培养基，在合适时期开始连续补加碳源或（和）其他必需基质，直至发酵液体积达到发酵罐最大操作容积后，将发酵液一次全部放出。补料分批发酵能持续供给菌体维持和生长所需的营养基质，故能保持发酵液中有较高的活菌体浓度。另外，不断的补料稀释，对降低发酵液黏度、强化需氧发酵液的供氧也是十分有利的。因此，补料分批发酵目前已被广泛用于各种发酵产品的工业生产。受发酵罐操作容积的限制，发酵周期只能控制在较短时间内。

3. 反复补料分批发酵 在补料分批发酵的基础上，每隔一定时间，按一定比例放出一部分发酵液，使发酵液体积始终不超过发酵罐的最大操作容积。这种操作类型越来越被普遍应用于工业发酵。

三、连续培养

实验室研究和工业生产往往要求微生物能维持恒定的对数生长。连续培养（continuous culture）能满足这一要求，使微生物生长长时间处于对数生长的稳定状态或达到平衡生长（表8-2）。

表8-2 分批培养和连续培养的比较

方法	系统	生长状态	培养条件	自动化
分批培养	封闭	迟缓→对数生长→稳定→衰亡	每期不同	困难
连续培养	开放	平衡	恒定	容易

连续培养是在研究典型生长曲线的基础上，采取有效措施，延长对数生长期。具体来说，连续培养就是在一个恒定容积的流动系统中培养微生物，一方面以一定的速度连续地加入新的培养基，并立即搅拌均匀；另一方面又以相同的速度流出培养物（菌体或代谢产物）。培养系统中，细胞数量和培养

状态保持动态恒定（图 8 - 5）。

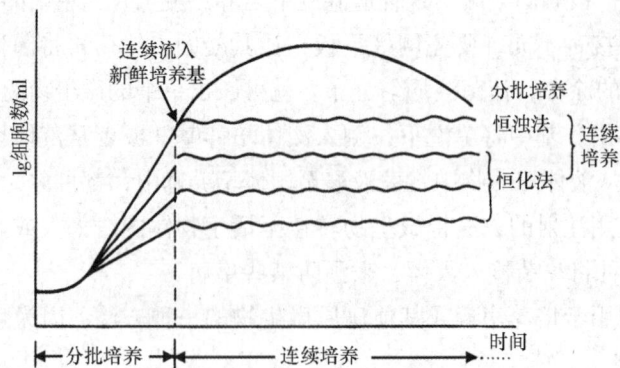

图 8 - 5　分批培养和连续培养的关系

连续培养根据控制方式的不同，可分为恒化连续培养与恒浊连续培养。

1. 恒浊连续培养　是借光电控制系统（恒浊器）来控制流速，使菌液浓度保持恒定。培养室的浊度增加，光电控制系统调节使流速加快，浊度降低；反之则流速减慢，浊度增加。光电控制系统的灵敏度决定了工作的精度。

2. 恒化连续培养　是控制流速恒定，使培养室中的营养物浓度恒定，而使培养物保持某一恒定生长速率的方法。使用装置为恒化器。在此培养法中，要有某一生长限制因子（此营养物质限量，从而起到控制生长速率的作用），而其他营养物质过量，通过控制限制因子的补充，起到调节作用。

恒化连续培养与恒浊连续培养明显不同，其应用范围以实验室、科研为主。长时间细菌培养后，可从中分离出不同的变种，有利于观察细菌在不同生活条件下的变化，特别是 DNA、RNA 及蛋白质的变化，同时也是研究自然条件下微生物生态体系比较理想的实验模型。

连续培养如应用于生产实践，就称为连续发酵（continuous fermentation）。连续发酵与单批发酵相比，有其自身独特的优势，最大的优点是高效，取消了分批发酵中各批之间的时间间隔（非生产时间），提高了设备的利用率，缩短了发酵周期。同时，连续发酵处于平衡状态，各项参数如基质浓度、溶氧浓度及细胞密度等可用各种仪表进行自动控制，降低了动力、人力的消耗，产品质量较均一稳定。连续培养或连续发酵也有其缺点，最突出的问题是易受杂菌污染和菌种退化问题的影响。

四、固定化细胞培养

固定化细胞培养是用于获得细胞的酶和代谢产物的一种方法，起源于 20 世纪 70 年代，是在固定化酶的基础上发展起来的新技术。该法主要可以分为吸附法和包埋法两大类。

1. 吸附法　是指利用各种吸附剂，将细胞吸附在其表面而使细胞固定的方法。用于细胞固定化的吸附剂主要有硅藻土、多孔陶瓷、多孔玻璃、多孔塑料、金属丝网、微载体和中空纤维等。例如，各种霉菌会长出菌丝体，这些菌丝体可以吸附缠绕在多空塑料、金属丝网等载体上，用于生产有机酸和酶等。

2. 包埋法　是指将细胞包埋在多空载体内部而制成固定化细胞的方法。包埋法可分为凝胶包埋法和半透膜包埋法。凝胶包埋法是应用最广泛的细胞固定方法。

固定化细胞培养可以连续发酵，提高了细胞成活率，节约了成本，而且在蒸馏和提取前不用分离除去细胞，能一边排出发酵液，一边进行培养，排除了产物抑制和消耗。

实验九 微生物的分离和纯化

一、实验目的

1. **掌握** 无菌操作技术；常用的微生物分离、纯化方法。
2. **熟悉** 微生物接种和培养的基本技术。
3. **了解** 微生物分离纯化的原理。

二、实验原理

在自然条件下，微生物以杂居状态生长，因此，要研究某种微生物，必须先分离出该微生物并获得纯培养物，即微生物的纯种分离。常用的纯种分离方法有平板划线分离法、倾注平板分离法等。

1. 平板划线分离法 是先制备好无菌平板，在无菌的环境下用接种环蘸取少许待分离的微生物，在培养基表面进行连续划线或者分区划线。在划线的起始部分，微生物连在一起生长，越往后，划线菌量越少，最后可能形成单个的菌落，菌落即是由一个细菌大量繁殖而形成的集团，因此可得到纯培养物。

2. 倾注平板分离法 是先把待分离的微生物进行一系列的液体稀释，然后分别取一定量的稀释液，与预先熔化并冷却至45～50℃之间的琼脂培养基混合，摇匀后倒入平板，培养后可能有单菌落出现，从而获得纯培养物。

严格的无菌操作技术是保证微生物分离、培养成功的重要前提条件，主要是防止环境中的微生物污染实验材料，同时也要防止实验材料污染环境或者人体。

三、实验器材

1. **标本** 细菌混合液。
2. **仪器** 普通光学显微镜、接种环、酒精灯、1ml灭菌移液管、灭菌培养皿、灭菌试管、75%乙醇棉球、记号笔、试管架、擦镜纸等。
3. **试剂** 无菌生理盐水、结晶紫染液、卢戈碘液、95%乙醇、番红染液、二甲苯。
4. **其他** 营养琼脂培养基、斜面培养基。

四、实验方法

（一）平板划线分离法

1. 制备平板 加热熔化无菌琼脂培养基，冷却至45℃左右，以无菌操作倒入无菌平皿（每皿12～15ml），迅速摇匀，水平静置，凝固后即成平板，待用。

2. 平板划线分离法 包括分区划线法、连续划线法和棋盘格划线分离法等。本实验主要介绍分区划线法和连续划线法。

（1）分区划线法 多用于含菌量较多的粪便、痰液、脓汁等标本的细菌分离。

将接种环在酒精灯外焰上烧灼灭菌，以无菌操作技术取一环待分离菌液，左手持琼脂平板，在火焰附近稍抬起皿盖，右手持接种环伸入皿内，使接种环与平板表面成约30°，轻轻接触，以手腕力量使接种环在平板表面做轻快滑动（接种环不应嵌入培养基内），将标本均匀涂布于平板表面边缘一小部分区域，此划线区域为第1区。然后烧灼接种环，待环冷却后，将手中的培养皿转动约60°，用接种环通过第1区向第2区来回连续划线，线与线之间不要重叠，用同样的方法依次划第3、4区。平板上每一区的细菌数会逐渐减少，直至分离出单个菌落。实际工作中，可根据标本中细菌量的多少，选择第3、4区之间是否对接种环进行灭菌（图8-6）。

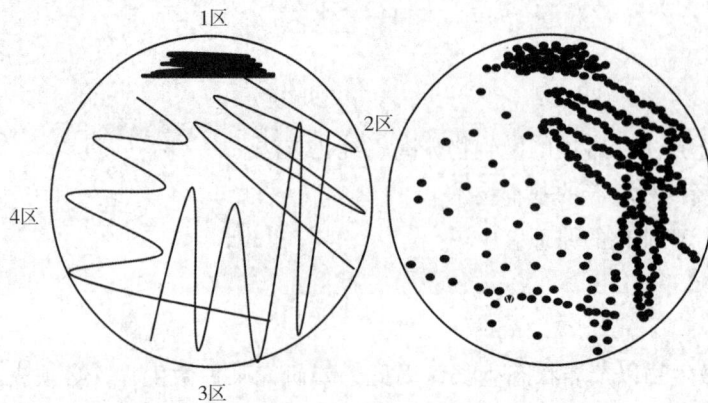

图8-6 平板分区划线法（左）及培养后菌落生长情况（右）

（2）平板连续划线法 多用于含细菌量不多的标本或棉拭子等标本的细菌分离。

该方法与分区划线法基本相同，无菌操作也一样，所不同的是划线方式。将标本或棉拭子等直接密集均匀涂布于平板顶端一点处，从此处开始用接种环或棉拭子在平板表面来回连续划线，并逐渐向下移动，注意折线应分散而不重叠。随着划线的延伸，线上分布的细菌越来越少，在线的末端分布有单个菌落，以达到分离细菌的目的（图8-7）。

图8-7 平板连续划线法（左）及培养后菌落生长情况（右）

3. 培养 划线完毕后，将平皿倒置于恒温培养箱内，根据细菌的特点选择适宜的温度和合适的培养时间，通常是35~37℃培养18~24小时。

（二）倾注平板分离法

1. 制备平板 方法同平板划线分离法。

2. 稀释样品 取6支高压灭菌后的试管，在其中分别注入9ml无菌生理盐水，置于试管架上，依次标记为10^{-1}、10^{-2}、10^{-3}、10^{-4}、10^{-5}、10^{-6}。配制样品悬浮液，将其摇匀后，用1ml无菌移液管采用无菌操作吸取1ml注入10^{-1}试管，注意移液管的尖端不能接触管内液体，此管为10倍稀释液，即浓度为原液的1/10。取第二支无菌移液管，在10^{-1}试管内来回吹吸数次，将其混匀，并用该移液管从10^{-1}试管中吸取1ml注入10^{-2}试管，另取一支无菌移液管，以同样方式在10^{-2}试管内来回吹吸数次以混匀，即为原液的1/100稀释液。重复上述操作，将样品依次稀释至10^{-3}、10^{-4}、10^{-5}、10^{-6}。该方法称为十倍连续稀释法，是微生物实验和研究工作的主要方法之一，常用于液体培养、细菌平板计数等工作（图8-8）。

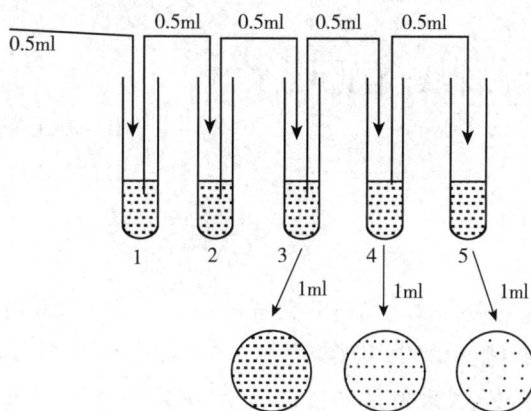

图 8 - 8　样品稀释过程示意图

3. 将培养基和稀释液混合均匀　以无菌操作方法，用无菌移液管分别吸取 10^{-4}、10^{-5}、10^{-6} 三个稀释度的稀释菌液各 1ml，注入相应标记的三个无菌平皿，立即倒入 12～15ml 融化并冷却至 45～50℃ 的营养琼脂培养基，盖上皿盖，将平皿放在桌面上水平旋转几次，使培养基与稀释液充分混合。

4. 培养　将混合均匀且凝固后的平皿倒置放于恒温培养箱中，通常 28～37℃ 培养 18～24 小时。

5. 挑取单菌落　观察分离结果，挑取典型的单菌落进行革兰染色和显微镜观察。如果细菌形态和革兰染色结果一致，则将该单菌落移接到斜面培养基上，经培养后即得纯培养（图 8-9）。

图 8 - 9　倾注平板分离法

五、结果与讨论

1. 描述分区划线法的具体操作步骤。

2. 如何从一微生物混合材料中分离得到纯培养物？

3. 倾注平板分离法分离实验过程中，需注意哪些问题？

目标检测

答案解析

一、选择题

（一）单项选择题

1. 固体培养基常选用的接种方法是（　）

　　A. 划线　　　　　　B. 涂布　　　　　　C. 穿刺　　　　　　D. 三点　　　　　　E. 浇混

2. 鉴别微生物有无动力可选用（ ）

    A. 固体培养基   B. 液体培养基   C. 半固体培养基 D. 选择培养基   E. 鉴别培养基

3. 使用限制因子控制微生物培养的方法是（ ）

    A. 恒浊分批培养   B. 恒浊连续培养 C. 恒化连续培养 D. 恒化分批培养 E. 以上都是

4. 在细菌的生长中，生物学性状最典型的是（ ）

    A. 迟缓期   B. 对数期   C. 稳定期   D. 衰亡期   E. 调控期

5. 下列细菌产物中，对人体无害的是（ ）

    A. 热原   B. 内毒素   C. 外毒素   D. 侵袭性酶   E. 维生素

6. 去除液体中热原最好的方法是（ ）

    A. 煮沸法   B. 高压蒸汽灭菌 C. 吸附滤过法   D. 巴氏消毒法   E. 160℃干烤法

（二）多项选择题

1. 细菌的生长曲线包括（ ）

    A. 迟缓期   B. 对数期   C. 稳定期   D. 衰亡期   E. 调控期

2. 根据对氧气需求的不同，将微生物分为（ ）

    A. 专性需氧菌   B. 微需氧菌   C. 耐氧菌   D. 专性厌氧菌   E. 兼性厌氧菌

3. 分批发酵包括（ ）

    A. 连续发酵   B. 连续分批发酵

    C. 简单分批发酵   D. 补料分批发酵

    E. 反复补料分批发酵

4. 根据生长最适温度的不同，将微生物其分为（ ）

    A. 嗜冷微生物   B. 兼性嗜冷微生物

    C. 嗜温微生物   D. 嗜热微生物

    E. 超嗜热或超高温微生物

（三）配伍选择题

    A. 菌落   B. 均匀混浊   C. 菌苔   D. 形成菌膜   E. 形成沉淀

1. 枯草芽孢杆菌在液体培养基中的生长现象是（ ）

2. 链球菌在液体培养基中的生长现象是（ ）

3. 大肠埃希菌在液体培养基中的生长现象是（ ）

二、计算题

现有1000ml培养物，测得其DNA含量为16.8×10^{-5}mg/ml，请计算菌体数量。

三、综合问答题

1. 简述单个细菌细胞生长与细菌群体生长的区别。

2. 测定细菌生长量可用直接计数法和间接计数法，两种方法一般分别采用何种具体方法？

书网融合……

           重点回顾   微课   习题

第九章 灭菌与消毒技术

<table>
<tr><td rowspan="1">学习目标</td><td>

知识目标:

1. 掌握 灭菌、消毒、防腐、除菌的基本概念。

2. 熟悉 物理除菌的基本原理和方法。

3. 了解 常用的化学除菌方法。

技能目标:

熟练掌握物理消毒灭菌技术和化学消毒灭菌技术的应用。

素质目标:

能根据实际生产生活需要,灵活选用最优的消毒灭菌技术,并达到最佳效果。

</td></tr>
</table>

📖 导学情景

情景描述: 2006 年 7 月 24 日,西宁市部分患者使用安徽某药业有限公司生产的克林霉素磷酸酯葡萄糖注射液(即欣弗注射液)后,出现胸闷、心悸、心慌、寒战、肾区疼痛、腹痛、腹泻、恶心、呕吐、过敏性休克、肝肾功能损害等临床症状。随后,全国 16 个省区共报告"欣弗"病例 93 例,死亡 11 人。8 月 15 日,国家局通报:导致这起不良事件的主要原因是,该药业公司 2006 年 6 月至 7 月生产的欣弗注射液未按批准的工艺参数灭菌,降低灭菌温度、缩短灭菌时间、增加灭菌柜装载量,影响了灭菌效果。经中国药品生物制品检定所对相关样品进行检验,结果表明:无菌检查和热原检查不符合规定。

情景分析: 欣弗事件表明,产品本身存在着一定的先天缺陷,灭菌不充分–产品细菌繁殖–细菌代谢产生热原—注入体内产生热原反应–导致严重的药害事件。

讨论: 决定灭菌效果的重要因素都有哪些?

学前导语: 本章我们将重点学习消毒灭菌的理论和方法,以期用所学内容正确指导将来的生产和生活,避免类似事件的发生。

微生物分布极广,自然状态下的物品、土壤、空气和水中都含有各种微生物。在微生物实验、生产中,需要对微生物进行纯培养,不能有外来杂菌。另外,有些微生物会对人类、动植物造成伤害,因此需要通过对所用物品、培养基、空气进行消毒、灭菌,控制这些有害的微生物,消除它们的危害。

第一节 灭菌相关的基本概念

PPT

一、灭菌

灭菌是指采用强烈的物理或化学因素,杀死物体表面及内部包括芽孢、孢子在内的所有微生物的方法。这是一种彻底的杀菌方法,如高温灭菌,经过灭菌的物品称无菌物品。灭菌分为杀菌和溶菌,杀菌指菌体失活，但菌形尚存；溶菌指菌体死亡后发生溶解、消失的现象（图9-1）。

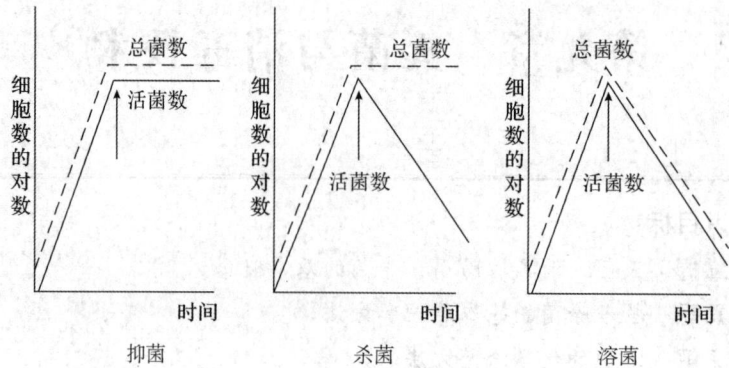

图9-1 抑菌、杀菌及溶菌的比较

二、消毒

消毒是指采用较温和的理化因素，杀死物体表面和内部的有害微生物，而对被消毒物品基本无害的方法。消毒可杀死病原菌的营养体，能达到防止传染病传播的目的，但不能杀死所有的芽孢和孢子。该法常用于牛奶、食品及某些物体表面的处理，也可进行器皿、用具、皮肤的处理。

三、防腐

防腐是利用理化因素防止和抑制微生物生长和繁殖的方法。这是一种防止食品腐败和其他物质霉变的技术措施，如低温、干燥、盐渍、糖渍等。具有防腐作用的物质称为防腐剂，如碳酸饮料中的苯甲酸钠、山梨酸钠。

四、除菌

利用过滤、离心、静电吸附等机械手段除去液体或气体中微生物的方法称为除菌。

理化因素对微生物生长是起杀菌作用还是抑制作用，与其强度或浓度、作用时间、微生物对理化因素的敏感性及生长时期等有关。例如：有些化学物质低浓度时起抑菌作用，高浓度时则起杀菌作用。无论采用哪一种消毒灭菌法，应该做到既要杀死物品中的微生物，又不破坏其基本性质。

👁 看一看

防腐剂

防腐剂（preservative）是指天然或合成的化学成分，用于加入食品、药品、颜料、生物标本等，以延迟微生物生长或化学变化引起的腐败。亚硝酸盐及二氧化硫是常用的防腐剂之一。

我国对防腐剂的使用有着严格的规定，明确防腐剂应该符合以下标准：①合理使用对人体健康无害；②不影响消化道菌群；③在消化道内可降解为食物的正常成分；④不影响抗生素的使用；⑤对食品热处理时不产生有害成分。

我国只批准了21种允许使用的食品防腐剂，且都为低毒、安全性较高的品种。只要食品生产厂商所使用食品防腐剂的品种、数量和范围严格遵循在国家标准《食品添加剂使用标准》（GB 2760-2019），是不会对人体健康造成损害的，人们可放心食用。

第二节　物理灭菌消毒方法

常用的物理灭菌消毒方法有加热法、辐射法和过滤法，其中，加热法是应用最早、效果最可靠的方法。

一、高温灭菌

高温灭菌是一种常用的方法。其基本原理是高温使菌体蛋白凝固变性、酶失去活性、核酸遭到破坏，导致菌体死亡。高温灭菌包括干热灭菌法和湿热灭菌法。

（一）干热灭菌法

1. 火焰灭菌法　是指利用火焰直接焚毁微生物的方法。该法灭菌彻底，简单方便，但使用范围有限。如使用酒精灯火焰灼烧金属工具、玻璃棒、试管口，焚烧带病原菌的材料等（图9-2）。

2. 使用干热灭菌器灭菌　是指利用干燥箱中的热空气进行灭菌的方法。通常在160~170℃处理1~2小时，便可达到灭菌的效果。如果被处理物品传热性差、体积较大或堆积过挤，需适当延长时间（图9-3）。

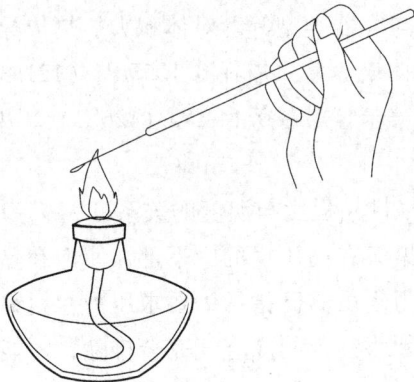

图9-2　接种针火焰灭菌

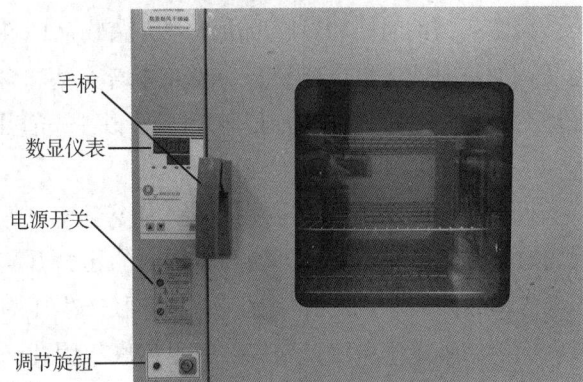

手柄

数显仪表

电源开关

调节旋钮

图9-3　干热灭菌器

使用干燥箱灭菌需注意温度不要超过180℃，以防棉塞和包装纸等烤焦而燃烧。灭完菌后，待箱温降至60℃才可取出被灭菌物品。此法适用于培养皿、三角瓶、吸管、烧杯、金属用具等耐热物品的灭菌，优点是可使被灭菌物品保持干燥。

（二）湿热灭菌法

湿热灭菌是一种用煮沸或饱和热蒸气杀死微生物的方法。湿热灭菌比干热灭菌效果好，主要是因为随着菌体蛋白质含水量升高，菌体蛋白的凝固温度降低，用较低的温度就可以使菌体蛋白凝固变性；热蒸汽传导快、穿透力强，可释放潜热，能使被灭菌物体迅速升温，缩短灭菌时间并达到彻底灭菌的效果。

1. 高压蒸汽灭菌法　是在密闭的高压蒸汽灭菌锅内，利用高于100℃的水蒸气杀灭微生物的方法。其原理是水沸腾后，水蒸气密闭在高压蒸汽灭菌锅内，使其压力增加，水的沸点随水蒸气压力的增加而升高。这是一种应用最广、效率最高的灭菌方法，适用于各种耐热物品的灭菌，如一般培养基、生理盐水、各种缓冲液、玻璃器皿、金属用具、工作服等。

常见的高压蒸汽灭菌锅有手提式（图9-4）和立式（图9-5）两种。

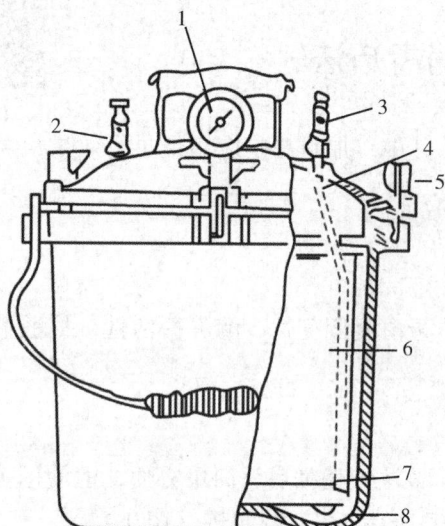

图 9 - 4　手提式高压蒸汽灭菌锅

1. 压力表；2. 安全阀；3. 排气阀；4. 软管；

5. 螺栓；6. 套筒；7. 搁架；8. 锅壁

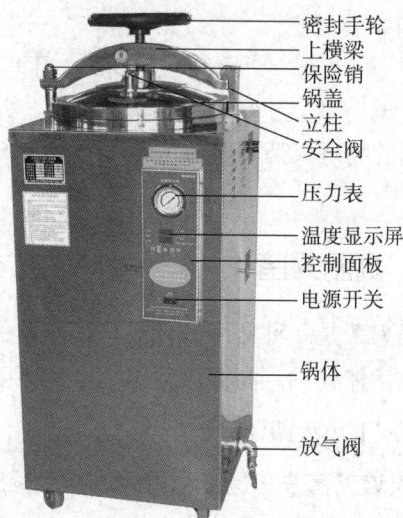

图 9 - 5　立式高压蒸汽灭菌锅

灭菌所需的时间和温度取决于被灭菌物品的性质、体积与容器类型等。对体积大、热传导性差的物品，加热时间应适当延长。一般液体培养基和含琼脂的固体培养基只需在 0.105MPa（121.3℃）下处理 15 ~ 30 分钟，即可达到灭菌目的。砂土、食用菌固体培养基等需在 0.14MPa（126℃）下灭菌 1 ~ 2 小时。

灭菌成功的关键是升压前排尽锅内冷空气。高压锅内空气排除程度与温度的关系见表 9 - 1。这是因为空气是热的不良导体，当高压锅内的压力升高后，空气聚集在高压锅的中下部，使饱和热蒸气难与被灭菌物品接触。同时，空气受热膨胀产生压力，造成压力表虽然已指示为要求压力，但锅内蒸汽温度低于饱和蒸汽温度，导致灭菌不彻底。因此，灭菌时必须将锅内的冷空气完全排除，才能达到彻底灭菌的目的。

表 9 - 1　高压锅内空气排除程度与温度的关系

压力（MPa）	高压锅内蒸汽温度（℃）				
	空气完全未排出	空气排出 1/3	空气排出 1/2	空气排出 2/3	空气完全排出
0.035	72	90	94	100	109
0.070	90	100	105	109	115
0.105	100	109	112	115	121
0.141	109	115	118	121	126
0.176	115	121	124	126	130
0.210	121	126	128	128	135

2. 间歇灭菌法　是用水蒸气反复多次处理的灭菌方法。将待灭菌物品在常压下 100℃蒸煮 30 ~ 60 分钟，以杀死其中所有微生物的营养细胞，冷却后置于室温或 37℃下培养过夜，部分受过热力刺激的芽孢萌发成营养细胞，第二天以同样方法加热处理。如此反复三次，可杀灭所有芽孢和营养细胞，以达到灭菌的目的。此法一般只用于不耐热的药品、营养物、特殊培养基等的灭菌，如糖类培养基、含硫培养基等。

3. 巴氏消毒法　全称为巴斯德消毒法，是一种低温消毒法。一般在 63℃下处理 30 分钟或 72℃下处理15秒，既能杀死无芽孢病原菌（如牛奶中的结核杆菌或沙门菌等），又不损害食品的营养与风味。巴氏消毒主要用于牛奶、果汁、啤酒和酱油等不宜进行高温灭菌的物品的消毒。

4. 煮沸消毒法　是指物品在100℃水中煮沸15～20分钟，可杀死所有微生物的营养细胞和部分芽孢。如在水中加入2%碳酸氢钠或2%石炭酸，灭菌效果更好。这种方法适用于注射器、解剖用具等器材的消毒。

二、紫外线灭菌

紫外线是一种短光波，具有较强的杀菌力。杀菌的原理主要是能使微生物体内DNA链上形成胸腺嘧啶二聚体，干扰DNA的复制，导致菌体死亡。紫外线还可在空气中形成臭氧，起杀菌作用。

紫外线的杀菌波长范围为200～300nm，以265nm波长杀菌力最强。一般灭菌采用30W紫外灯照射30分钟即可，其有效距离为1.5～2m，以1.2m以内为最佳。被紫外线照射受损后的菌体暴露在可见光下，部分菌体又恢复正常，称光复活现象。因此，在使用紫外线进行杀菌后，需等待30分钟之后再开灯。

紫外线的穿透力很弱，一般只用于空气和物体表面的灭菌，也可用于食品表面、饮水、饮料厂净化水等的消毒。紫外线对人的皮肤、眼部黏膜及视神经都有损伤作用，应避免直视灯管或在紫外线照射下工作。

? 想一想

在夏天，为什么皮肤会被晒黑？

答案解析

三、过滤除菌

过滤除菌是利用机械阻流的方法除去介质中微生物的方法，一般不能除去病毒、支原体等。此法常用于对一些不耐高温物质（如血清、抗毒素、抗生素和维生素等）的除菌以及空气过滤。

1. 液体过滤　使用滤菌器，采用抽滤的方法，滤掉液体中的微生物。因滤菌器孔径太小，需配备减压装置。

2. 空气过滤　是使压缩空气通过超细玻璃纤维组成的高效过滤器，滤除空气中的微生物，使出风口获得所需的无菌空气。如超净工作台、空气净化器及发酵罐空气过滤等。

✎ 练一练

常用于牛奶、啤酒消毒的方法是（　　）

A. 煮沸法 　　　　　　　　　　B. 流通蒸汽灭菌法

C. 巴氏消毒法 　　　　　　　　D. 干燥除菌

E. 高压蒸汽灭菌法

答案解析

第三节　化学灭菌消毒方法

PPT

化学灭菌消毒方法是利用化学药剂抑制或杀死微生物。具有抑制或杀死微生物的化学药剂种类繁多，性质各异，杀菌强度各不相同。大多化学药剂的杀菌作用强弱与其浓度有关，一般其在高浓度下起杀菌作用，低浓度下起抑菌作用，极低浓度时失去作用或对微生物的生命活动有刺激作用。化学药剂对微生物的作用取决于药剂浓度、作用时间和微生物对药剂的敏感性。

一、化学消毒剂

化学消毒剂简称消毒剂，不仅能杀死病原体，同时对人体组织细胞也有伤害作用，所以常用于体表及物品和周围环境的消毒。其作用机理主要有：①使菌体蛋白质变性、凝固或水解；②破坏菌体酶系统，使酶失去活性；③改变细胞膜的通透性，导致菌体死亡。

理想的消毒剂应是杀菌力强，配制方便，价格低廉，能长期保存，对人无毒或毒性较小的化学药剂。化学消毒剂常以液态或气态的形式使用，液态消毒剂一般通过喷雾、擦拭、浸泡、洗刷等方式使用；气态消毒剂主要通过熏蒸来消毒。

（一）醇类

醇类是脂溶剂，能降低细胞表面张力，改变细胞膜的通透性及原生质的结构状态，引起蛋白质凝固变性，但对芽孢和无包膜病毒的杀菌效果较差。目前应用最广泛的醇类消毒剂是乙醇，70%～75%乙醇杀菌效果最好，用于接种工具、皮肤及玻璃器皿的表面消毒。而无水乙醇杀菌力很低，这是因为无水乙醇与菌体接触后，使菌体表面蛋白质迅速脱水凝固，形成一层保护膜，阻止乙醇向菌体深层渗透，杀菌作用降低。

乙醇与其他杀菌剂混合使用可增强其杀菌力，如碘酊（含1%碘），是常用的皮肤表面消毒剂。

（二）醛类

醛类能与菌体蛋白质的氨基结合，改变蛋白质活性，使微生物的生长受到强烈抑制或死亡。最常用的醛类消毒剂是甲醛，37%～40%甲醛溶液又称福尔马林。甲醛具有强烈的杀菌作用，5%甲醛可杀死细菌的芽孢和真菌孢子等各种类型的微生物，常用于空气消毒和保存生物标本。

利用甲醛对接种室、接种箱、培养室等处进行熏蒸消毒，其用量为 5～10ml/m³甲醛与 3～5g/m³高锰酸钾混合，产生的热量使甲醛挥发，然后密闭 24 小时。甲醛具有强烈的刺激性和腐蚀性，影响健康，使用时要注意安全。

（三）酚类

低浓度酚可破坏细胞膜组分，高浓度酚凝固菌体蛋白。酚还能破坏结合在膜上的氧化酶与脱氢酶，引起细胞迅速死亡。常用的包括如下。

1. 苯酚　也称石炭酸，为无色或白色晶体。一般用 5% 苯酚喷雾消毒，配制时需用热水溶化。苯酚有较强的腐蚀性，使用时要注意安全，不要滴到皮肤及衣物上。

2. 煤酚皂液　煤酚皂液为棕色黏稠液体，甲酚含量为 48%～52%，杀菌机理与苯酚同，但杀菌能力比苯酚强 4 倍。一般 1%～2% 溶液用于皮肤消毒，3% 溶液用于环境喷雾消毒。

（四）氧化剂

氧化剂通过强烈的氧化作用，破坏微生物的蛋白质结构，使其失去活性而死亡。常用的氧化剂有：高锰酸钾、漂白粉、氯气、碘酒、过氧乙酸、过氧化氢等。

1. 高锰酸钾　0.1% 高锰酸钾溶液作用 30 分钟可杀灭微生物的营养体，2%～5% 溶液作用 24 小时可杀灭细菌芽孢。其主要用于环境及物品消毒。高锰酸钾溶液暴露在空气中易分解，应随配随用。

2. 漂白粉　主要成分为次氯酸钙，有效氯含量为 25%～32%。次氯酸钙不稳定，在水中分解成次氯酸，次氯酸可解离放出新生态氧，具有强烈的氧化作用，易与蛋白质或酶发生氧化作用而使菌类死亡。一般用5%漂白粉对环境进行消毒。

（五）重金属盐类

重金属离子易与蛋白质结合，使其变性或抑制酶的活性。重金属离子具有很强的杀菌力，尤以含汞、银、铜的金属盐杀菌力最强，常用于医疗和农业生产。0.1%升汞（氯化汞）常在植物组织分离中用于外植体消毒及器皿的消毒，2%红汞常用于皮肤、黏膜及小创伤的消毒。硫酸铜与石灰以适当比例配成的波尔多液，可在农业上用于杀灭真菌、螨虫以及防治植物病害。重金属盐类对人和动物有毒，使用时要注意安全，并应妥善保管。

（六）表面活性剂

表面活性剂可降低表面张力，改变细胞的渗透性及稳定性，使细胞内的物质溢出、蛋白质变性，致菌体死亡。其刺激性小、渗透力较强，可用于皮肤、黏膜、器械的消毒。肥皂、洗衣粉是阴离子表面活性剂，杀菌力不强，但通过搓洗使油脂等污物乳化的同时，也除去皮肤及衣物表面的微生物。阳离子表面活性剂的杀菌作用较强，如新洁尔灭，是人工合成的季铵盐阳离子表面活性剂，常用于皮肤、黏膜和器械的消毒。

（七）酸碱类

极端酸碱条件能使菌体蛋白质变性，导致菌体死亡。山梨酸及其钾盐、苯甲酸及其钠盐常用于保存食品、饮料，乳酸、醋酸、石灰等常用于对环境进行消毒。

（八）染料

一些碱性染料的阳离子可与菌体的羧基或磷酸基作用，形成弱电离的化合物，妨碍菌体的正常代谢，因而具有抑菌作用。常用结晶紫对皮肤和伤口进行消毒。

消毒剂的种类很多，不同消毒剂的适用范围和使用浓度有较大差异，即使是同一种消毒剂，其用于不同场合时的浓度也各不相同，应根据杀灭微生物的特点、化学消毒剂的理化性质、消毒要求等因素进行选择。常用的消毒剂及其使用见表9-2。

表9-2　常用消毒剂及其使用

类型	名称	使用浓度	消毒范围
醇类	乙醇	70%~75%	皮肤、器械
醛类	甲醛	5~10ml/m³	接种、培养环境熏蒸、器皿消毒
酚类	石炭酸	3%~5%	地面、空气、家具
	来苏尔	2%~3%	皮肤消毒
氧化剂	高锰酸钾	0.1%	皮肤、水果、蔬菜、器皿
	H_2O_2	3%	清洗伤口、口腔黏膜
	过氧乙酸	0.2%	塑料、玻璃、皮肤
	氯气	0.2~0.5mg/L	饮用水、游泳池
	漂白粉	1%~5%	地面、厕所、饮用水、空气
	碘酒	2.5%	皮肤
重金属盐类	升汞	0.05%~0.1%	植物、食用菌组织表面消毒
	红汞	2%	皮肤、黏膜、小伤口
	硫柳汞	0.01%~0.1%	皮肤、手术部位；生物制品防腐
	$AgNO_3$	0.1%~1%	皮肤及滴新生儿眼睛
	$CuSO_4$	0.1%~0.5%	配成波尔多液以防治植物真菌病害

类型	名称	使用浓度	消毒范围
表面活性剂	新洁尔灭	0.05% ~0.3%	皮肤、黏膜、手术器械
	杜灭芬	0.05% ~0.1%	皮肤、金属、棉织品、塑料
酸碱类	醋酸	3 ~5ml/m³	空气熏蒸消毒以预防流感
	石灰水	1% ~3%	地面、墙壁
染料	结晶紫	2% ~4%	皮肤、伤口

二、化学治疗剂

具有选择性杀死、抑制或干扰病原微生物生长繁殖，用于治疗感染性疾病的药物一般称为化学治疗剂。使用的化学治疗剂必须选择性强，对病原微生物有较强的杀菌能力，而对其宿主无毒或轻毒；易溶于水且能渗透到受感染部位。常用的化学治疗剂可分为抗代谢物和抗生素两大类。

（一）抗代谢物

一般是人工合成的，主要是磺胺类药物。磺胺是叶酸组成部分——对氨基苯甲酸（PABA）的结构类似物。PABA 是生物体内的必需代谢物，磺胺类药物能竞争性地与酶结合，干扰代谢的正常进行。该药物对细菌引起的传染性疾病有显著治疗效果（图 9 -6）。

磺胺　　　　　　　　　　　　　　　对氨基苯甲酸（PABA）

图 9 -6　磺胺及对氨基苯甲酸的化学结构

不少细菌要求外界提供 PABA 作为生长因子，以合成代谢中必不可少的重要辅酶——转移碳基团的四氢叶酸（THFA 或 CoF）。磺胺类药物被微生物吸收后，取代对氨基苯甲酸，干扰叶酸的合成，抑制了转甲基反应，导致代谢紊乱，从而抑制生长。人类不能利用外界的 PABA 自行合成叶酸，必须在营养物中直接提供四氢叶酸，因而磺胺呈现高度选择性毒力，对人无毒，对某些需以 PABA 作为原料自行合成四氢叶酸的病原菌有高度抑制作用。三甲氧苄二氨嘧啶（trimethoprim，TMP）能抑制二氢叶酸还原酶，使二氢叶酸无法还原成四氢叶酸。如果 TMP 与磺胺合用，作用于不同的环节，TMP 就增强了磺胺的抑制效果，故 TMP 有磺胺增效剂之称（图 9 -7）。

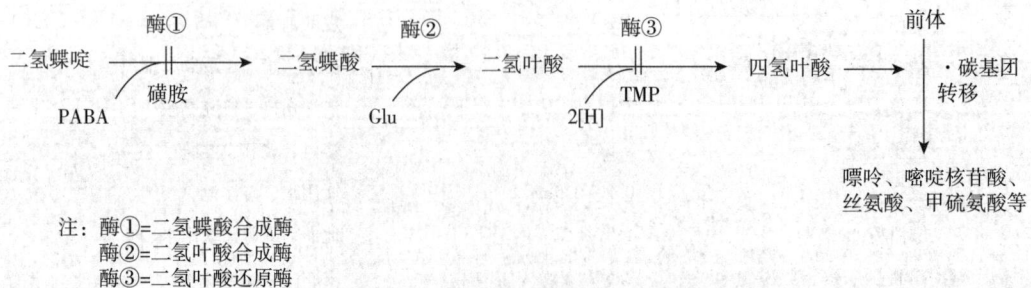

注：酶①=二氢蝶酸合成酶
　　酶②=二氢叶酸合成酶
　　酶③=二氢叶酸还原酶

TMP的结构：

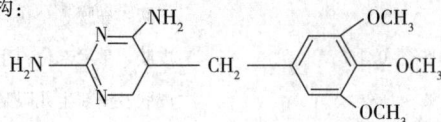

图 9 -7　磺胺及 TMP 在微生物四氢叶酸合成途径中的抑制作用

（二）抗生素

抗生素是微生物的次级代谢物或其人工衍生物，在极低浓度下就可抑制或影响其他生物的生命活动，是优良的化学治疗剂。抗生素的作用范围很广，除一般微生物外，还包括病毒、癌细胞、寄生虫、红蜘蛛和螨类等多种生物，被广泛用于人及动植物病害的防治。

♥ 药爱生命

　　幽门螺杆菌是一种生长在胃黏膜表面的细菌，于1982年由澳大利亚学者首先发现，该学者因此获得了诺贝尔医学奖。几乎所有幽门螺杆菌感染人体最终都会发展成胃炎，15%~20%的感染者会发展成胃溃疡或十二指肠溃疡，少于1%的感染者会发展成胃癌。幽门螺杆菌可增加胃癌发生的危险性，感染幽门螺杆菌后，人体很难自身清除之，如果不治疗，往往造成终身感染。治疗幽门螺杆菌引起的感染，需要同时用到两种抗生素，常用的分别是阿莫西林和克拉霉素。阿莫西林的杀菌能力很强，患者服用后，药物分子分解后的物质能够和幽门螺杆菌中的一种关键酶（转肽酶）进行结合，缺少了这个酶，幽门螺杆菌得不到保护，就只有死路一条。克拉霉素药物分子能够阻碍病菌细胞核蛋白的联结，从而让核蛋白无法合成。这两种抗生素在联合作用中，一方能够打破病菌的防护层，一方避免它生出新的病菌细胞，就能尽快将细菌斩草除根。二者联合用药，可在保护胃黏膜、抑制胃酸分泌的同时，将幽门螺杆菌灭杀。

实验十　玻璃器皿的洗涤、包扎和干热灭菌 📱微课

一、实验目的

1. 掌握　各种器皿的清洗方法；干热灭菌操作过程。

2. 熟悉　微生物实验所需的各种常用器皿的名称和规格。

二、实验原理

　　为了确保实验顺利进行，必须把实验器皿清洗干净并干燥，而微生物实验还需灭菌。为保持灭菌后的无菌状态，就要对培养皿、吸管等进行包扎，且试管和三角瓶要做棉塞。如不按规定操作，会影响实验结果，甚至导致实验的失败。

　　干热灭菌法是利用干燥空气使大分子变性而达到灭菌的目的。将待灭菌物品包扎后，放入电烘箱烘烤，加热至160~170℃，维持1~2小时。此法常用于空玻璃器皿、金属器皿的灭菌。凡带有橡胶的物品、液体、固体培养基等均不可使用此法灭菌。

三、实验材料

1. 仪器　常用的各种玻璃器皿；清洗工具；电热干燥箱。

2. 试剂　去污粉、肥皂、洗涤液。

四、实验方法

（一）玻璃器皿的清洗

1. 新购玻璃器皿的洗涤　将器皿放入2%盐酸溶液，浸泡数小时，以除去游离的碱性物质，最后

用流水冲净。对于容量较大的器皿,如大烧瓶、量筒等,洗净后注入浓盐酸少许,转动容器使其内部表面均沾有盐酸,数分钟后倾去盐酸,再以流水冲净,倒置于洗涤架上晾干,即可使用。

2. 常用旧玻璃器皿的洗涤 对于确实无病原菌或未被带菌物污染的器皿,使用前后,可按常规用洗衣粉水进行刷洗;吸取过化学试剂的吸管,应先浸泡于清水中,待到一定数量后,再集中进行清洗。

3. 带菌玻璃器皿的洗涤 凡实验室用过的菌种以及带有活菌的各种玻璃器皿,必须经过高温灭菌或消毒后才能进行刷洗。

(1) 带菌培养皿、试管、三角瓶等物品 做完实验后放入消毒桶内,用0.1MPa灭菌20~30分钟后再刷洗。对于含菌培养皿,底、盖要分别放入不同的桶,再进行高压灭菌。

(2) 带菌的吸管、滴管 使用后不得放在桌子上,应立即分别放入盛有3%~5%来苏尔或5%石炭酸或0.25%新洁尔灭溶液的玻璃缸(筒),消毒24小时后,再经0.1MPa灭菌20分钟后,取出冲洗。

(3) 带菌载玻片及盖玻片 使用后不得放在桌子上,立即分别放入盛有3%~5%来苏尔或5%石炭酸或0.25%新洁尔灭溶液的玻璃缸(筒),消毒24小时后,用夹子取出,用清水冲干净。用于细菌染色的载玻片,要放入50g/L肥皂水中煮沸10分钟,然后用肥皂水洗,再用清水洗干净。最后,将载玻片浸入95%乙醇片刻,取出用软布擦干或晾干,保存备用。对用皂液不能洗净的器皿,可用洗液浸泡适当时间后,再用清水洗净。

(4) 含油脂带菌器材的清洗 单独用0.1MPa灭菌20~30分钟→趁热倒去污物→倒放在铺有吸水纸的篮子上→100℃烘烤0.5小时→用5%碳酸氢钠溶液煮两次→用肥皂水刷洗干净。

(二) 玻璃器皿的干燥

1. 不急用的玻璃器皿 可放在实验室中自然晾干。

2. 急用的玻璃器皿 把器皿放在托盘中(大件的器皿可直接放入烘箱),再放入烘箱,80~120℃烘干,待温度下降到60℃以下时再打开烘箱,取出器材使用。

(三) 器皿的包扎

要使灭菌后的器皿仍保持无菌状态,需在灭菌前进行包扎。

1. 培养皿 洗净的培养皿烘干后,每10套(或根据需要而定)叠在一起,用牢固的纸卷成一筒,或装入特制的铁桶,然后进行灭菌。

2. 吸管 洗净、烘干后的吸管,在吸口的一头塞入少许脱脂棉花,以防在使用时造成污染。塞入的棉花量要适宜,多余的棉花可用酒精灯火焰烧掉。每支吸管用一条宽约4~5cm的纸条,以30°~50°的角度螺旋形卷起来,吸管的尖端在头部,另一端用剩余的纸条打成一结,以防散开,标上容量,若干支吸管包扎成一束进行灭菌。使用时,从吸管中间拧断纸条,抽出吸管。

3. 试管和三角瓶 对于试管和三角瓶,都需要做合适的棉塞。棉塞可起过滤作用,避免空气中的微生物进入容器。制作棉塞时,要求棉花紧贴玻璃壁,没有皱纹和缝隙,松紧适宜。过紧,易挤破管口,且不易塞入;过松,易掉落和污染。棉塞的长度不小于管口直径的2倍,约2/3塞进管口。目前,国内已开始采用塑料试管塞,可根据所用试管的规格和试验要求来选择和采用合适的塑料试管塞。若干支试管用棉绳扎在一起,在棉花部分外包裹油纸或牛皮纸,再用棉绳扎紧。三角瓶加棉塞后,单个用油纸包扎。

(四) 玻璃器皿的干热灭菌

1. 将包扎好的玻璃器皿摆入电热烘箱,相互间要留有一定的空隙,以便空气流通。

2. 关紧箱门,打开排气孔,接上电源。

3. 待箱内空气排出到一定程度时，关闭上排气孔，加热至灭菌温度后，固定温度进行灭菌：160～165℃保持2小时。2小时后，切断电源。

4 待烘箱内温度自然降温冷却到60℃以下后，再开门取出玻璃器皿，避免由于温度突然下降而引起玻璃器皿碎裂。

五、注意事项

1. 由于纸张和棉花在180℃以上时，容易焦化起火，干热灭菌的温度切莫超过180℃。由于油纸在高温下会产生油滴，滴到电热丝上易着火，进行干热灭菌的玻璃器皿严禁用油纸包装。

2. 由于温度的急剧下降会使玻璃器皿破裂，烘箱的温度只有下降到60℃以下时，才可打开烘箱门。

3. 烘箱内物品不宜放得太多，以免影响空气流通，而使温度计上的温度指示不准，造成上面温度达不到，下面温度过高，影响灭菌效果。

六、结果与讨论

1. 简述干热灭菌的适用范围。

2. 电热烘箱如何操作？有哪些使用注意事项？

实验十一　高压蒸汽灭菌法

一、实验目的

1. **掌握**　高压蒸汽灭菌的操作过程。
2. **熟悉**　高压蒸汽灭菌的适用范围。

二、实验原理

高压蒸汽灭菌是最常用的灭菌方法，是在密闭的高压蒸汽灭菌器（锅）中进行的。凡耐高温、耐高湿的物品，如普通培养基、玻璃器皿、生理盐水、金属器材、衣物等，就可使用该灭菌方法。将待灭菌物品放置在盛有适量水的高压蒸汽灭菌器内。把锅内的水加热煮沸，把其中原有的冷空气彻底驱尽后，将锅密闭。再继续加热，就会使锅内的蒸汽压逐渐上升，温度也随之上升到100℃以上。为达到良好的灭菌效果，一般要求温度应达到121℃（压力为0.1MPa），维持15～30分钟；也可采用在较低的温度（115℃，即0.075MPa）下维持35分钟的方法。此法适合微生物学实验室、医疗保健机构或发酵工厂中对培养基及多种器材、物品的灭菌。

如不将灭菌锅中的空气排除干净，即达不到灭菌所需的实际温度。因此，必须将灭菌器内的冷空气完全排除，才能达到完全灭菌的目的。在空气完全排除的情况下，一般培养基只需在0.1MPa下灭菌30分钟即可。但对某些物体较大或蒸汽不易穿透的待火菌物品，如固体曲料、土壤和草炭等，则应适当延长灭菌时间，或将蒸汽压力升到0.15MPa，保持1～2小时。

高压蒸汽灭菌的主要设备是高压蒸汽灭菌锅，有立式、卧式、手提式等不同类型。实验室中，以手提式最为常用。卧式灭菌锅常用于大批量物品的灭菌。不同类型的灭菌锅，仅大小、外形各异，其主要结构基本相同。

三、实验材料

1. **仪器**　高压蒸汽灭菌器。

2. **试剂与材料**　待灭菌物品，如普通培养基、玻璃器皿等。

四、实验方法与步骤

以实验室常用的手提式高压蒸汽灭菌器的使用为例。

1. **加水**　使用前，在锅内加入适量的水（纯净水或蒸馏水），加水不可过少，以防将灭菌锅烧干，引起炸裂事故。加水过多，有可能引起灭菌物品积水。

2. **装锅**　将灭菌物品放在灭菌桶中，不要装得过满。盖好锅盖，按对称方法旋紧四周固定螺旋，打开排气阀。

3. **加热排汽**　加热后，待锅内沸腾并有大量蒸汽自排气阀冒出时，维持 2～3 分钟以排除冷空气。如灭菌物品较大或不易透气，应适当延长排气时间，务必使空气充分排除，然后将排气阀关闭。

4. **保温保压**　当压力升至 0.1MPa 时，温度达 121.3℃，此时应控制热源。保持压力，维持 30 分钟后，切断热源。

5. **出锅**　当压力表降至"0"处时，稍停，待温度继续降至 100℃ 以下后，打开排气阀，旋开固定螺旋，开盖，取出灭菌物品。注意：切勿在锅内压力尚在"0"点以上且温度也在 100℃ 以上时开启排气阀，否则会因压力骤然降低而造成培养基剧烈沸腾、冲出管口或瓶口，污染棉塞，导致之后培养时引起杂菌污染。

6. **保养**　灭菌完毕取出物品后，将锅内余水倒出，以保持内壁及内胆干燥，盖好锅盖。

五、注意事项

1. 待灭菌物品放置不宜过紧。

2. 必须将冷空气充分排除，否则锅内温度达不到规定温度，会影响灭菌效果。

3. 灭菌完毕后，不可放气减压，否则瓶内液体会剧烈沸腾，冲掉瓶塞而外溢，甚至导致容器爆裂。须待灭菌器内压力降至与大气压相等后，才可开盖。

4. 装培养基的试管或瓶子的棉塞上，应包油纸或牛皮纸，以防冷凝水入内。

5. 为了确保灭菌效果，应定期进行检查。常用的方法是将硫黄粉末（熔点为 115℃）或安息香酸（熔点为 120℃）置于试管内，然后进行灭菌试验。如上述物质熔化，则说明高压蒸汽灭菌器内的温度已达要求，灭菌的效果是可靠的。也可将检测灭菌器效果的胶纸（其上有温度敏感指示剂）贴于待灭菌物品的外包装上，如胶纸上指示剂变色，亦说明灭菌效果是可靠的。

6. 现在已有微电脑自控型高压蒸汽灭菌器，只需放去冷气，仪器即可自动恒压定时，时间一到，则自动切断电源并鸣笛，使用更方便。

六、结果与讨论

1. 简述高压蒸汽灭菌的适用范围。

2. 在进行高压蒸汽灭菌前，为什么要将锅内冷空气排尽？灭菌完毕后，为什么待压力降至"0"时才能打开排气阀、开盖取物？

答案解析

目标检测

一、选择题

（一）单项选择题

1. 对于耐高温的粉末化学品及不允许湿气穿透的物质，应使用（　　）

　　A. 干热灭菌法　　　B. 热压灭菌法　　　C. 煮沸灭菌法　　　D. 流通蒸汽灭菌法

2. 使用干燥箱灭菌，需注意温度不要超过（　　）

　　A. 180℃　　　　　B. 120℃　　　　　C. 100℃　　　　　D. 200℃

3. 对于液体培养基和含琼脂的固体培养基，湿热灭菌只需在 0.105MPa（121.3℃）下处理（　　）分钟即可达到灭菌目的

　　A. 15～30　　　　B. 5～10　　　　　C. 35～40　　　　　D. 45～50

4. 实验室中，培养基灭菌的方法是（　　）

　　A. 间歇灭菌法　　　B. 过滤除菌　　　C. 湿热灭菌法　　　D. 干热灭菌法

5. 细菌培养过程中，分别采用高压蒸汽、乙醇、火焰灼烧等几种不同的处理。这三种方法分别用于除去（　　）的杂菌

　　A. 接种环、手、培养基　　　　　　　　　B. 高压锅、手、接种环

　　C. 培养基、手、接种环　　　　　　　　　D. 接种环、手、高压锅

（二）多项选择题

1. 化学消毒剂消毒灭菌的效果受（　　）影响

　　A. 消毒剂的性质、浓度与作用时间

　　B. 微生物的种类与数量

　　C. 消毒剂本身和环境的温度

　　D. 消毒剂作用环境的酸碱度

　　E. 环境中有机物的存在

2. 能杀死细菌芽孢的方法包括（　　）

　　A. 高压蒸汽灭菌法　　　　　　　　　　　B. 间歇灭菌法

　　C. 紫外线照射　　　　　　　　　　　　　D. 干热灭菌法

　　E. 巴氏消毒法

3. 理想的消毒剂应符合的特点有（　　）

　　A. 杀菌力强　　　　　　　　　　　　　　B. 配制方便，价格低廉

　　C. 能长期保存　　　　　　　　　　　　　D. 对人无毒或毒性较小

4. 下列属于重金属盐类化学消毒剂的是（　　）

　　A. 升汞　　　　　B. 红汞　　　　　C. 硝酸银　　　　　D. 硫酸铜

5. 化学消毒剂杀菌或抑菌的作用机制包括（　　）

　　A. 破坏菌体蛋白

　　B. 形成嘧啶二聚体

　　C. 抑制或干扰细菌的酶系统

　　D. 裂解细菌的细胞壁

　　E. 损伤细菌的细胞膜

（三）配伍选择题

[1~4] 选择适合的消毒剂

A. 70%乙醇　　B. 1%高锰酸钾　　C. 1%硝酸银　　D. 10%甲醛　　E. 0.2~0.5ppm氯

1. 新生儿滴眼，预防淋病奈瑟菌感染：（　）

2. 皮肤、尿道以及蔬菜、水果等的消毒：（　）

3. 饮水及游泳池消毒：（　）

4. 皮肤、体温计消毒：（　）

[5~9] 选择适合的灭菌方法

A. 干烤法　　　B. 超声波　　　C. 紫外线照射　D. 滤过法　　E. 高压蒸汽灭菌法

5. 玻璃器皿、瓷器、玻质注射器等的灭菌：（　）

6. 细胞培养液的除菌：（　）

7. 粉碎细胞：（　）

8. 空气消毒：（　）

9. 普通琼脂培养基灭菌：（　）

二、综合问答题

1. 试比较干热灭菌与湿热灭菌的效力，并分析原因。

2. 简述消毒与灭菌的区别。

3. 什么是过滤除菌？它主要应用在哪些方面？

书网融合……

　　重点回顾　　　　微课　　　　习题

第十章　微生物的遗传与变异

📖 **导学情景**

情景描述：某疫苗生产公司里，科研生产技术人员正在进行着精细的操作。例如，把编码乙型肝炎表面抗原的基因插入酵母菌基因组，制成 DNA 重组乙型肝炎疫苗；把编码乙肝表面抗原、流感病毒血凝素或单纯疱疹病毒的基因插入牛痘苗基因组，制成多价疫苗。

情景分析：利用基因重组技术可大规模制备疫苗，使疫苗的成本大大降低，并且提高了疫苗的安全性。

讨论：你认为将基因工程用于疫苗制备是一件好事吗？对于基因工程在各个领域的广泛使用，你是怎样认识的呢？

学前导语：微生物的生命特征既有遗传性又有变异性，人们可以利用基因的突变、转移重组等技术对基因进行改造。那么，基因工程的广泛使用给我们的生活带来了哪些影响呢？

微生物的遗传（heredity）与变异（variation）是所有微生物的共同生命特征。微生物的遗传是指微生物亲代与子代之间生物学性状的相似性；微生物的变异是指微生物亲代与子代之间生物学性状的差异性。微生物的遗传可维持微生物种属的基本生物学特性，如形态、结构、生长繁殖与代谢、抵抗力等，具有相对的稳定性，使物种得以延续；变异则使微生物产生新种，促进了微生物的发展和进化。

微生物的变异有遗传型变异和非遗传型变异。遗传型变异中，遗传结构发生了改变，可以稳定地遗传给了代。非遗传型变异又称表型饰变或表型变异，是指外界环境改变引起的变异，遗传物质并未改变，当外界环境恢复到原来的生长条件时，微生物可恢复原来的生物学性状，这种变异是可逆的，不能遗传。

微生物的遗传和变异不仅促进了分子生物学的发展，同时亦为微生物育种技术提供了丰富的理论基础。在医药领域，微生物的遗传和变异对选择医药工业用的良种和工程菌提供了机遇。

第一节　微生物遗传变异的物质基础

PPT

"生物体中是否存在专门执行遗传变异功能的物质"曾一直是生物学界争论不休的问题。直到三个经典实验的发表，学界才逐步确立了"核酸是一切生物遗传变异的物质基础"这一科学论断。

一、证明 DNA 是遗传物质基础的经典实验

（一）转化实验

1928 年，英国细菌学家弗雷德里克·格里菲斯（Frederick Griffith）首先发现了转化现象。肺炎链球菌有 S Ⅲ 型（有荚膜，光滑型菌落，有毒）和 R Ⅱ 型（无荚膜，粗糙型菌落，无毒）。他将少量 S Ⅲ 型肺炎链球菌活菌注入小鼠，1~2 天后小鼠均死亡；而注入大量的 R Ⅱ 型肺炎链球菌活菌并不引起小鼠死亡；注入杀死的 S Ⅲ 型肺炎链球菌，小鼠亦不死亡。但当他将加热杀死的 S Ⅲ 型细菌与少量 R Ⅱ 型活菌一起注入小鼠体内，意外发现小鼠均死亡，而且从死鼠体内分离出活 S Ⅲ 型细菌（图 10-1）。Griffith 称这一现象为转化作用。那么，这些活的 S Ⅲ 型细菌从何而来呢？唯一合理的解释是：活的、无毒的 R Ⅱ 型细菌从已被杀死的 S Ⅲ 型细菌中获得了遗传物质。该现象在离体条件下进一步得到证实，研究人员将引起转化的遗传物质称为转化因子。

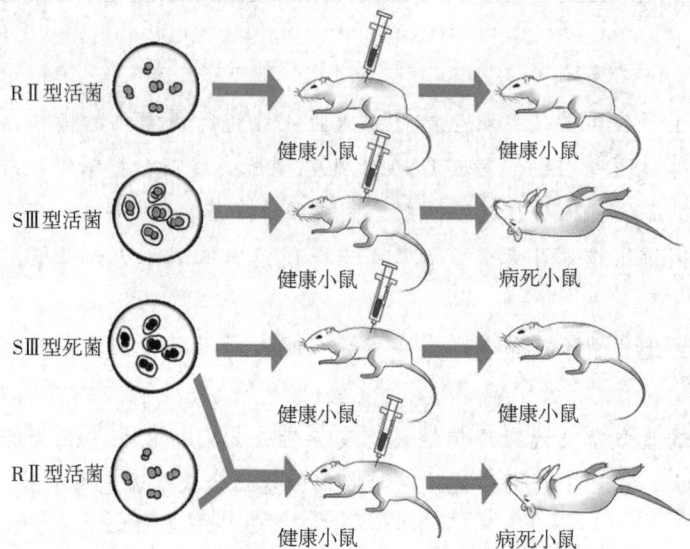

图 10-1　体外转化实验

1944 年，美国的埃弗雷（Avery）等人在 Griffith 工作的基础上，对转化的本质进行了深入研究（体外转化实验）。他们从 S Ⅲ 型活菌体内提取 DNA、RNA、蛋白质和荚膜多糖，将它们分别和 R Ⅱ 型活菌混合均匀后，注射入小白鼠体内。结果，只有注射 S Ⅲ 型菌 DNA 和 R Ⅱ 型活菌混合液的小白鼠才死亡，这是一部分 R Ⅱ 型菌转化产生有毒的、有荚膜的 S Ⅲ 型菌所致，并且它们的后代都是有毒、有荚膜的。结果证明，只有 DNA 存在时才能发生转化现象。这个实验为转化因子是 DNA 而不是蛋白质提供了证据。

（二）T₂噬菌体感染实验

1952 年，阿尔弗莱德·赫尔希（Alfred Hershey）和玛莎·蔡斯（Martha chase）发表了证明 DNA 是噬菌体遗传的物质基础的噬菌体感染实验。他们用^{32}P 标记 T$_2$噬菌体的 DNA，用^{35}S 标记 T$_2$噬菌体蛋

白质外壳，然后将两种不同标记的噬菌体分别与其宿主大肠埃希菌混合，让 T₂ 噬菌体去侵染细菌，接着将噬菌体与细菌的悬浮液剧烈震荡以除去吸附在细菌表面的噬菌体外壳，再离心沉淀，分别测定沉淀物和上清液中的同位素标记。结果显示，几乎全部的 ^{32}P 都和细菌一起出现在沉淀物中，而几乎全部 ^{32}S 都在上清中。于是赫尔希和蔡斯得出结论：DNA 是从噬菌体进入细菌的物质，噬菌体的蛋白质外壳都遗留在细菌细胞之外，噬菌体的 DNA 主导着噬菌体的生命的繁衍，DNA 确实是遗传物质。

二、证明 RNA 是遗传物质基础的经典实验

1956 年，弗兰克尔·康拉特（Fraenkel Conrat）用单链 RNA 病毒——烟草花叶病毒（tobacco mosaic virus，TMV）进行了病毒拆分重建实验：提取 TMV，放在一定浓度的苯酚溶液中振荡，可将病毒蛋白质外壳与 RNA 核心分离。分离后的 RNA 在没有蛋白质包裹的情况下，也具有感染烟草并使其出现典型症状的能力，并且从病斑中可分离出正常的病毒颗粒。在实验中，他还选用了与 TMV 近缘的霍氏车前草花叶病毒（Holmes ribgrass mosaicvirus，HRV），当用 TMV 的 RNA 与 HRV 的蛋白质外壳重建的杂合病毒感染烟草时，烟叶上出现的是典型的 TMV 病斑，从中分离出来的新病毒也是未带有任何 HRV 痕迹的典型 TMV 病毒。反之，用 HRV 的 RNA 与 TMV 的蛋白质外壳进行重建时，也可获得相同的结论。这充分说明，在 RNA 病毒中，遗传的物质基础也是核酸，只不过是 RNA（图 10 -2）。

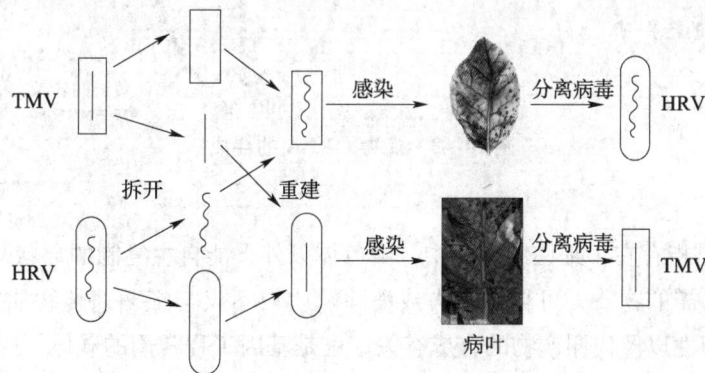

图 10 - 2 病毒拆分重建实验

三、遗传物质在微生物中的存在形式

微生物遗传变异的物质基础包括染色体、质粒、噬菌体、转座因子等。

（一）染色体

1. 真核微生物的染色体 真核微生物具有真正的细胞核结构。它们的遗传物质以细胞分裂间期的染色质和细胞分裂期的染色体（chromosome）形式存在，主要化学组成是双链 DNA 和蛋白质（主要是组蛋白）。其染色体的基本单位是核小体（组蛋白八聚体，DNA 链的一部分附着并包裹在其周围）。染色体的结构随细胞周期而变化。在细胞分裂期，染色体复制，分裂并成功传递给子细胞，以确保子代与亲代之间遗传的延续性。

2. 原核微生物的染色体 细菌没有真正的细胞核，其遗传物质存在于拟核或类核之中，主要由裸露的环状双链 DNA 分子反复折叠卷曲而形成麻花状负超螺旋紧实结构。其不含组蛋白，无核膜包裹，故不能形成真正的核小体及染色体的形态结构，但为叙述方便以及与真核细胞型微生物进行比较，通常亦称之为染色体。细菌染色体上的基因是连续的，无内含子，转录后形成的 mRNA 不必再剪切加工就可直接翻译成多肽，因此细菌基因可以边转录边翻译。

细菌的染色体 DNA 分子量相对较小，如大肠埃希菌为 4.7×10^6 bp，含有 4288 个基因。典型的原核细胞型微生物往往只有一条染色体，并且是共价闭合环状的。但也有例外，如类球红细菌有 2 条染色体，而布氏螺旋体的染色体 DNA 为线形。

细菌染色体 DNA 是双向复制，即一条链按顺时针方向复制，另一条链按逆时针方向复制，再通过 DNA 连接酶共价连接成完整的一条链。

3. 病毒的遗传物质 病毒的遗传物质是 DNA 或 RNA。核酸可以是双链，也可以是单链；可以是单正链，也可以是单负链；可以是环状的，也可以是线状的；可以是一段，也可以是分成多节段的，如流感病毒。核酸结构的多样性，使得其采用多种方式产生 mRNA 和进行核酸的复制（图10-3）。病毒和噬菌体的遗传物质通常称为病毒和噬菌体的基因组。

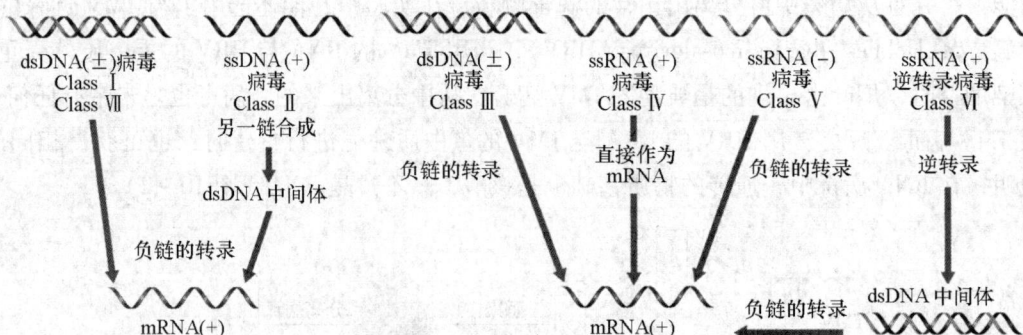
图 10-3 病毒 mRNA 的合成

（二）质粒

质粒（plasmid）是指存在于细菌细胞质中，染色体以外、能自主复制的环状双链 DNA 分子。质粒不是细菌生长繁殖所必需的物质，可自行丢失或消除。质粒不仅与细菌遗传物质的转移有关，也与某些细菌的致病性、抗药性以及代谢产物的合成有关，也是基因工程常用的载体，因此日益受到重视。

1. 质粒的基本特性 质粒是染色体外的遗传物质，具有独特的生物学特性。

（1）质粒的化学本质是共价、闭合、环状的双链 DNA 分子。

（2）质粒不受染色体 DNA 影响，能独立进行自主复制。

（3）两种不同类型的质粒能稳定地共存于一个宿主细胞内，这种现象称为质粒的相容性；反之，则称为不相容性。

（4）质粒携带的基因往往并非宿主细胞生存所必需，但可赋予宿主细胞某些特性，如抗药性、致育性以及合成抗生素、细菌素、毒素的能力等。

（5）质粒可从宿主细胞中自发丢失与消除，某些理化因素（如高温、紫外线）可大大提高质粒的消除率。

（6）某些质粒可通过接合或转导等方式在不同细菌间进行转移。

练一练

两种质粒不能稳定共存于一个宿主细胞内，称（　）

A. 拮抗作用　　　　　　B. 不相容性

C. 协同作用　　　　　　D. 接合作用

E. 致育性

答案解析

2. 常见的质粒类型

（1）F 质粒（fertility plasmid）　即致育性质粒，又称致育因子，具有编码性菌毛、介导细菌之间接合的能力。含有 F 质粒的细菌能够长出性菌毛，称雄性菌或 F⁺ 菌；反之，则称为雌性菌或 F⁻ 菌。F 质粒可在染色体外游离存在，也可整合入宿主菌的染色体。

（2）R 质粒（resistance plasmid）　即抗药性质粒，又称 R 因子，可使宿主菌产生对多种抗生素和重金属的抗药性。由于它们可自主复制，故能将抗药性传递至后代。此外，这些质粒也可以通过接合或噬菌体的传递在不同宿主菌之间进行转移，因此能将抗药性从抗药菌传递给敏感菌，使后者也产生抗药性。如金黄色葡萄球菌的青霉素酶质粒可以通过转导方式在细菌间转移。

👁 **看一看**

抗药性质粒

R 质粒决定细菌抗药性是临床治疗中的一大问题。R 质粒决定抗药性的机制，质粒基因可编码各种纯化酶，如金黄色葡萄球菌抗药性质粒编码青霉素酶，耐氨苄青霉素的肠道杆菌质粒编码能使 β 内酰胺环水解的酶。R 质粒通过控制一些细菌细胞膜的通透性，使四环素不能进入菌体。R 质粒通过阻止抗生素与细菌细胞内的作用部位（靶）结合，使细菌抗药，如红霉素通过与细菌核蛋白体结合而阻止蛋白质合成。R 质粒编码甲基酶，通过使核蛋白体上某些分子发生甲基化，使红霉素不能与之结合而失去作用。R 质粒可通过接合在不同种属的细菌间转移，例如，有些痢疾志贺菌即使未与药物接触过，也可从抗药的大肠埃希菌获得 R 质粒而抗药。目前有学者主张，应及时了解医院内细菌的 R 质粒抗药图谱，交替使用抗生素以达到更好的治疗效果。

（3）Col 质粒（colicinogenic plasmid）　即大肠菌素质粒，存在于大肠埃希菌和某些其他细菌中。它所产生的大肠菌素是蛋白类的抗菌物质，能杀死或溶解同种属或近缘细菌的不同型菌株。

（4）Vi 质粒（virulence plasmid）　即毒力质粒。有些致病菌带有编码毒素的质粒，例如金黄色葡萄球菌产生的剥脱性毒素、肠产毒性大肠埃希菌产生的引起腹泻的肠毒素等。

（5）代谢质粒（metabolic plasmlid）　该类质粒携带有降解某些基质的酶的基因。含有这些质粒的细菌，通过产生的酶将复杂的有机化合物降解成可利用的简单形式。例如，沙门菌有发酵乳糖的能力；铜绿假单胞菌具有降解有害物质的酶类。

（6）Ti 质粒（tumor – inducing plasmid）　又称诱癌质粒。Ti 是在根瘤土壤杆菌细胞中存在的一种核区 DNA 外的、自主复制的环形双链 DNA 分子。Ti 质粒在转化植物受体方面较为成功，所以以 Ti 质粒是当前植物基因工程中最常用的载体系统。

（三）噬菌体

噬菌体（phage）是感染细菌、真菌、放线菌或螺旋体等微生物的病毒。噬菌体感染宿主后，其遗传物质不仅随着它的感染在宿主菌之间及宿主菌与噬菌体之间传递，而且还能赋予宿主菌某些生物学性状。

1. 噬菌体的生物学特性　噬菌体具有病毒的特性，个体微小，无细胞结构，必须借助电子显微镜观察。其有三种基本形态：蝌蚪形、微球形和细杆形。大多数噬菌体呈蝌蚪形，由头部和尾部两部分组成。头部外壳为蛋白质，内含核酸，呈二十面体立体对称结构。尾部由蛋白质组成，有尾领、尾鞘之分，尾部末端有尾板、尾刺和尾丝（图 10 - 4）。

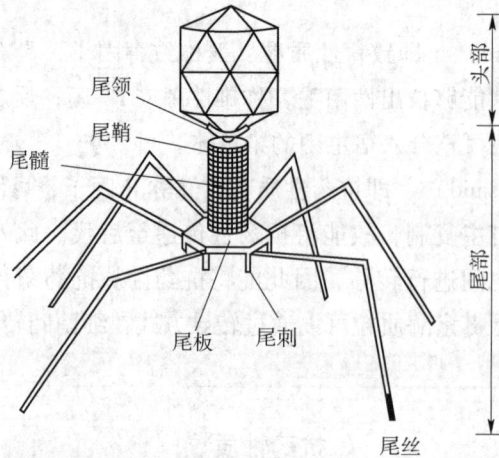

图 10 - 4　蝌蚪形噬菌体结构模式图

2. 噬菌体与细菌的相互关系　根据噬菌体与宿主菌的相互关系，可将其分为两种类型。

（1）烈性噬菌体　是指感染细菌后在菌体内增殖并裂解细菌的噬菌体。当子代噬菌体增殖到一定数量时，细菌裂解，释放出子代噬菌体，此过程称为溶菌周期。烈性噬菌体在宿主菌体内增殖的过程与普通病毒的复制过程相同，包括吸附、穿入、生物合成、成熟和释放几个阶段。

（2）温和噬菌体　是指感染细菌后将其基因整合于细菌染色体中的噬菌体。整合在细菌染色体中的噬菌体核酸称为前噬菌体。染色体上带有前噬菌体的细菌称为溶原性细菌。溶原性细菌仍可生长繁殖，并将前噬菌体传给子代，此过程称为溶原性周期。整合的前噬菌体可偶尔自发地或在某些因素的诱导下，脱离宿主菌染色体进入溶菌性周期，导致细菌裂解。因此，温和噬菌体既有溶原性周期，又可有溶菌性周期。而烈性噬菌体仅有溶菌性周期。

（四）转座因子

转座因子（transposable element）是一段可以在基因组内移动、有自行转位特性的 DNA 序列。转座因子自身可以携带基因，可以赋予细菌新的生物学性状，可作为遗传学和基因工程的重要工具。细菌转座因子能在细菌染色体、质粒或噬菌体之间自行移动，主要包括以下几种。

1. 插入序列（insertion sequence，IS）　是最小的转座因子，长度一般在 2000bp 以下，仅携带自身转座所需酶的基因，不含任何其他基因。

2. 转座子（transposon，Tn）　长度一般超过 2000bp，除携带转座有关的基因外，还携带其他一些具有特殊功能的基因，如抗药性基因、外毒素基因、糖发酵基因等。因此，Tn 插入某个基因后，除可以使原基因失活外，同时还会使细菌获得抗药性等新的性状。

3. 转座噬菌体（transposable phage）　是具有转座行为的噬菌体，一般整合到宿主染色体的特定位置上，能插入宿主染色体的任意位置，导致宿主菌编译。大肠埃希菌温和噬菌体具有转座功能，含有转座基因和反向重复序列，能够随机插入宿主染色体，引起染色体的重新排列，插入基因后具有导致突变的能力，故而称突变噬菌体或诱变噬菌体。转座噬菌体已成为研究细菌变异的工具之一，常用作生物诱变剂。

第二节　细菌变异的机制 🔲 微课

细菌的遗传性变异存在基因突变和基因的转移与重组两种主要机制。

一、基因突变

突变（mutation）是微生物的遗传基因在结构上发生的稳定而可遗传的变化。突变通常由一个基因内部一对或少数几对碱基的置换、缺失或插入而引起，由于涉及的变化范围较小，又称点突变。但有时也可发生大片段染色体 DNA 的缺失、重复、易位或倒位，引起较大范围内遗传物质结构的改变，这种突变称为染色体畸变。没有发生突变的细菌称为野生株，发生突变的细菌称为突变株。

1. 突变的规律　细菌基因的突变多种多样，但也存在一定的规律。①基因突变是随机发生的。②基因突变具有相对稳定性。③突变的诱导因素和突变性状之间无直接对应关系，如抗药基因突变与用药之间无直接关系。④基因突变是独立发生的，一种突变不会影响其他突变的发生。⑤突变可以发生回复突变，即突变株可通过再次突变，恢复为野生株。

2. 突变的类型　①自发突变：指在正常条件下微生物的遗传物质自然发生结构变化而引起的变异。该突变的频率极低，每一世代约 $10^{-10} \sim 10^{-6}$。②诱发突变：指通过人工方法如施加高温、X 射线、紫外线等物理因素，或金属离子、化学试剂、抗生素和药物等化学因素诱导而产生的突变。诱发突变的频率比自发突变高 10～10000 倍，可达到 $10^{-6} \sim 10^{-4}$。

二、基因的转移与重组

遗传物质由一个细菌转入另一个细菌的过程，称基因转移。转移的基因与受体菌基因组整合在一起，称基因重组，使受体菌获得新的性状。细菌转移和重组的方式主要有转化、转导、接合、溶原性转换以及原生质体融合等。

（一）转化

转化（transformation）是指受体菌直接摄取环境中供体菌裂解所释放的游离 DNA 片段，并将其整合至自身基因组中，从而获得供体菌部分遗传性状。例如，R 型无荚膜、无毒力的肺炎链球菌摄取 S 型有荚膜、有毒力的肺炎链球菌 DNA 后，即转化为有荚膜、有毒力的 S 型肺炎链球菌（图 10－5）。

在天然转化体系中，细菌只有在进入感受态的特殊生理状态时，才能捕获外源性 DNA。所谓感受态，是指用理化方法诱导细胞吸收周围环境中的 DNA 分子，使其处于最适合摄取和容纳外来 DNA 的生理状态。

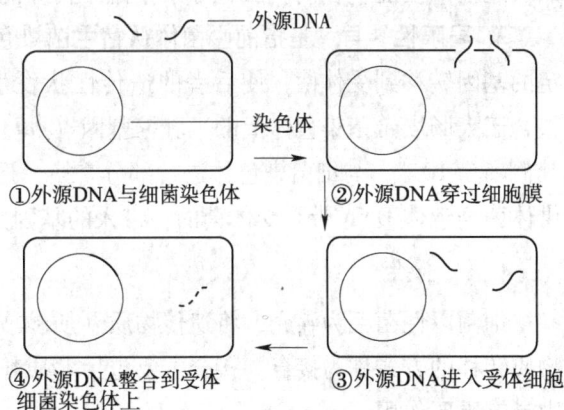

图 10－5　转化过程示意图

① 外源 DNA 与细菌染色体
② 外源 DNA 穿过细胞膜
③ 外源 DNA 进入受体细胞
④ 外源 DNA 整合到受体细菌染色体上

常用的处理方法有 $CaCl_2$ 法和电转法。主要原理为：通过处理，使细胞的通透性变大，直观地说，就是使细胞膜表面出现一些孔洞，便于外源基因或载体进入感受态细胞。由于细胞膜的流动性，这种孔洞会被细胞自身所修复。将构建好的载体转入感受态细胞后，即得到转化子（突变体）。可通过转化子表达（如蛋白质表达等工作）来检验转化是否成功。

（二）转导

转导（transduction）以噬菌体为媒介，将供体菌的遗传物质转移到受体菌中，使受体菌获得供体菌的某些遗传性状。转导可分为普遍性转导和局限性转导。

1. 普遍性转导　是指通过噬菌体，供体菌染色体上任何基因都可能被装配入噬菌体从而转入受体菌，使受体菌获得供体菌的部分遗传性状（图 10－6）。鼠伤寒沙门菌的 P_{22} 噬菌体、大肠埃希菌的 P_1 噬菌体以及枯草芽孢杆菌的 PBS_1、PBS_2、SP_{10} 噬菌体都是普遍性转导噬菌体。

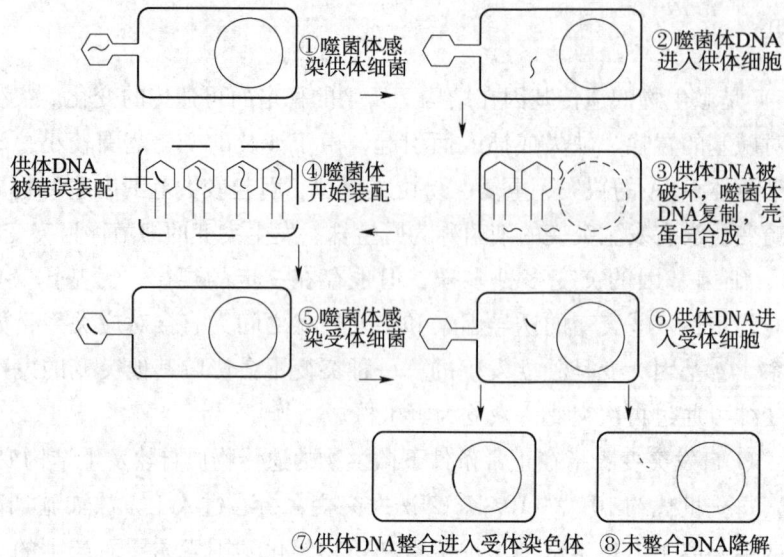

图 10－6　细菌的普遍性转导

根据噬菌体转导的供体细胞 DNA 是否整合到受体细胞染色体上，又可将普遍性转导分为完全转导和流产转导。

（1）完全转导　是指转导的 DNA 整合到受体细胞染色体上，并随染色体复制而稳定传代。

（2）流产转导　是指噬菌体转导的 DNA 不整合到受体细胞的染色体上，虽然不能继续复制，但仍然表达基因功能。在同一次转导中，流产转导的细胞往往多于完全转导的细胞。

2. 局限性转导　是指前噬菌体从宿主菌染色体切离时发生偏差，将前噬菌体整合部位两侧少数特定的基因转移到受体菌，使后者的遗传性状发生改变的过程。例如，温和噬菌体 λ 感染大肠埃希菌，整合于大肠埃希菌染色体上的半乳糖基因（*gal*）和生物素基因（*bio*）之间，但切离时可能发生偏差，其概率为 10^{-6}，与细菌染色体进行部分交换，形成缺陷噬菌体。这种缺陷噬菌体感染受体菌是可以将供体菌染色体 DNA 带入受体菌的，带入的基因是特定基因而不是任意基因，因此被称为局限性转导。

（三）接合

细菌以性菌毛为媒介，将遗传物质（质粒或染色体 DNA）从供体菌直接转移至受体菌，这种遗传物质转移的方式称为接合。接合主要包括 F 质粒、R 质粒、Col 质粒、毒力质粒等。接合在遗传学研究中具有重要作用。

1946 年，美国科学家乔舒亚·莱德伯格（Joshua Lederberg）在研究两株大肠埃希菌营养缺陷型时首次发现接合现象，以后相继在沙门菌、志贺菌、赛氏杆菌、弧菌、固氮菌等细菌以及链霉菌属和诺卡菌属等放线菌中也发现接合现象。通过对大肠埃希菌致育因子（F 因子）的研究，研究人员发现了大肠埃希菌的几种接合行为和性别分化现象，例如，F^{+} 菌株（含 F 因子）和 F^{-} 菌株（不含 F 因子）接触，可将 F^{-} 菌株变成 F^{+} 菌株；Hfr 菌株（又称高频重组菌株，F 因子能整合于大肠埃希菌染色体上）和 F^{-} 菌株接触，重组频率很高，但 F^{-} 菌株很难变成 F^{+} 菌株。

（四）溶原性转换

当细菌被温和噬菌体感染而成为溶原状态时，噬菌体的遗传物质整合到宿主菌的染色体 DNA 中，从而使宿主菌获得新的遗传性状，这种方式称为溶原性转换（lysogenic conversion）。例如，β 棒状杆菌噬菌体感染白喉棒状杆菌时，通过溶原性转换使白喉棒状杆菌变成产生白喉外毒素的致病菌。

药爱生命

通过菌种选育，可获得新的菌种，用于制备微生物新药。作为免疫增强剂和抗肿瘤上市的新药——乌苯美司（bestatin），是通过培养橄榄网状链霉菌而分离得到的氨肽酶抑制剂，对氨肽酶 N 具有抑制作用。其主要用于增强免疫力，可以在放疗、化疗间期或者放疗、化疗之后使用，能够提高机体抵抗力，还可以减轻放疗、化疗的副反应。另外，对一些免疫缺陷性疾病，乌苯美司也有很好的治疗效果。

（五）原生质体融合

原生质体融合（protoplast fusion）是指通过人工方法诱导，将两个不同遗传性状的细胞分别去除细胞壁形成原生质体，然后在高渗条件下通过融合剂如聚乙二醇的作用使两者融合，融合后的细胞通过基因交换与重组而产生新的遗传性状。细菌原生质体融合是一种人工技术，在自然界很少存在。这种技术可用于细菌杂交与育种。

第三节　基因工程

PPT

一、基因工程的概念

基因工程也称为基因拼接技术和 DNA 重组技术，是指在体外将不同来源的 DNA 分子进行重新拼接，构建杂种 DNA 分子，然后导入受体细胞，使其扩增和表达，使这个基因能在受体细胞内复制、转录、翻译表达，从而获得大量基因产物或新的生物性状的操作技术。基因工程是生物工程的一个重要分支，它和细胞工程、酶工程、蛋白质工程和微生物工程共同组成了生物工程。基因工程要素包括外源 DNA、载体分子、工具酶和受体细胞等（图 10 - 7）。

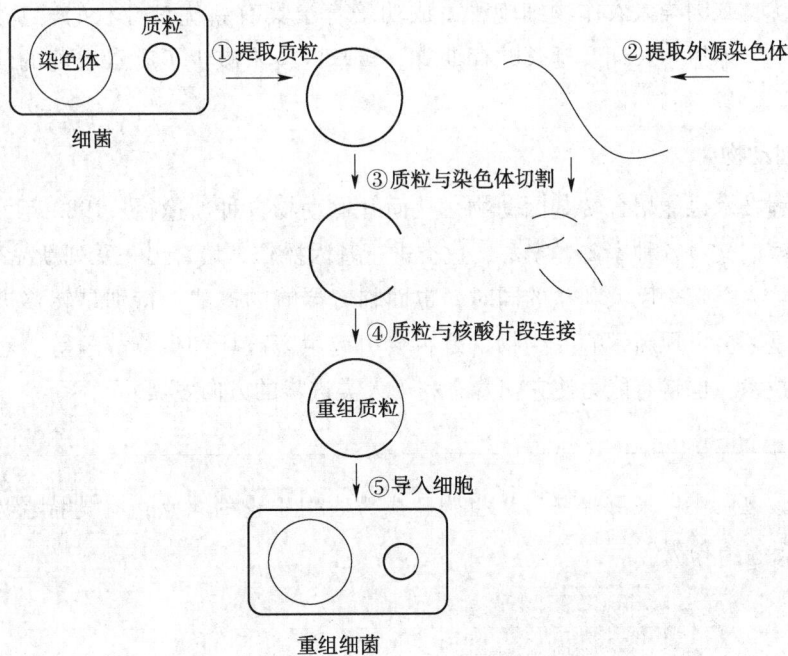

图 10 - 7　DNA 重组流程图

二、基因工程的应用

基因工程的迅速发展和广泛应用，不仅对生物科学的理论研究产生了深刻的影响，而且也为工农业生产、制药工业和临床医学等实践领域开创了广阔的应用前景。

（一）基因工程药物

许多药品的生产涉及从生物组织中提取，受材料限制，产量低，价格昂贵。将生物合成相应药物成分的基因导入微生物细胞，让它们产生相应的药物，由于微生物繁殖迅速、培养条件简单，不但能解决产量问题，还能大大降低生产成本。

基因工程药物主要是重组蛋白质和多肽类药物（如激素、酶、抗体、疫苗等），还包括核酸类药物（如反义核酸、DNA免疫制剂等）、诊断试剂、造影剂等产品。基因工程人干扰素安达芬是中国第一个全国产化基因工程人干扰素 $\alpha-2b$，广泛用于病毒性疾病治疗和多种肿瘤的治疗，是当前国际公认的病毒性疾病治疗的首选药物和肿瘤生物治疗的主要药物。胰岛素是治疗糖尿病的特效药，长期以来只能从猪、牛等动物的胰腺中提取，100kg胰腺只能提取4~5g胰岛素，产量低、价格高。将合成的胰岛素基因导入大肠埃希菌，每2000L培养液就能产生100g胰岛素，大规模工业化生产解决了产量问题，降低了价格。人造血液、白细胞介素、乙肝疫苗等可通过基因工程实现工业化生产，均对解除人类的病痛、提高人类的健康水平发挥了重大的作用。

（二）基因治疗

基因治疗是把正常基因导入病人体内，使该基因的表达产物发挥功能，从而达到治疗疾病的目的，这是治疗遗传病的最有效的手段。基因治疗为临床医学开辟了崭新的领域。一些目前尚无有效治疗方法的恶性疾病（如遗传病、老年痴呆症、艾滋病等）有望通过基因治疗达到防治的目的，即通过基因工程给患有遗传病的人体内导入正常基因，"一次性"解除病人的疾苦。

（三）转基因植物

科学家们将优良基因导入农作物细胞种，成功培育了具有新优良性状的转基因作物，如抗虫害、抗盐碱、抗除草剂、缩短生长期及延长贮存期等。转基因技术减少了有毒农药的使用，提高了农作物的产量和质量。

（四）转基因动物

利用基因工程技术也能培育转基因动物，从而开辟动物育种新途径。1982年，培育转基因小鼠获得成功后，科学家们又对各种家禽、家畜、鱼类进行基因操作，培育出一系列新品种。

基因工程在给人类带来巨大利益的同时，也面临着严峻的挑战，特别是转移进人体的基因是否会激活原癌基因，是否会出现新型病原生物，是否会引起生态破坏和生物战争等。然而我们相信，人们既然发明一种新技术，也将有能力使它朝着有利于人类进步的方向发展。

❓ 想一想

目前，是否该在农业中采用转基因动植物已成为人们争论的焦点，有支持者，有反对者。对此，你是怎么看的呢？

答案解析

三、微生物在基因工程领域的重要作用

微生物和微生物学在基因工程的产生和发展中占据了十分重要的地位，基因工程的一切操作都离

不开微生物，可以说没有微生物就没有基因工程。

1. 提供克隆载体　基因工程所用克隆载体主要是由质粒、噬菌体和病毒改造而成的。

2. 提供丰富基因资源　微生物种类多，适应性强，尤其是抗高温、高盐、高碱、低温、重金属等基因为基因工程提供了极其丰富而独特的基因资源。

3. 提供工具酶　基因工程所用的千余种工具酶（如限制性内切酶、DNA 连接酶等）主要是从微生物中分离、纯化得到的。

4. 作为生物反应器　大规模表达各种基因产物、商业化生产通常都是将外源基因表达载体导入大肠埃希菌或酵母菌，将"工程菌"作为生物反应器，进行大规模工业发酵，生产得到各种应用价值高的基因产物。

5. 作为基因克隆的宿主　微生物细胞是基因克隆的宿主，即使是植物基因工程和动物基因工程也要先构建穿梭载体，使外源基因或重组体 DNA 在大肠埃希菌中克隆并进行拼接和改造，才能转移到植物和动物的细胞中。

6. 作为良好的研究对象　微生物基因结构简单、基因表达调控单一、繁殖传代时间短，是进行基因工程深层次理论研究的良好对象。

🫀 药爱生命

目前，胰岛素主要分为三种类型。

1. 动物胰岛素　从猪和牛的胰腺中提取，两者药效相同，但与人胰岛素相比，猪胰岛素中有 1 个氨基酸不同，牛胰岛素中有 3 个氨基酸不同，因而易产生抗体。

2. 半合成人胰岛素　将猪胰岛素第 30 位丙氨酸置换成与人胰岛素相同的苏氨酸，即为半合成人胰岛素。

3. 生物合成人胰岛素（现阶段临床上最常使用的胰岛素）　是利用生物工程技术获得的高纯度的生物合成人胰岛素，其氨基酸排列顺序及生物活性与人体本身的胰岛素完全相同。

其中，生物合成的人胰岛素活性高、不易引起过敏，是目前效果最好的胰岛素，其就是利用微生物的变异机制备而成，对于糖尿病人更安全、更有效。目前，微生物学基因工程相关知识广泛应用于生长实践，具有很大的开发价值。基因工程技术与我们的生活联系紧密，我们要正确运用相关科学技术，为人类的健康和医疗事业做出贡献。

实验十二　皮肤、空气、实验设备的微生物检测

一、实验目的

1. 掌握　无菌操作技术。

2. 熟悉　皮肤、空气和实验设备表面微生物的检测方法。

3. 了解　无菌操作的重要性。

二、实验原理

皮肤、空气和设备表面存在很多微生物，当用合适的方法使这些物品的表面和无菌培养皿接触后，物品表面存在的微生物就会转移到培养基表面，在合适的温度下培养后，就可以观察到这些物品表面可能存在的微生物的种类及数量。

接触碟法是目前国际惯用的表面微生物监测方法，也是比较先进的方法。接触碟法为一次取样，影响因素少，可确保取样的准确性与安全性，可以较真实地反映车间取样点的表面微生物情况。碟子直径通常为55mm，培养基充满碟子并形成圆顶，取样面积一般约为$25cm^2$。取样时，确保琼脂表面与取样点表面充分接触。该法的缺点是不适用于非常规表面，若培养基太湿，菌落会成片生长导致不易计数。

空气中微生物的采集方法很多，主要有用空气微生物采样器采样监测和用自然沉降采样法进行采样。

三、实验器材

1. **标本** 皮肤、空气、实验设备。

2. **设备器材** 培养箱、酒精灯、接种环、紫外灯、接触碟。

3. **试剂** 75%乙醇。

4. **培养基** 大豆酪蛋白琼脂培养基、营养琼脂培养基。

5. **其他** 无菌棉球、肥皂、棉绳、三角瓶、硅胶塞、一次性无菌手套等。

四、实验方法

（一）培养基的准备

从冰箱取出待用接触碟，放置于室温。

（二）皮肤表面微生物的检查

1. **标记** 取无菌平板培养基，用记号笔在其底部做好标记，分别为"洗手前""洗手后"和"消毒后"。

2. **洗手前** 洗手前，用任一手指在培养基表面的相应区域接触按压，接触时间为10秒。

3. **洗手后** 用肥皂洗手指，以流水冲洗至少3分钟，用镊子取无菌棉球擦干，在标记培养基表面的相应区域接触按压。

4. **消毒后** 用75%乙醇喷洒清毒，待干后，在标记培养基表面的相应区域接触按压。

（三）空气中微生物的检查

1. **琼脂培养基制作方法** 将蛋白胨、牛肉膏、氯化钠、琼脂和蒸馏水混合，加热溶解，校正pH至7.4，过滤分装，121℃20分钟高压灭菌。用自然沉降法测定时，倾注约15ml于灭菌平皿内，制成营养琼脂平板。

2. **倒平板** 按常法配置上述培养基，分装于三角瓶中，高压灭菌备用。临用前将培养基熔化，冷却至50℃左右，倒平板若干个备用。

3. **检测** 先将无菌室的紫外灯打开，照射15分钟后关闭。打开上述冷凝了的无菌平板的皿盖，让其在无菌室空间和无人走动的普通实验室空间分别暴露5分钟或30分钟后，盖上皿盖。要求每种培养基的平板在每个空间设3个重复。

4. **培养** 将细菌培养基平板和真菌培养基平板分别置37℃和28℃的培养箱中倒置培养，1~2天后开始连续观察，注意不同类别的菌落出现的顺序及菌落的大小、形状、颜色、干湿等的变化。

（四）设备表面微生物的检查

1. **确定取样点位置** 在设备关键操作点设置取样位点。

2. **标记** 根据设置的取样点，用记号笔做好标记。

3. 检测　用75%乙醇喷洒消毒双手或戴一次性无菌手套后，打开接触碟，对取样位置表面进行接触取样，接触时间为10秒，取样结束后立即加盖，并对取样位置用消毒剂进行表面擦拭。

五、结果与讨论

1. 皮肤表面、空气中微生物的检查结果对我们有哪些启示？
2. 用接触碟法检测实验设备表面微生物有哪些优缺点？

目标检测

答案解析

一、选择题

（一）单项选择题

1. 细胞直接摄取裸露 DNA 分子并将其整合到基因组中的过程称为（　　）

    A. 转化　　　　　B. 溶原性转换　　C. 转导　　　　　D. 原生质体融合　E. 接合

2. 以下关于 TMV 病毒粒子重建实验的说法中，不正确的是（　　）

    A. TMV 的遗传物质是 RNA

    B. 单独的 TMV 蛋白质外壳可以感染烟草

    C. 裸露的 TMV RNA 可以感染烟草

    D. TMV 的 RNA 与 HRV 蛋白质外壳重建的病毒感染烟草，烟草出现典型 TMV 病斑

    E. HRV 的 RNA 与 TMV 蛋白质外壳重建的病毒感染烟草，烟草出现典型 HRV 病斑

3. 细菌质粒不具有的特性是（　　）

    A. 独立于染色体，自我复制　　　　　　B. 能赋予细菌某些性状

    C. 可自发丢失与消除　　　　　　　　　D. 可通过一定的方式在细菌间转移

    E. 一个菌细胞内只能存在一种质粒

4. 前噬菌体是（　　）

    A. 烈性噬菌体　　　　　　　　　　　　B. 温和噬菌体

    C. 烈性噬菌体的基因组　　　　　　　　D. 温和噬菌体的基因组

    E. 整合于宿主菌染色体中的噬菌体的基因组

（二）多项选择题

1. 证实核酸是遗传物质的三大经典实验是（　　）

    A. 转化实验　　　　　　　　　　　　　B. T$_2$噬菌体感染实验

    C. 转导实验　　　　　　　　　　　　　D. 病毒拆分重建实验

    E. 接合实验

2. 下列肺炎链球菌中，注入小鼠可引起死亡的是（　　）

    A. 死的 S 型　　　　　　　　　　　　　B. 活的 S 型

    C. 活的 R 型　　　　　　　　　　　　　D. 活的 R 型 + 死的 S 型

    E. 死的 R 型 + 死的 S 型

3. 下列属于微生物在基因工程领域中的发展作用的是（　　）

    A. 提供丰富基因资源　　　　　　　　　B. 提供良好载体

    C. 提供工具酶　　　　　　　　　　　　D. 可作为生物反应器

    E. 易变异

4. 细菌的基因转移与重组方式主要包括（ ）

    A. 接合　　　　　B. 转化　　　　　C. 转导　　　　D. 溶原性转换　　E. 杂交

5. 以下关于质粒的叙述中，正确的有（ ）

    A. 能自主复制　　　　　　　　　　　　　　　B. 具有相容性和不相容性

    C. 是细菌生存所必需的结构　　　　　　　　D. 不是细菌生存所必需的结构

    E. 可在细菌间转移

（三）配伍选择题

[1~5]

    A. 转化　　　B. 接合　　　C. 转导　　　D. 溶原性转换　　　E. 原生质体融合

1. 有噬菌体作为媒介，把宿主菌基因转移给受体菌的基因与转移重组方式是（ ）

2. 有性菌毛参与的基因转移与重组方式是（ ）

3. 噬菌体的遗传物质被整合到宿主菌的染色体 DNA 中的基因转移与重组方式是（ ）

4. 用人工方法诱导，将两个具有不同遗传性状的细胞分别去除细胞壁，然后利用融合剂使两者融合的基因转移与重组方式是（ ）

5. 通过摄取游离 DNA，获得新的遗传性状的基因转移与重组方式是（ ）

[6~8]

    A. F 质粒　　B. R 质粒　　C. Col 质粒　　D. Vi 质粒　　E. Ti 质粒

6. 赋予微生物抗药性的遗传物质是（ ）

7. 肠产毒性大肠埃希菌会引起人和动物腹泻，肠毒素基因主要存在于（ ）

8. 被称为致育性质粒或致育因子的是（ ）

二、综合问答题

1. 质粒的基本特征有哪些？

2. 简述微生物在基因工程领域的重要作用。

书网融合……

重点回顾　　　　微课　　　　习题

第十一章 菌种选育与保藏

学习目标

知识目标：
1. **掌握** 菌种保藏的原理和方法。
2. **熟悉** 微生物菌种选育的基本原理和方法。
3. **了解** 生产用菌种的来源。

技能目标：
1. 掌握诱变选育菌种技术。
2. 熟悉菌种保藏与复壮技术。

素质目标：
能够自主学习微生物菌种选育与保藏的新技术，善于总结提高。

导学情景

情景描述：青霉素在抗菌消炎和治疗创伤方面效果显著。1943年，青霉菌产生青霉素只有20单位/ml，产量很低。当时正值第二次世界大战期间，青霉素需求量大，导致青霉素价格比黄金还高。后来，科学家用X射线、紫外线等照射青霉菌，选育出了高产青霉菌株，其中有的青霉菌株产生青霉素的量提高了几百倍（最高达到20000单位/ml），这才有了今天满足大众使用且价格亲民的青霉素（阿莫西林）。

情景分析：用射线照射青霉菌，能培育出青霉素高产菌株，这是由于射线使青霉菌发生了基因突变。用射线照射，培育出生物新性状的育种方式称为诱变育种。

讨论：导致青霉素的价格由比黄金还贵变得比较亲民的关键性因素是什么？

学前导语：由上述案例可知，优良菌种对工业生产十分重要。本章我们将系统学习菌种的来源、菌种选育以及菌种的退化、复壮与保藏等方面的知识和技能，从而为今后的工作打下良好的基础。

第一节 菌种的来源

PPT

一、生产用菌种的要求

微生物工业发酵所用的微生物称为菌种。不是所有的微生物都可以作为菌种，只有经过精心选育、达到生产用菌种要求的菌株才能作为菌种。对菌种一般有以下要求：①能在较短的发酵过程中高产有价值的发酵产品；②发酵培养基应价廉且来源充足，被转化为产品的效率高，如玉米粉、麸皮、秸秆、酒糟等；③对人、动植物和环境应无害，还应特别注意潜在的、慢性的、长期的危害，要充分评估其风险，严格防护；④发酵后，不需要的代谢产物要少，产品要容易分离纯化；⑤遗传特性稳定，易保存，而且易于进行基因操作。

二、生产用菌种的来源

所有微生物生产用菌种最初都来源于自然环境。目前，获取生产用菌种的主要方式为从菌种保藏机构购买和从自然界中分离筛选。

（一）菌种的购买

一般都是购买专利菌种，或向生产单位购买产量高的菌种。国内外均有专门的菌种保藏机构负责收集和保藏菌种，我国主要有中国典型培养物保藏中心（CCTCC）和中国普通微生物菌种保藏管理中心（CGMCC）。购置的菌种如果符合生产用菌种的要求，可直接用于发酵生产；如果不符合生产用菌种的要求，则需进行相应试验，直至达到各项要求。

👁 **看一看** ———————————————————————————

中国典型培养物保藏中心（CCTCC）

CCTCC 是 1985 年经国家专利局、教育部批准成立的专业培养物保藏机构，于 1987 年加入世界培养物保藏联盟（WFCC），于 1995 年经世界知识产权组织（WIPO）批准，成为布达佩斯条约（Budapest Treaty）确认的国际培养物保藏单位（IDA），在国际上具有保藏专利培养物的资质，于 2011 年分别获批加入"国家微生物资源"和"实验细胞资源"两个科技部的基础平台。

CCTCC 已保藏来自 27 个国家和地区的各类培养物 40000 余株，其中，专利培养物 12000 余株，非专利培养物中微生物菌种 30000 余株，微生物模式菌株（type strain）1500 余株，动物细胞系 1500 余株，动植物病毒 300 余株，克隆载体、基因片段和基因文库 400 余份。

全世界共有 48 个国际培养物保藏单位（IDA），分布于 26 个国家或地区，中国目前有 3 个 IDA，除 CCTCC 外，另两个分别是设在中科院微生物所的中国普通微生物菌种保藏管理中心和 2016 年新增的广东省微生物菌种保藏中心（GDMCC）。

———————————————————————————

（二）菌种的筛选

自然环境如土壤、水、空气、动植物中蕴藏着丰富的微生物资源，通过对从自然界获取的样本进行分离和筛选，经培育改良后可能获得生产用菌种。

第二节 菌种选育

PPT

菌种选育是指应用微生物遗传变异的理论，在已经变异的微生物群体中选出人们所需要的良种。菌种选育的目的主要是提高单位产量，改进品种质量，创造新品种。菌种选育可分为自然选育、诱变育种、杂交育种、原生质体融合、基因工程育种五种。

一、自然选育

自然选育是指不经过人工诱变处理，利用菌种的自发突变而进行菌种选育的过程。自然选育可以达到纯化菌种、防止菌种退化、稳定生产、提高发酵产量的目的。

发酵工业中使用的生产菌种，往往都经过人工诱变处理，导致菌种遗传不稳定、易退化。自然选育作为发酵生产过程中的一项日常工作，一般一年应进行一次，常用的方法是单菌落分离法。

二、诱变育种

诱变育种是通过物理或化学方法处理微生物细胞，使之发生突变，并运用合理的筛选程序和方法，把符合人类需要的优良菌株选育出来的过程。诱变可大大提高微生物的突变率,使人们可以快速地筛选出各种类型的突变株,供生产和研究使用。

(一) 诱变育种的程序

诱变育种的一般程序见图 11−1。

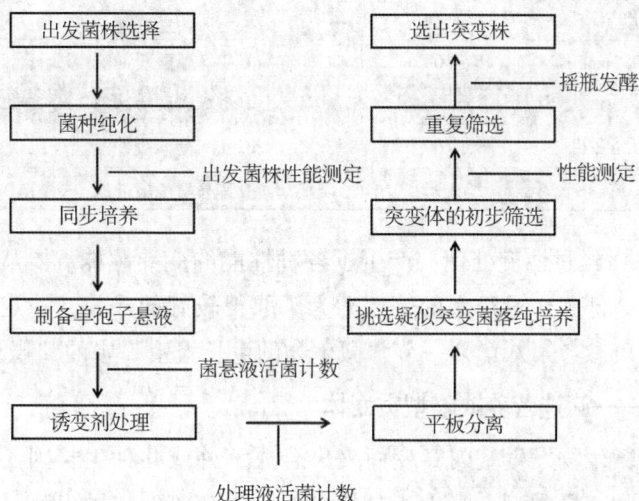

图 11−1　诱变育种的一般程序

(二) 诱变育种的方法

1. 选择出发菌株　出发菌株是用于诱变育种的原始菌株。出发菌株要具备高产、生长快、营养要求粗放、产孢子早而多等有利性状,且对诱变剂敏感。常用作出发菌株的有:①新从自然界分离的野生型菌株:这类菌株的特点是对诱变因素敏感,易发生变异。②生产中经自发突变而筛选得到的菌株:这类菌株类似野生型菌株,容易得到好的结果。③已经诱变过的菌株。

2. 同步培养　在诱变育种中,一般要采用生理状态一致的单细胞或单孢子。诱变处理前,菌悬液中的细胞应尽可能达到同步生长状态,培养出生理活性一致的细胞,这种方法称为同步培养。

3. 制备孢子或菌体悬浮液　诱变处理的细胞必须呈分散悬浮状。其目的,一是处于分散状态的细胞可以均匀接触诱变剂,另一方面可避免长出不纯菌落。菌悬液中真菌孢子或酵母菌细胞的浓度为 10^6 个/ml 左右,放线菌孢子或细菌可在 10^8 个/ml 左右。

4. 诱变处理

(1) 选择简便有效的诱变剂　选择诱变剂时,要考虑实验室的条件,诱变剂的诱变率、杀菌率,使用的方便性等。目前生产上常用的诱变剂主要有紫外线、氮芥、硫酸二乙酯、亚硝基胍等。诱变剂多为致癌剂,使用时要小心。

(2) 确定合适诱变剂量　一般来讲,诱变率往往随剂量的增高而增高,但达到一定剂量后,再提高剂量会使诱变率下降。根据对紫外线及乙烯亚胺等诱变剂的研究,正突变较多出现在偏低的剂量中,而负突变则较多出现在高剂量中;同时还发现,对于经多次诱变而产量提高的菌株,高剂量更容易出现负突变。常用杀菌率作为各种诱变剂的相对剂量,以前使用剂量为 90% ~99.9% 的死亡率,现倾向于使用较低剂量如 70% ~75% 的死亡率,甚至更低,特别是经过多次诱变后的高产菌株更是如此。

(3) 物理诱变　紫外线的照射剂量可以相应地按照紫外灯的功率、照射距离、照射时间来确定。如紫外灯的功率为 15W,灯与处理物之间的距离为 30cm,照射时间一般不短于几秒,也不会长于 20 分钟。在具体操作中,照射前要先开灯预热 20 分钟,使光波稳定,培养皿底要平整,照射时要利用电磁搅拌设备或摇动而使照射均匀。对于有光复活作用的菌体，照射后的操作要在红光下进行。处理后的菌悬液进行增殖培养时，可用黑纸包扎玻璃器皿。

（4）化学诱变　表11－1为几种常见化学诱变剂的使用方法。

表11－1　常见化学诱变剂的使用方法

名称	常用浓度	处理时间（分钟）	缓冲液	中止方法
亚硝酸	0.01～0.1mol/L	5～10	pH 4.5 醋酸缓冲液	磷酸氢二钠
硫酸二乙酯	0.5%～1.0%	15～30	pH 7.0 磷酸缓冲液	硫代硫酸钠
亚硝基胍	0.1～1.0mg/L	15～60	pH 4.5 醋酸缓冲液	大量稀释
亚硝基甲基脲	0.1～1.0mg/L	15～90	pH 7.0 磷酸缓冲液	大量稀释

5. 筛选优良突变菌株　经过诱变处理，产生了各种性能的变异菌株，要从这些变异菌株中挑选出具有优良性能的菌株，是一件工作量很大的事情，为了取得较好的成效，一定要采用高效、科学的筛选方法。具体的筛选方法可参考第八章第一节"微生物的生长繁殖"中的"微生物的纯培养"。

（三）诱变育种实例——筛选营养缺陷型突变体

营养缺陷型是指某一微生物发生基因突变而丧失合成一种或几种生长因子的能力，因而无法在基本培养基上正常生长繁殖的变异类型。野生型是从自然界中分离到的微生物，是发生营养缺陷型突变前的原始菌株。

营养缺陷型菌株在科研和生产实践中具有十分重要的意义。在科学实验中，它可作为研究代谢途径和转导、转化、接合及杂交等遗传规律必不可少的标记菌种，也可作为氨基酸、维生素或含氮碱基等物质测定的试验菌种；在生产实践中，它既可直接作为发酵生产氨基酸、核苷酸等代谢产物的生产菌，也可作为杂交育种时必不可少的带有特定标记的亲本菌株。

1. 筛选营养缺陷型菌株所使用的培养基

（1）基本培养基　是指满足野生型菌株生长最低营养限度需要的培养基。

（2）完全培养基　是指某一微生物的各种营养缺陷型菌株都能在其中生长的培养基，一般是在基本培养基中加入一些富含氨基酸、维生素和碱基等的天然物质（如蛋白胨、酵母膏等）配制而成。

（3）补充培养基　是指满足相应的营养缺陷型生长需要的培养基，是在基本培养基中再添加某一微生物营养缺陷型所不能合成的代谢物配制而成。

2. 筛选营养缺陷型菌株的一般方法

（1）诱变处理　与上述一般诱变处理相同。

（2）中间培养　对数生长期中，单核细胞常出现双核现象，多核细胞的核也成倍增加。人工诱变对数期的细胞时，突变通常发生在一个核上，故其变异或非变异的细胞必须经过一代或几代繁殖才能分离，这个培养过程称为中间培养。对于细菌，用完全培养基或补充培养基培养过夜即可。

（3）淘汰野生型　即浓缩缺陷型，中间培养后的细胞中除营养缺陷型菌株外，仍含有大量野生型菌株，营养缺陷型菌株的比例一般都很低，通常只占百分之几至千分之几。为便于筛选，须将野生型细胞大量淘汰，从而达到浓缩营养缺陷型的目的。常用抗生素法和菌丝过滤法。

①抗菌素法：是将抗生素加到基本培养基中，杀死生长繁殖着的相应的野生型菌株，达到浓缩营养缺陷型的目的。细菌浓缩用青霉素法，其原理是青霉素能抑制细菌细胞壁的生物合成，杀死生长繁殖着的细菌，但不能杀死处于休眠状态的细菌。制霉素法适用于真菌，其原理是制霉素能作用于真菌细胞膜上的甾醇，引起细胞膜损伤，杀死生长繁殖着的酵母或霉菌。

②菌丝过滤法：用于丝状真菌的浓缩。其原理是在基本培养基中，野生型的孢子能发育成菌丝，

而营养缺陷型则不能。将诱变后的孢子在基本培养基中培养一段时间后进行过滤，重复数次后，就可以去除大部分野生型菌株。

（4）检出营养缺陷型 浓缩后得到的营养缺陷型的比例虽加大，但不是每株都是营养缺陷型，还需进一步分离，常用的方法有以下几种。

①逐个检出法：把浓缩的菌液在完全培养基上进行分离培养，然后将平板上出现的菌落逐个点种到基本培养基和完全培养基上，经过一定时间的培养后，凡是在基本培养基上不能生长，而在完全培养基上能生长的菌落，经重新复证后仍然如此，即为营养缺陷型。

②夹层培养法：在培养皿中倒一薄层不含菌的基本培养基，待冷凝后加上一层含浓缩后菌液的基本培养基，其上再浇一薄层不含菌的基本培养基。经培养后，长出的菌落为野生型，在皿底用笔对首次出现的菌落做记号，然后再于其上倒一薄层完全培养基。再经培养后所出现的新菌落，多数为营养缺陷型（图 11 -2）。

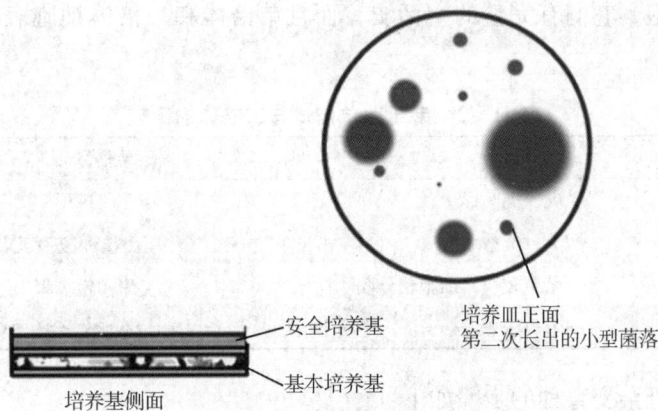

图 11 -2 夹层培养法及其结果

③限量补充培养基检出法：将经过浓缩的菌液接种在含有微量（0.6% 或更少）蛋白胨的基本培养基上，野生型菌株迅速生长成较大的菌落，而营养缺陷型生长较慢，故长成小菌落而得以检出。

④影印法：将诱变处理后的细胞涂布在完全培养基表面，经培养后长出菌落。然后，在略小于培养皿内径的圆柱形木块上，包扎一块灭过菌的丝绒布，作为接种工具。将长出菌落的平皿开口朝下，在丝绒布上轻轻地印一下，把此皿上的全部菌落转印到另一基本培养基平板上。经培养后，比较这两个平皿上长出的菌落，如果发现前一平皿上某一部位长有菌落，而在后一培养基的相应部位上却没有，说明为营养缺陷型。

（5）鉴定营养缺陷型 营养缺陷型的种类很多，选出后需要鉴定。最常用的方法是生长谱法，即在基本培养基中加入某种物质时，能生长的菌便是某种物质的缺陷型。其方法是：把生长在完全培养基上的营养缺陷型细胞洗下，经无菌水离心清洗后，配成浓度为 $10^7 \sim 10^8$ 个/ml 的悬液，取 0.1ml 与基本培养基均匀混合，再倒在培养皿上。待表面稍干后，在皿底划若干区域，然后在每个区域的中央加入极少量的氨基酸、维生素、嘌呤或嘧啶等营养物质。经培养后，如果在某一营养物的周围有微生物的生长圈，说明该微生物就是相应的营养缺陷型。

三、杂交育种

诱变育种虽然能够改变菌株的生产性能，但一个菌种一再用诱变剂处理，产量可能不再上升或上升缓慢。如果改用杂交育种，把许多优良性状汇集在一个菌株上，有可能把菌株的生产性能再进一步提高。近年来，生产上使用的某些通过杂交选育出来的菌种已经证明，微生物杂交育种是进行菌种选育的有效途径。

杂交是细胞水平上的重组。通过杂交，染色体发生重组，子代个体中不仅会出现双亲的优良性状，而且还可能出现新的性状。对能产生有性孢子的微生物来说，杂交育种在原则上和高等动、植物的杂交一样，把用于杂交的两个菌株混合接种在适于产生有性孢子的培养基上，等到孢子成熟后，分离单孢子，使其长成菌株，这些单孢子菌株便是杂交的子代。对不产生有性孢子的微生物来说，其杂交育种要利用营养缺陷型菌株。这是因为，细胞结合常只发生在极个别细胞间，而且经结合而成的细胞和没有结合的一般细胞在形态上没有显著的区别，要从大量没有结合的细胞中筛选出极少的结合细胞，几乎是不可能的。而营养型缺陷不能在基本培养基上生长，只有结合细胞才能形成菌落，所以，利用营养缺陷型比较容易筛选出结合细胞。

酵母菌的杂交育种实例如下：

啤酒酵母和面包酵母是能产生有性孢子的微生物。从自然界中分离到的和在工业生产中应用的这类酵母菌都是二倍体细胞，它们有完整的生活史，而且单倍体和二倍体细胞表现出很大的不同，所以很容易识别（表11-2）。

表11-2　酵母菌单倍体与二倍体的比较

项目	二倍体	单倍体
细胞	大，椭圆形	小，球形
菌落	大，形态一致	小，形态变化较多
液体培养	繁殖较快，细胞较分散	繁殖慢，聚集成团
在孢子培养基上	形成子囊	不形成子囊

啤酒酵母和面包酵母杂交育种的步骤如下：

①获得单倍体菌株：将不同生产性状的二倍体菌株分别接种在产孢子培养基（如醋酸钠培养基）上，25~27℃培养2~3天，使其产生子囊，子囊含有经减数分裂而形成的4个单倍体子囊孢子，采用合适方法，可让单倍体子囊孢子生长成单倍体菌株。

②混合培养形成二倍体细胞：将两种不同性状的单倍体菌株进行混合接种培养，即可出现二倍体细胞。将二倍体细胞挑出，进行必要的生产性能测定，然后选取优良菌种进行保存，以便后用。

在生产实践中，酵母菌杂交育种已获得成功。酿酒酵母和面包酵母是同属同种，但为不同菌株。前者产酒率高，但对于麦芽糖和葡萄糖的发酵力不强，所以酒精厂生产酒精以后的酵母菌不能供面包厂和家庭继续使用。而后者则相反，利用糖蜜的能力强，但产酒率低。经过两者杂交，可以培养出麦芽糖活性提高约一倍而产酒率并不下降的酿酒酵母，生产酒精以后，其废菌体又可供面包厂用。

四、原生质体融合

原生质体融合就是通过人为的方法，使遗传性状不同的两细胞的原生质体发生融合，并进而发生遗传重组以产生同时带有双亲性状的、遗传性稳定的融合子的过程。原生质体融合技术打破了微生物的种属界限，除使不同菌株间或种间进行融合外，还能做到属间、科间甚至更远缘的微生物或高等生物细胞间的融合，为远缘生物间的重组育种展示了广阔前景。

原生质体融合的主要步骤是：先选择两个有特殊价值的且带有选择性遗传标记的细胞作为亲本，在高渗溶液中，用适当的脱壁酶（如细菌或放线菌可用溶菌酶或青霉素处理，真菌可用蜗牛酶或其他相应的脱壁酶等）去除细胞壁，再将形成的原生质体进行离心聚集，并加入促融合剂PEG（聚乙二醇）或通过电脉冲等促进融合，然后在高渗溶液中稀释，再涂布于能使其再生细胞壁和进行分裂的培养基上。待形成菌落后，通过影印接种法，将其接种到各种选择性培养基上，鉴定它们是否为融合子，最后再测定其他生物学性状或生产性能。

五、基因工程

基因工程是指用人为的方法将需要的某一供体生物的 DNA 提取出来，在离体条件下进行切割后（或用人工合成的基因），和载体连接起来，然后导入某一受体细胞，使外来的遗传物质在其中"安家落户"，进行正常的复制和表达，从而获得新物种的一种全新的育种技术。

基因工程是人们在分子生物学理论指导下的一种自觉的、能像工程一样可事先设计和控制的育种新技术，是人工的、离体的、在分子水平上重组 DNA 的新技术，是一种可完成超远缘杂交的育种新技术。基因工程作为一种最新、最有前途的定向育种技术，已引起世界各国的重视。基因工程的主要操作步骤见图 11-3。

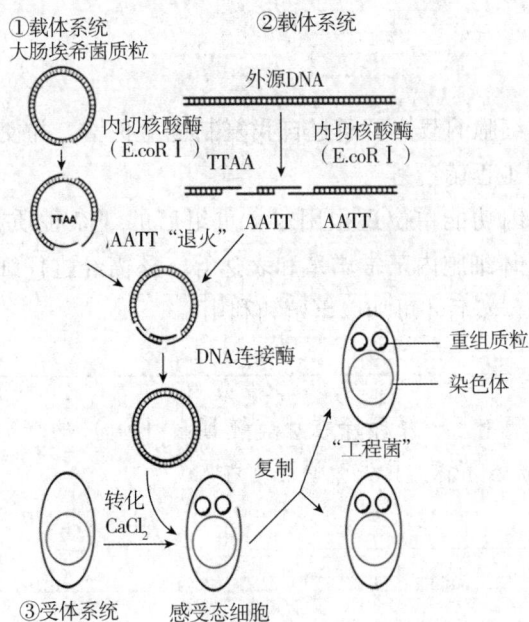

图 11-3　基因工程的主要操作步骤

（一）分离目的基因

1. 获得目的基因　在进行基因工程操作时，首先必须取得有生产意义的目的基因。一般有三条途径：①从适当的供体细胞（各种动、植物及微生物均可选用）的 DNA 中分离；②通过反转录酶的作用，由 mRNA 合成 cDNA；③由化学方法合成特定功能的基因。

2. 提取目的基因　采用密度梯度超速离心等方法，分别提取所需要的目的基因和作为载体的松弛型细菌质粒、噬菌体或病毒。

（二）体外重组

1. 选择载体　携带外源基因进入受体细胞的运输工具称为载体。原核受体细胞主要以松弛型细菌质粒（如 pBR32）和 λ 噬菌体作为载体；动物受体细胞主要以 SV40 病毒作为载体；植物受体细胞主要以 Ti 质粒作为载体。

载体必须具备以下几个条件：①是一个有自我复制能力的复制子；②能在受体细胞内大量增殖；③载体上最好只有一个限制性内切核酸酶的切口，使目的基因能固定地整合到载体一定位置上；④载体上必须有一种选择性遗传标记，以便及时把极少数"工程菌"或"工程细胞"选择出来。

2. 处理目的基因　根据"工程蓝图"的要求，在目的基因中加入一种专一性很强的限制性内切核

165

酸酶进行处理，从而获得带有特定基因并暴露出黏性末端的 DNA 单链部分。必要时，这种黏性末端也可用人工方法合成。对作为载体的细菌质粒等的 DNA，也可用同样的限制性内切核酸酶进行处理，使其露出相应的黏性末端。

3. 体外重组　将处理过的目的基因和载体放在较低温度（5~6℃）下混合"退火"。由于这两种 DNA 是用同一种限制性内切核酸酶进行处理的，具有相同的黏性末端，相互之间能够形成氢键，这就是所谓的"退火"。在 DNA 连接酶的作用下，供体目的基因与载体 DNA 片段的裂口处能够形成磷酸二酯键，形成一个完整的、有复制能力的环状重组载体。

（三）传递载体

上述经体外反应生成的重组载体，只有被引入受体细胞后，才能使其基因扩增和表达。将重组载体 DNA 分子引入受体细胞的方法很多，以质粒作为载体时，可以用转化的手段；以病毒 DNA 作为载体时，则要用感染的方法。

（四）复制、表达、筛选

在理想情况下，进入受体细胞的载体可通过自我复制进行扩增，并使受体细胞表达为供体细胞所固有的部分遗传性状，成为"工程菌"。

当前，由于分离纯净的基因功能单位还很困难，重组后的"杂种质粒"的性状是否符合原定的"设计蓝图"，以及它能否在受体细胞内正常增殖和表达等，还需经过仔细检查，以便能在大量个体中设法筛选出所需要性状的个体，然后才可加以繁殖和利用。

? 想一想

将一细菌培养物用紫外线照射后，立即涂在加有链霉素（Str）的培养基上，放在有光条件下培养，但没有选出 Str 抗性菌株，其失败原因何在？

答案解析

第三节　菌种的退化、复壮与保藏

PPT

一、菌种的退化

在生物进化的过程中，遗传性的变异是绝对的，而它的稳定性反而是相对的；退化性的变异是大量的，而进化性的变异却是个别的。这些发生负变的自发突变菌株的出现，最终导致菌种的退化。菌种退化是指生产菌株生产性状的劣化或遗传研究菌株遗传标记的丢失。

（一）菌种退化的表现

菌种退化表现为微生物形态和生理等多方面的变化，常见如下。

1. 细胞和菌落形态改变　如菌落颜色改变、出现畸形细胞等。有的表现为生长缓慢、孢子产生减少，如某些放线菌或霉菌在斜面上多次传代后，产生"光秃"现象，出现生长不齐或不产生孢子的退化，从而造成生产上用孢子接种的困难。

2. 对生长环境的适应能力减弱　如抗噬菌体菌株变为敏感菌株，利用某种物质的能力降低等。

3. 生产性能的下降　这对生产来说是十分不利的。如发酵菌株的发酵能力下降，代谢产物减少等。

4. 对其寄主寄生能力的下降　如白僵菌对其寄主致病力的下降。

（二）菌种退化的原因

1. 基因的自发突变　自发突变是一种自然现象，任何菌种都会发生。虽然自发突变的概率很低，但随着移植次数的增加，退化细胞的数目会不断增加，逐渐地由劣势变为优势。如果控制产量的基因发生负突变，则表现为产量下降；如果控制孢子生成的基因发生负突变，则使菌种产孢子的性能下降。

2. 育种后未经很好的分离纯化　许多微生物细胞含有一个以上的核，经诱变处理后，往往容易形成不纯的菌落；即使是单核细胞，也会出现不纯的菌落。这些菌落如果不经过很好的分离纯化，在经过几次传代后，很容易发生核分离，使某些性状发生变化。

3. 培养条件改变　培养条件主要包括温度、pH、培养基等。如果一个菌种长期生活在不适宜的环境中，其优良性状很难保持，容易退化。

4. 污染杂菌　如果菌株污染了杂菌或感染了噬菌体，就很容易退化。

菌种的退化是发生在细胞群体中的一个由量变到质变的逐步演变过程。最初，群体中只有个别细胞发生负突变，这时如不采取措施，而一味地移植传代，则群体中负突变个体的比例会逐渐提高，从而使整个群体表现为退化。

（三）防止菌种退化的措施

1. 控制传代次数　尽量避免不必要的移种和传代，并将必要的传代降到最低限度，以降低自发突变的概率。

2. 创造良好的培养条件　创造一个适合菌种的生长条件，就可在一定程度上防止菌种退化。例如，在赤霉素生产菌的培养基中加入糖蜜、天冬酰胺、谷氨酰胺、甘露醇等丰富营养物，有防止菌种退化的效果；在栖土曲霉的培养中将培养温度从 $28 \sim 30℃$ 提高到 $33 \sim 34℃$，也可防止其产孢子能力的退化。

3. 利用不同类型的细胞进行接种　放线菌和霉菌的菌丝细胞常含几个核或甚至是异核体，用菌丝接种时，就会出现不纯和退化；而孢子一般是单核的，用于接种时就没有这种现象发生。

4. 采用有效的菌种保藏方法　生产用菌种的重要性状都属于数量性状，而这类性状恰是最易退化的。因此，应研究和采用更有效的保藏方法，以防止菌种生产性状的退化。

二、菌种的复壮

菌种的复壮有广义和狭义两种。狭义的复壮是指通过分离纯化，把细胞群体中一部分仍保持原有典型性状的细胞分离出来，经过扩大培养，最终恢复菌株的典型性状，这是一种消极的复壮措施。广义的复壮即在菌株的生产性能尚未退化前，就经常有意识地进行纯种分离和生产性能的测定，保证生产性能的稳定或逐步提高。常用的复壮方法包括如下。

（一）纯种分离

把退化菌种的细胞群体中一部分仍保持原有典型性状的细胞分离出来，经扩大培养后，就可恢复原菌株的典型性状。

（二）寄主复壮

对于寄生性微生物的退化菌株，可直接将其接种到寄主体内，以提高菌株的毒性。如苏云金芽孢杆菌长期人工培养会发生毒力减退、杀虫率降低等现象，这时，用退化的菌株感染菜青虫的幼虫，待虫体发病死亡后，从虫体中就可重新分离典型产毒菌株。

（三）淘汰已退化的个体

通过改变培养温度、营养成分或酸碱度，可淘汰退化个体。如对"5406"抗生菌的分生孢子采用

-30 ~ -10℃的低温处理5~7天，使其死亡率达到80%左右，抗低温的存活个体中会留下未退化的个体。轮换使用苜蓿根、马铃薯、大麦粉等培养基，也可提高"5406"菌种的性能。

三、菌种的保藏

一个优良的菌种被分离选育出来后，必须妥善保藏。菌种保藏是指经过一定时间的保藏后，保证菌种不死亡、不退化、不被杂菌污染。菌种保藏是一项很重要的微生物学基础工作。

（一）菌种的保藏原理

菌种保藏主要是根据微生物的生理、生化特性，人为地创造一个低温、干燥、缺氧、缺乏营养等的环境条件，使微生物的代谢活动和生长繁殖处于受抑制的休眠状态，但又不至于使微生物死亡，从而达到保藏的目的。

（二）菌种的保藏方法

菌种的保藏方法很多，但一种好的保藏方法首先应能够长期保持菌种原有的优良性状，同时还要求方法简便、时间持久、经济。常用的保藏方法见表11-3。

表11-3　几种常用菌种保藏方法的比较

保藏方法	采取措施	适宜微生物	有效保藏时间
斜面低温	低温	各类微生物	3~6个月
液体石蜡	缺氧	各类微生物（石油微生物除外）	1年以上
沙土管	干燥、无营养	产孢子或芽孢微生物	1~10年
冷冻干燥	低温、干燥、无氧	各类微生物	10年以上

1. 斜面低温保藏法　也称定期移植保藏法，是利用低温来减慢微生物的生长和代谢，从而达到保藏的目的。将菌种接种到合适的斜面培养基上，待菌种生长健壮后，将菌种放置于4℃冰箱保藏，以后每隔一定时间转接一次，培养后再行保藏。细菌、酵母菌、放线菌和霉菌都可以使用这种保藏方法，保藏时间一般3~6个月。该方法简便、存活率高。缺点是菌株仍有一定的代谢强度，传代次数多时，菌种易变异。

2. 液体石蜡保藏法　液体石蜡可防止培养基水分蒸发，并可阻止氧气进入，使好氧菌不能继续生长，从而延长了菌种保藏的时间。将需保藏的菌种接种到斜面上培养，长满后，将灭过菌并除去水分的液体石蜡倒入斜面，液面高出培养基顶部1cm，使菌种与空气隔绝。试管直立放在室温保藏，保藏时间可长达1年以上。此法适用于各类菌种。其优点是制作简单，不需要特殊设备，且无需经常移种。缺点是保存时必须直立放置，所占位置较大，同时也不便于携带。

3. 沙土管保藏法　使微生物吸附在适当的载体（土壤、沙子等）上进行干燥保存的方法。此法特别适合保藏细菌的芽孢以及霉菌和放线菌的孢子，一般可保藏1~10年。此法简便，保藏时间较长，微生物转接也较方便。

4. 冷冻干燥保藏法　是最佳的微生物菌体保藏法之一，保存时间长，可达10年以上。除不生孢子、只产菌丝体的丝状真菌不宜用此法外，其他多种微生物如病毒、细菌、放线菌、酵母菌等都能冻干保藏。该法是将菌液在冻结状态下升华，去除其中水分，最后获得干燥的菌体样本。冷冻干燥保藏法同时具备干燥、低温和缺氧三项保藏条件，在这种条件下，菌种处于休眠状态，故可以保藏较长时间。冻干的菌种密封在较小的安瓿中，避免了保藏期间的污染，也便于大量保藏。它是目前被广泛推崇的菌种保藏方法。但是，该法操作相对烦琐，技术要求较高。

✎ 练一练

以下关于因冷冻干燥法保藏菌种的说法中，错误的是（　）

A. 保藏时间长　　　　　　　　B. 需要真空环境

C. 保藏温度低　　　　　　　　D. 需要保护剂

E. 保藏范围广

答案解析

实验十三　紫外线诱变选育 α-淀粉酶高产菌株

一、实验目的

1. 掌握紫外线诱变育种技术。

2. 学会利用诱变技术筛选出 α-淀粉酶高产菌株。

二、实验原理

紫外线是育种最常用的物理诱变剂，其诱变效应主要是由于它引起 DNA 结构的改变而形成突变型。紫外线诱变一般采用 15W 或 30W 的紫外线灯，照射距离为 20～30cm，照射时间依菌种而异，一般为 1～3 分钟，死亡率控制在 50%～80% 为宜。被照射处理的细胞必须呈均匀分散的单细胞悬浮液状态，以利于均匀接触诱变剂，并可减少不纯种的出现。同时，对于细菌细胞的生理状态，则要求培养至对数期为最佳。本实验中，以紫外线处理产淀粉酶的枯草芽孢杆菌，通过透明圈法初筛，选择淀粉酶活力高的生产菌株。

三、实验器材

1. **菌种**　枯草芽孢杆菌。

2. **器材**　装有 15W 或 30W 紫外灯的超净工作台、电磁力搅拌器（含转子，即磁力搅拌棒）、低速离心机、培养皿、涂布器、10ml 离心管、吸管（1ml、5ml、10ml）、250ml 三角瓶、恒温摇床、培养箱、直尺、棉签、橡皮手套、洗耳球。

3. **培养基和试剂**　无菌水、75% 乙醇、0.5% 碘液、选择培养基、肉汤培养基。

四、实验方法与步骤

1. **菌体培养**　取枯草芽孢杆菌一环，接种于盛有 20ml 肉汤培养基的 250ml 三角瓶中，于 37℃振荡培养 12 小时，即得对数期的菌种。

2. **菌悬液的制备**　取 5ml 发酵液于 10ml 离心管中，以 3000r/min 离心 10 分钟，弃去上清液。加入无菌水 9ml，振荡洗涤，离心 10 分钟，弃去上清液。加入无菌水 9ml，振荡混匀。

3. **诱变处理**　将菌悬液倾于无菌培养皿中（内放一个磁力搅拌棒），置于磁力搅拌器上，于超净工作台紫外灯下（距离 30cm）照射 0.5～1 分钟。

4. **涂布培养**　取 0.1～0.2ml 诱变后的菌悬液于选择培养基平板上，用涂布器涂匀。置 37℃暗箱培养 48 小时。

5. **观察并测定**　在长出菌落的周围滴加碘液，观察并测定透明圈直径（C）和菌落直径（H），挑选 C/H 值最大者，接入斜面保藏。

五、注意事项

1. 紫外线对人体细胞尤其是人的眼睛和皮肤有伤害，长时间与紫外线接触会造成灼伤。操作时要戴防护眼镜，操作尽量控制在防护罩内。

2. 空气在紫外灯照射下会产生臭氧，臭氧也有杀菌作用。臭氧过高，会引起人不舒服，同时也会影响菌体的成活率。臭氧在空气中的含量不能超过 0.1% ~1% 。

3. 涂布平板、培养等操作应在红灯或暗处进行。

六、结果与讨论

1. 利用紫外线进行诱变育种，应注意哪些因素？

2. 为什么诱变育种后要挑选 C/H 值最大者接入斜面保藏？

实验十四　亚硝酸诱变筛选乳糖发酵突变株

一、实验目的

1. 掌握化学诱变剂的使用方法。

2. 学会设计快速筛选突变株的方法。

二、实验原理

亚硝酸是一种化学诱变剂，主要引起氧化脱氨基作用。在微生物育种过程中，一般采用的亚硝酸浓度为 0.01 ~1mol/L。本实验中，在 pH 4.6 的 0.1mol/L 醋酸缓冲液中加入亚硝酸钠晶体，产生的亚硝酸（HAc + NaNO$_2$→HNO$_2$ + NaAc）与微生物起作用，然后通过加 pH 7.0 的磷酸缓冲液来终止反应。

筛选乳糖发酵突变型：可用一个特殊的大肠埃希菌 GalE 突变型快速、有效地筛选出 Lac$^-$ 菌株。其原理是：大肠埃希菌中与半乳糖代谢直接相关的酶有三个，即半乳糖激酶（GalK），半乳糖 – 1 – 磷酸尿苷酰转移酶（GalT）和尿苷二磷酸半乳糖 – 4 – 表异构酶（GalE），它们所催化的反应如下：

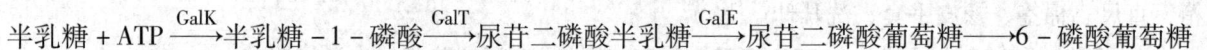

$$半乳糖 + ATP \xrightarrow{GalK} 半乳糖 – 1 – 磷酸 \xrightarrow{GalT} 尿苷二磷酸半乳糖 \xrightarrow{GalE} 尿苷二磷酸葡萄糖 \longrightarrow 6 – 磷酸葡萄糖$$

当 GalE 突变，细胞会因尿苷二磷酸半乳糖积累而中毒死亡，这种突变型对乳糖也敏感，因为乳糖可以分解成为半乳糖。因此，GalE 突变型不能在含甘油加乳糖的培养基上生长，而只有当 Lac$^+$ 变成 Lac$^-$ 时，才能在此培养基上生长，根据生长情况就可以筛选出 Lac$^-$ 突变株。

三、实验器材及试剂

1. 菌种　大肠埃希菌（*E. coli*）。

2. 培养基

（1）LB 肉汤一瓶。

（2）磷酸缓冲液 10 支，4.5ml/支。配法：K$_2$HPO$_4$ 10.5g，KH$_2$PO$_4$ 45g，（NH$_4$）$_2$SO$_4$ 1g，枸橼酸钠 0.5g，加水 1000ml，pH 7.0。

（3）0.1mol/L 醋酸缓冲液 10ml。配法：A 液：取 11.55ml 冰醋酸，用水定容至 1L；B 液：取 27.29g 醋酸钠，加蒸馏水定容至 1L；25ml A 液 +24.5ml B 液 +50ml 蒸馏水，调 pH 至 4.6，灭菌。

（4）亚硝酸溶液：称取 34.5g $NaNO_2$，在处理前加入 10ml 0.1mol/L 醋酸缓冲液，使之终浓度为 0.05mol/L。

（5）葡萄糖基本固体培养基 200ml：将 175ml 素琼脂（称 3.5g 琼脂粉，加 175ml 蒸馏水，灭菌备用）融化后，加 10 倍磷酸缓冲液 20ml、20% 葡萄糖 4ml、0.25mol/L $MgSO_4$ 1ml，混匀后倒平皿。

（6）乳糖加甘油基本固体培养基 200ml：在葡萄糖基本培养基中，将葡萄糖换成 0.2% 的甘油 + 0.2% 的乳糖，用 "L" 表示。

3. 器材　三角瓶、离心管、试管、10ml 吸管、1ml 吸管、离心机、培养皿等。

四、实验方法与步骤

1. 实验前 14～16 小时，将供试大肠埃希菌从斜面挑一环于 5ml LB 肉汤中，37℃培养过夜。

2. 将上述培养液倒入离心管，3500r/min 离心 5 分钟。

3. 弃上清液，打匀沉淀，加 5ml pH 4.6 0.1mol/L 磷酸缓冲液，再用同样速度离心一次。

4. 弃上清，打匀沉淀，加现配的亚硝酸溶液 1ml，于 37℃水浴中保温 5 分钟。

5. 取溶液 0.5ml，于 4.5ml 的 1×A 磷酸缓冲液中进行 10 倍系列稀释至 10^{-5}，余下继续 37℃保温 5 分钟，即为 10 分钟处理。取 10^{-1}、10^{-2}、10^{-3} 这 3 个稀释度涂 "L" 平板，取 10^{-4}、10^{-5} 这 2 个稀释度涂 "G" 平板，每个稀释度 2 个重复，37℃培养 24 小时。

6. 将上述保温 10 分钟后的溶液直接转入 1×A 磷酸缓冲液，进行 10 倍系列稀释至 10^{-4}，取 10^{-1}、10^{-2} 这 2 个稀释度涂 "L" 平板，取 10^{-3}、10^{-4} 这 2 个稀释度涂 "G" 平板，每个稀释度 2 个重复，37℃培养 24 小时。

7. 将两个不同时间处理后培养的平板取出，分别统计 "L" 和 "G" 上的菌数，以进行突变率的计算。

$$突变率 = \frac{L\,平板上的菌落数 \times 稀释倍数}{G\,平板上的菌落数 \times 稀释倍数} \times 100\%$$

五、结果与讨论

1. 为什么在乳糖加甘油培养基上长出的菌落是 Lac^- 突变型？

2. 影响本实验突变率的因素有哪些？

实验十五　微生物菌种保藏　📱微课

一、实验目的

掌握常用的菌种保藏方法。

二、实验器材

1. 材料与试剂　准备保藏的细菌、放线菌、酵母菌等菌种，牛肉膏蛋白胨、高氏 1 号和麦芽汁斜面培养基，无菌水，氯化钙，10% 盐酸，液体石蜡，固体石蜡，河沙，土。

2. 仪器与用具　冰箱，干燥器，吸管，试管，40 目和 100 目的土壤筛，磁铁，接种针，酒精灯，棉花，橡皮塞等。

三、操作规程

见表11-4。

表11-4 常用菌种保藏方法操作流程及操作技术要点

操作流程	操作技术要点
菌种培养	①取数支牛肉膏蛋白胨、高氏1号和麦芽汁培养基，分别在斜面的正上方距试管2~3cm处贴上标签。标签上注明菌名、培养基名称和接种日期 ②将需要保藏的细菌、放线菌以无菌操作法，接种在适宜的斜面培养基上 ③将细菌置于37℃条件下培养，酵母菌、放线菌置于28℃条件下培养
低温保藏	将菌种放置于4℃冰箱保藏 用橡皮塞代替棉塞，可以避免水分散发并且能隔绝氧气，能适当延长保藏期
液体石蜡保藏	①在250ml三角瓶中装100ml液体石蜡，塞上棉塞 ②在0.105MPa压力下灭菌1小时 ③将灭菌后的液体石蜡放在105~110℃烘箱内干燥1小时，蒸发其中的水分 ④用无菌吸管吸取灭菌的液体石蜡，滴加到已长菌的斜面上，添加量以高出斜面顶端1~1.5cm为宜 ⑤将试管直立，置低温或室温下保存
沙土管保藏	①取细河沙过40目筛，除去大颗粒。用10%盐酸浸泡2~4小时，用水冲洗至中性，然后烘干或晒干 ②取非耕作贫瘠黄土，烘干碾碎，过100目筛 ③将沙与土按4:1或2:1（W/W）混匀，装入10mm×70mm小试管中，每管约2g，塞上棉塞，包上牛皮纸 ④在0.150MPa压力下灭菌1小时，再干燥灭菌1~2次 ⑤从10支沙土管中随机取一支，取少许沙土放入牛肉膏蛋白胨或麦芽汁培养液中，在30℃下培养2~4天，确定无菌后才可使用。若发现有微生物生长，需重新灭菌，再进行无菌检查，直至合格 ⑥在无菌条件下，用无菌吸管吸取3~5ml无菌水，滴加到已形成芽孢或孢子的斜面上，用接种环轻轻刮下菌苔混孢子，制成菌悬液 ⑦用无菌吸管吸取0.1ml菌悬液滴入沙土管，并用接种环拌匀 ⑧将沙土管放入盛有干燥剂氯化钙的干燥器，使沙土管迅速干燥 ⑨制备好的沙土管可用固体石蜡封口，置室温或冰箱中保藏

四、实验记录

在表11-5中记录菌种保藏方法和结果。

表11-5 菌种保藏方法和结果

菌种名称	接种日期	培养基	培养温度	保藏方法	保藏温度

五、思考题

1. 细菌、酵母菌、霉菌、放线菌各用何种方法保藏为最佳？
2. 为什么要用10%盐酸处理河沙？

实验十六　微生物复壮

一、实验目的

能利用昆虫复壮苏云金芽孢杆菌。

二、实验器材

1. 材料与试剂　苏云金芽孢杆菌，3 龄菜青虫，新鲜上海青叶片，牛肉膏蛋白胨斜面培养基，0.1% 升汞。

2. 仪器与用具　显微镜，无菌培养皿，无菌水，剪刀，无菌滴管，镊子。

三、操作规程

以苏云金芽孢杆菌在虫体上的复壮为例（表 11-6）。

表 11-6　苏云金芽孢杆菌复壮操作流程及操作技术要点

操作流程	操作技术要点
制备菌液	①将苏云金芽孢杆菌接种到牛肉膏蛋白胨斜面培养基上，在 30℃ 下培养 24 小时 ②用无菌水洗下菌苔制成菌悬液
感染昆虫	①将饲喂昆虫的上海青叶片浸入菌悬液数秒，捞起晾干 ②用带菌的叶片饲喂健壮的 3 龄昆虫
采集死虫	待昆虫感染病菌死亡后，将褐色的死虫虫体收集到无菌培养皿中（由于病菌在虫体内大量繁殖，虫体体壁变得薄而易破，采集时要小心）
结扎虫体	用棉线将虫体的口腔和肛门扎住，防止消毒液渗入昆虫体腔
虫体消毒	将虫体浸入 0.1% 升汞 2 分钟，用无菌水冲洗虫体 4~5 次
分离细菌	①将消毒后的虫体置于无菌培养皿中，在无菌条件下，用剪刀沿虫体的背线或侧线剖开，就有褐色的体液流出 ②用无菌吸管吸取褐色体液，加到带有玻璃珠的三角瓶无菌水中，充分振荡，然后按技能训练 5-1 微生物纯种分离方法进行操作
挑选单菌落	①将培养皿倒置于 30℃ 环境中培养 24 小时 ②从平板上挑选有苏云金芽孢杆菌典型特征的单菌落，接种到斜面培养基上培养
镜检	挑取 30℃ 培养 48 小时的苏云金芽孢杆菌涂片，经芽孢染色后，置油镜下观察
保藏	将检查合格的菌株直接放入冰箱保藏，或采取沙土管保藏

四、实训记录

在表 11-7 中记录复壮的苏云金芽孢杆菌的结果。

表 11-7　复壮的苏云金芽孢杆菌

单菌落编号	菌落特征	芽孢形状	芽孢着生位置	有无伴孢晶体
1				
2				

五、思考题

1. 分离苏云金芽孢杆菌前，为什么要对虫体进行消毒？
2. 为什么要对分离后的苏云金芽孢杆菌进行镜检？

目标检测

答案解析

一、选择题

（一）单项选择题

1. 下列菌种保藏方法中，有效保藏时间最长的是（　）保藏法
　A. 斜面低温　　　B. 液体石蜡　　　C. 沙土管　　　D. 冷冻干燥

2. 通过交配,把许多优良性状汇集在一个个体中,再经过选择、鉴定、繁殖而育成新品种的育种方法是 (　　)

　　A. 自然选育　　　　B. 诱变育种　　　C. 杂交育种　　　D. 基因工程

3. 下列表现中,不属于菌种退化的是 (　　)

　　A. 细胞和菌落形态改变

　　B. 对生长环境的适应能力减弱

　　C. 生产性能的下降

　　D. 对其寄主寄生能力的提高

4. 对微生物进行诱变处理时,可采用的化学诱变剂是 (　　)

　　A. 青霉素　　　　　B. 紫外线　　　　C. 吖啶类染料　　D. 转座子

5. 一个大肠埃希菌 (*E. coli*) 的突变株,不同于野生型菌株,它不能合成精氨酸,这一突变株称为 (　　)

　　A. 营养缺陷型　　　B. 温度依赖型　　C. 原养型　　　　D. 抗性突变型

(二) 多项选择题

1. 在诱变育种中,可以用作出发菌株的有 (　　)

　　A. 自发突变筛选出的营养缺陷型

　　B. 自发突变筛选出的抗性突变株

　　C. 从自然界分离得到的野生型菌株

　　D. 已经诱变过的菌株

2. 筛选营养缺陷型菌株所使用的培养基有 (　　)

　　A. 基本培养基　　　　　　　　　　　B. 完全培养基

　　C. 补充培养基　　　　　　　　　　　D. 酵母菌培养基

3. 目前生产中常用的诱变剂主要有 (　　)

　　A. 紫外线　　　　　B. 氮芥　　　　　C. 硫酸二乙酯　　D. 亚硝基胍

4. 常用的菌种保藏方法有 (　　)

　　A. 斜面低温保藏法　　　　　　　　　B. 液体石蜡保藏法

　　C. 沙土管保藏法　　　　　　　　　　D. 冷冻干燥保藏法

5. 菌种退化的原因包括 (　　)

　　A. 基因的自发突变　　　　　　　　　B. 育种后未经很好的分离纯化

　　C. 培养条件改变　　　　　　　　　　D. 污染杂菌

(三) 配伍选择题

[1～4] 下列化学诱变剂的处理时间

　　A. 5～10 分钟　　B. 15～30 分钟　　C. 15～60 分钟　　D. 15～90 分钟

1. 亚硝酸: (　　)

2. 硫酸二乙酯: (　　)

3. 亚硝基胍: (　　)

4. 亚硝基甲基脲: (　　)

[5～8] 下列菌种保藏方法的有效保藏时间

　　A. 3～6 个月　　　B. 1 年以上　　　C. 1～10 年　　　D. 5 年以上

5. 斜面低温: (　　)

6. 液体石蜡: (　　)

7. 沙土管: (　　)

8. 冷冻干燥：（　　）

二、综合问答题

1. 简述诱变育种的原理。

2. 如何防止菌种的退化？

3. 菌种保藏的目的、原理分别是什么？

书网融合……

　重点回顾　　　微课　　　习题

第十二章　微生物与药物生产

📖 **导学情景**

情景描述：一名急性胰腺炎患者接受手术后发生感染，外科医生每天使用 20 万单位的庆大霉素进行抗感染治疗，3 天后患者退烧，医生继续给药。连续给药 29 天后，患者死于急性肾功能衰竭。此间，医生没有对该患者进行过血样检测。

情景分析：庆大霉素一般的使用标准是每次 8 万单位，每 6 小时一次，每天 2~3 次。按照规定，使用 7~10 天后，不管是否有效，都应该停药。但这名外科医生严重违反抗生素使用规则，庆大霉素的使用量明显超过了标准用量。其间，医生也没有通过抽血检测患者肾功能和进行停药处理，使得患者因庆大霉素使用过量致急性肾功能衰竭而死亡。

讨论：医生在治疗疾病时，应如何避免抗生素使用过量？

学前导语：抗生素可以用于治疗疾病，医生在使用时，要注意抗生素的用量、用法、不良反应、适应证、时长等方面，同时要配合相关检测，避免抗生素不合理使用，造成神经系统、肾脏和造血系统等方面的毒副作用。

PPT

第一节　微生物制药

微生物种类繁多，应用广泛，与制药工业关系密切，很多药物都是利用微生物生产的。微生物药物是指由微生物生产的具有抗细菌、抗真菌、抗病毒、抗肿瘤、抗高血脂、抗高血压等作用的药物，以及抗氧化剂、酶抑制剂、免疫调节剂等药物的总称。

一、制药微生物的种类

生产药物的天然微生物主要包括细菌、放线菌和真菌三大类。随着基因工程技术的迅速发展，利用"工程菌"可生产出很多具有高产量、高品质和低成本的基因工程类药物，使得微生物在制药工业中的应用前景更加广阔。

1. 细菌　大肠埃希菌属（*Escherichia*）可以作为基因工程的载体，生产天冬氨酸、苏氨酸、缬氨酸等氨基酸类药物；棒状杆菌属（*Corynebacterium*）如北京棒杆菌、钝齿棒杆菌可生产氨基酸、核苷酸类药物；短杆菌属（*Brevibacterium*）可生产维生素 B_{12}、氨基酸、核苷酸类等药物，也是酶法合成生产辅酶 A 的菌种。

2. 放线菌　链霉菌属（*Streptomyces*）的灰色链霉菌（*Streptomyces griseus*）生产链霉素；金霉素链霉菌（*Streptomyces aureofaciens*）生产金霉素；红霉素链霉菌（*Streptomyces erythraeus*）生产红霉素；龟裂链霉菌（*Streptomyces rimosus*）生产土霉素等。诺卡氏菌属（*Norcadia*）生产利福霉素、蚊霉素等。小单胞菌属（*Micromonospora*）的棘孢小单胞菌（*M. echinospora*）生产庆大霉素。游动放线菌属（*Actinoplanes*）的济南游动放线菌（*Actinoplanes tsinanesisn*）生产创新霉素（creatmycin）。

3. 真菌　根霉属（*Rhizopus*）生产甾体激素、延胡索酸及酶制剂等；曲霉属（*Aspergillus*）生产枸橼酸、葡萄糖酸、抗生素，进行甾体转化。青霉属（*Penicillum*）的产黄青霉（*Penicillum chrysogenum*）生产青霉素，也可用于生产葡萄糖氧化酶、葡萄糖酸、枸橼酸和抗坏血酸。头孢霉属（*Cephalosporium*）的产黄头孢霉（*Acremonium chrysogenum*）、顶孢头孢霉菌（*Cephalosporium acremonium*）生产头孢菌素 C。酵母菌属（*Saccharomyces*）的酿酒酵母（*Saccharomyces cerevisiae*）可以生产啤酒、乙醇、药用酵母等；红酵母（*Rhodotorula*）可以生产 β–胡萝卜素；棉病针孢酵母（*Nematspora gossypii*）可以生产核黄素等。

4. 其他真菌　牛肝菌属含有人体必需的 8 种氨基酸，还含有腺嘌呤、胆碱和腐胺等生物碱。灵芝属含灵芝多糖、灵芝多肽、三萜类、16 种氨基酸（其中有 7 种人体必需氨基酸）、蛋白质、甾类、甘露醇、香豆精苷、生物碱、有机酸（延胡索酸），以及微量元素 Ge、P、Fe、Ca、Mn、Zn 等。

二、微生物药物类型

微生物药物可以按生理功能、临床用途、产品类型以及化学特征来分类，通常按其化学特征进行分类。

目前，2020 版《中国药典》（以下简称《药典》）收载的常见的微生物药物品种主要有：抗生素、氨基酸、维生素、类固醇、酶及酶抑制剂、菌体制剂等，其中，抗生素品种最多，应用最为广泛（表 12 – 1）。

表 12 – 1　常见的微生物药物品种

类别	主要品种
抗生素	青霉素钠、头孢丙烯颗粒、头孢他啶、地红霉素、红霉素、头孢地尼、克拉霉素、妥布霉素、乙酰螺旋霉素、庆大霉素、链霉素、新霉素、氯霉素、四环素、奈替米星、西索米星、阿奇霉素、磷霉素钠、大观霉素、麦白霉素、小诺米星、杆菌肽、交沙霉素等
氨基酸	天冬氨酸、丙氨酸、色氨酸、酪氨酸、赖氨酸、苏氨酸、谷氨酸等
酶制剂	蛋白酶、淀粉酶、果胶酶、葡萄糖酶、纤维素酶等
类固醇	孕激素、胆甾醇、胆酸、肾上腺皮质激素等
菌体制剂	疫苗、菌苗、药用酵母、活菌制剂（乳杆菌、双歧杆菌、肠球菌、大肠埃希菌、蜡样芽孢杆菌、酵母菌）等

类别	主要品种
维生素	维生素 C、维生素 A 的前体 β – 类胡萝卜素、维生素 D_2 的前体麦角甾醇、维生素 B_2（核黄素）、维生素 B_{12}（钴胺素）等
核苷酸类	肌苷酸、肌苷、三磷酸腺苷（ATP）、黄素腺嘌呤二核苷酸（FAD）、辅酶 A（CoA）、辅酶 I（Co I）等

三、微生物发酵的类型

微生物发酵在医药生产中主要用于制备各种药物。微生物发酵指利用微生物，在适宜的条件下将原料经过特定的代谢途径转化为人类所需要产物的过程。

微生物制药的发酵类型以发酵产品的类型进行分类，可以分为微生物菌体发酵、微生物酶发酵、微生物转化发酵、生物工程细胞发酵等几个类型。

1. 微生物菌体发酵 是指以获得具有多种用途的菌体为目的的发酵。菌体发酵可用于生产一些药用真菌，如：药用酵母、蘑菇类、茯苓菌、冬虫夏草中的虫草头孢菌以及与天麻共生的密环菌等。

2. 微生物酶发酵 指用发酵方法从微生物菌体中提取酶。通过微生物发酵手段可实现酶的生产，用于医药和医疗检测。目前，大多数工业应用的酶都来自微生物的发酵，如用于半合成青霉素时制备中间体——6 – 氨基青霉烷酸的青霉素酰化酶。

3. 微生物转化发酵 是指利用微生物细胞的一种或多种酶，将一种化合物转变成结构相关的更有经济价值的产物。这种发酵方法特异性强、无污染。例如：醋酸发酵是利用微生物将乙醇转化成乙酸；抗生素生产中，用环状芽孢杆菌对卡那霉素进行转化，可得到丁胺卡那霉素；采用"二步发酵法"生产维生素 C 是利用生物转化发酵法；一些甾类激素如醋酸可的松、黄体酮等的生产也是利用微生物转化法，这种方法比单纯化学合成法减少了许多步骤。因此，微生物转化发酵法将促使这类药物得到更快的发展。

4. 生物工程细胞发酵 是利用基因工程、细胞融合和固定化酶等生物工程技术所获得的细胞，如 DNA 重组的"工程菌"以及通过细胞融合所得的"杂交"细胞等进行培养的发酵。将通过生物技术获得的生物细胞作为新型发酵的产生菌，可生产各种各样的产物。其中有不少新药，如治疗糖尿病的胰岛素、治疗侏儒症的生长激素以及治疗癌症和病毒感染的干扰素，还有治疗癌症、自身免疫病的淋巴激活素等，其发酵所用的设备和工艺都与传统工艺不同。

5. 微生物代谢产物发酵 是指利用微生物发酵方法生产微生物的代谢产物，从中提取所需物质的一种方法。微生物的代谢产物分为初级代谢产物和次级代谢产物两种。

四、微生物发酵的特点

1. 反应过程自动调节 微生物发酵反应过程以生命体的自动调节方式进行，数十个生化反应过程能通过单一微生物的代谢活动来完成；能够高度选择地进行复杂化合物在特定部位的氧化、还原、脱氢、脱氨及官能团引入或去除等反应。因此，所需产品可在单一设备（发酵罐）中一次合成。

2. 反应条件温和 微生物发酵反应通常在常温常压下进行，条件温和，无需考虑防爆问题，设备较简单。

3. 生产设备体积庞大 由于活的生命体参加发酵反应，受微生物代谢特征的限制（微生物不耐高渗透压；高浓度底物或产物易导致酶活性下降），发酵反应液中底物浓度和产物浓度都不应过高，因而导致设备体积庞大。

4. 原材料丰富 原材料来源丰富，价格低廉，发酵产生废物的危害性较小。

5. 环境要求严格　微生物发酵过程是微生物反应过程，是指由微生物在生长繁殖过程中所引起的生化反应过程，应为其代谢活动提供良好的环境。因此，在微生物发酵过程中，需防止杂菌污染，对设备、容器要进行严格冲洗、灭菌，空气需要过滤等。根据药品生产质量标准的不同，生产环境亦不同。对要求无菌的药品，其最后一道工序必须在洁净车间内完成，并且所有接触该药物的设备、容器必须灭菌，而操作者亦需进行检验及工作前的无菌处理等。

6. 技术含量高　现代微生物发酵制药的最大特点是高技术含量、智力密集、全封闭自动化、全过程质量控制、大规模反应器生产和新型分离技术综合利用等。

第二节　抗生素

PPT

一、抗生素的概念、特点和分类

到目前为止，从自然界微生物中发现和分离的抗生素有 1 万多种，半合成的抗生素近 10 万种，在临床上应用的抗生素近 100 种，抗生素成为临床上应用最广的一类药物。

（一）抗生素的概念

抗生素（antibiotic）是生物在生命活动过程中产生的或通过化学合成的，在低微浓度下能选择性地抑制或影响其他种生物功能的一类化合物。抗生素不仅可以具有抗细菌、真菌和原虫的作用，还能用于抗肿瘤、抑制人体的免疫反应以及杀虫、除草等。

（二）医用抗生素的特点

目前已发现的抗生素较多，但用于医疗的却并不多。这主要是由于医用抗生素有其基本要求。

1. 毒力差异大　即抗生素对微生物或癌细胞有抑制或杀灭作用，对人和动物没有或只有轻微的损害。例如，青霉素能抑制细菌细胞壁合成，而人及哺乳动物细胞不具有细胞壁，不会受到青霉素作用的影响，因此，青霉素可用于临床。

2. 抗菌活性强　极微量的抗生素就对微生物具有抑制或杀灭作用。

3. 有不同的抗菌谱　抗生素的作用具有选择性，各种抗生素的作用机制有所不同，因而每种抗生素都具有一定的抗菌谱或抗瘤谱。抗菌谱是指某种抗生素所能抑制或杀灭微生物的范围和所需剂量。范围广泛者，称广谱抗生素；范围狭窄者，称窄谱抗生素。抗生素所能抑瘤的范围称为抗瘤谱。

4. 其他特点　良好的医用抗生素还应具备不良反应少、毒副作用小、不易引起超敏反应、不易使病菌产生抗药性等特点。

（三）抗生素的分类

抗生素种类多，性质复杂，用途广。目前，习惯上以抗生素的化学结构、产生菌的来源、作用对象、作用机制等作为分类依据。

1. 根据抗生素的化学结构分类　①氨基糖苷类抗生素：分子中既有氨基糖苷，又有氨基环醇的结构。如：庆大霉素、链霉素、卡那霉素等。②多肽类抗生素：由氨基酸组成的小分子多肽，分子中常含有一些非蛋白质氨基酸、环状结构，有些还含有部分非氨基酸组分。如：杆菌肽、多黏菌素等。③多烯大环类抗生素。如：制霉菌素、两性霉素 B 等。④ β-内酰胺类抗生素：抗生素分子中有一个β-内酰胺环。如：头孢哌酮、氧哌嗪青霉素等。⑤大环内酯类抗生素：分子中有一个大环内酯。如：红霉素、麦迪加霉素等。⑥四环类抗生素：分子中有四骈苯。如：金霉素、土霉素、四环素等。⑦苯烃基胺类抗生素。如：氯霉素、甲砜氯霉素等。⑧蒽环类抗生素。如：正定霉素、紫红霉素等。⑨其他抗生素。如：磷霉素、创新霉素、硫霉素等。

化学结构决定抗生素的理化性质、作用机制、疗效，所以按化学结构分类有重要意义。

2. 根据产生菌的来源分类 ①放线菌产生的抗生素。如：链霉素、卡那霉素、新生霉素、万古霉素、四环素类等。②细菌产生的抗生素。如：多黏菌素、短杆菌肽、杆菌肽等。③真菌产生的抗生素。如：灰黄霉素、头孢菌素、青霉素等。④地衣产生的地衣酸，动物产生的鱼素和植物产生的蒜素等。

3. 根据抗生素的作用对象分类 ①抗革兰阳性菌的抗生素。如：红霉素、青霉素、新生霉素等。②抗革兰阴性菌的抗生素。如：链霉素、多黏菌素等。③抗真菌的抗生素。如：制霉菌素、灰黄霉素等。④抗肿瘤的抗生素。如：丝裂霉素、阿霉素等。⑤抗结核分枝杆菌的抗生素。如：链霉素、利福霉素等。⑥抗病毒、噬菌体及原虫的抗生素。如：鱼素、蒜素等。

4. 根据抗生素的作用机制分类 ①抑制细菌细胞壁合成的抗生素。如：青霉素、头孢霉素、万古霉素等。②影响细胞膜功能的抗生素。如：多黏菌素、制霉菌素、两性霉素 B 等。③抑制细胞蛋白质合成的抗生素。如：四环素、红霉素、氯霉素等。④抑制细胞核酸合成的抗生素。如：灰黄霉素、利福霉素、丝裂霉素等。⑤抑制细菌生物能作用的抗生素。如：竹桃霉素、抗霉素等。

二、抗生素的生物合成

（一）抗生素合成的基本过程

①营养物摄入细胞；②形成初级代谢中间产物或初级代谢产物；③合成抗生素前体以及抗生素前体经修饰、重排等；④进入各抗生素所特有的合成途径；⑤聚合或装配，合成抗生素。

（二）抗生素合成有关的主要代谢途径

通过各种突变株以及同位素示踪技术研究表明，抗生素合成的前体物质主要来自下列途径：①脂肪酸代谢；②氨基酸代谢；③糖代谢；④嘌呤及嘧啶代谢；⑤芳香族生物合成；⑥羧基团转移。多数抗生素的前体物质并不是由单一途径而来，而是经多条代谢途径合成。

（三）抗生素生物合成的调节与控制

由于抗生素产生菌的不同以及抗生素种类的不同，抗生素生物合成的调节与控制的方式各不相同。但是抗生素作为一种次级代谢产物，其生物合成（发酵生产）的调节与控制有明显的共性，主要表现在以下三个方面。

1. 受生产菌生长速率的调节 微生物大量合成抗生素的时期是菌体生长曲线的稳定期，此时产生菌不生长或稍有生长。在菌体生长曲线的指数生长期，菌体快速生长，抗生素不能合成或只有很少量的合成，随着菌体生长进入稳定期，才有抗生素的大量合成。抗生素发酵工业中，通常采用加糖补料等方式来延长菌体生长的稳定期，以提高抗生素的发酵产量。在抗生素合成阶段，若加入一定量的磷酸盐，会恢复产生菌的迅速生长，使次级代谢转向初级代谢，导致抗生素发酵产量的降低。

2. 受分解代谢物调节 是指培养基中的一些能够被产生菌迅速（或优先）利用的营养物质（包括碳源、氮源、磷源等）以及它们的分解代谢产物，对其他多种代谢酶的调节作用。调节作用主要有分解代谢物阻抑和分解代谢物抑制两种方式。调节作用的强弱程度与该营养物质的代谢速率有关。例如，在青霉素发酵生产中有"葡萄糖效应"现象，产生菌迅速利用培养基中的葡萄糖，随着葡萄糖的分解代谢，其分解代谢抑制青霉素的生物合成。所以，"葡萄糖效应"实质上是一种碳源分解代谢物调节作用。"葡萄糖效应"不仅抑制青霉素的合成，还抑制其他多种抗生素的合成以及乳糖的分解利用等。

3. 需要合适的初级代谢基础 抗生素生物合成是在初级代谢基础上形成的。在菌体生长阶段，通过初级代谢，获得适合抗生素生物合成的、长势良好且菌量适宜的高质量种子。在抗生素合成阶段，需要初级代谢为抗生素合成提供代谢能量和有机碳骨架，此阶段的初级代谢应控制在合适的水平，既要维持菌体细胞合成抗生素的活力，又要防止产生菌大量生长而不利于抗生素的生物合成。

三、抗生素产生菌的分离和筛选

抗生素产生菌的分离和筛选是研究开发新抗生素的第一步。下面以分离土壤中的放线菌为例，简要说明抗生素产生菌的分离和筛选过程以及研究开发新抗生素的工作步骤。

（一）菌株的分离

1. 土样采集 选择有机质较多、干燥及中性偏碱的土壤，去除植被及表土，取 5~10cm 深处的土壤，装入无菌容器并贴上标签，采土需注意土壤的环境和性质、采土的时机、记录、无菌操作等。放线菌在较干燥、偏碱性、有机质丰富的土壤中数量较多。采土以春秋两季为宜，避免雨季。雨季易长霉，影响放线菌的生长。

2. 放线菌分离 将取回的土样用无菌水稀释后，接种至几种对放线菌适宜的培养基，为避免真菌污染，分离时可于培养基中加入一些抑制真菌生长的药物。经培养后，挑取放线菌落，接种于斜面，获得纯培养物。根据菌的形态培养特征，初步排除相同菌。

（二）菌株的筛选

筛选是指从大量分离到的放线菌中鉴别出极少数有实用价值的抗生素产生菌的过程。在新抗生素产生菌的筛选中，应根据目的选择合适的筛选模型和筛选方法。

1. 筛选模型 是指在筛选工作中为检测抗生素生物学活性而使用的试验菌、噬菌体、肿瘤细胞等。应根据筛选目的，选用合适的筛选模型。为了避免感染病原菌的危险，通常选用非致病而又能代表某些类型病原菌的微生物作为试验菌。例如，用金黄色葡萄球菌代表革兰阳性球菌、枯草芽孢杆菌代表革兰阳性杆菌、耻垢分枝杆菌代表结核分枝杆菌、大肠埃希菌代表革兰阴性杆菌、白色念珠菌代表酵母样真菌、曲霉代表丝状真菌、噬菌体代表病毒等。

2. 筛选方法 要筛选具有抗菌作用的抗生素，一般采用琼脂扩散法。先制备含试验菌的琼脂平板，然后将含有放线菌摇瓶培养发酵液的滤纸片或一定大小的放线菌琼脂培养块放在含试验菌的平板上，培养后观察有无抑菌圈产生。

可供选择的筛选方法多种多样。例如，筛选抗肿瘤抗生素可采用噬菌体、细胞膜缺陷型酵母突变株、精原细胞、肿瘤细胞等多种筛选方法。其原理是抗肿瘤抗生素对以上微生物或细胞有抑制作用。

（三）早期鉴别

经筛选后获得的抗生素产生菌需早期鉴别，对有价值的抗生素产生菌，需从产生菌和其产生的抗生素两个方面进行鉴定，通过与已知菌及已知抗生素的比较，排除已发现过的抗生素，找出新发现的抗生素产生菌。

1. 产生菌方面 应进行培养、形态观察、细菌生化反应等试验，对抗生素产生菌进行初步的分类鉴定。了解产生菌的生物学性质，有利于与已知菌进行比较和对发酵条件的掌握。

2. 抗生素方面 应进行抗菌谱（或抗瘤谱）的测定，还应采用纸层析法测定抗生素的极性和在各种溶媒中的溶解度，用纸电泳法判断抗生素是酸性、碱性、中性或两性，所得结果除与已知抗生素比较进行鉴别外，还能为从发酵液中分离抗生素提供参考。随着抗生素的进一步分离、纯化，可采用更为深入的方法进行鉴别，如各种光谱分析，测定抗生素的结构。

（四）分离精制

对分离得到的优良的新抗生素产生菌进行扩大发酵培养，然后选择合适的方法提取足够量的抗生素，并精制纯化，供临床前试验研究和临床试验使用。

（五）临床前试验研究

对分离精制获得的抗生素样品，必须先进行一系列的临床前试验研究。临床前研究包括对动物的（急性、亚急性和慢性）毒性试验和药物在动物体内的分布、排泄、代谢等动力学试验，摸索适宜的药物剂量、给药方式，了解药物不良反应、致突变、致癌、致畸胎作用等。

临床前试验研究的结果需上报有关药品监督管理部门审查合格后，方可进行临床试验。

（六）临床试验

临床试验是将药物应用到人体的试验。经临床试验证实效果良好的药物，再经药品监督管理部门审查批准，才可投入生产和临床使用。

四、抗生素的制备

抗生素的制备分为发酵和提取两个阶段。发酵是指抗生素产生菌在一定培养条件下生物合成抗生素的过程，此过程包括菌体生长和产物合成这两种不同性质的代谢过程。提取是指将抗生素从发酵培养物中提取出来并加以精制，制成抗生素成品。

抗生素生产的一般流程为：菌种→孢子制备→种子制备→发酵→发酵液预处理→提取和精制→成品检验→成品包装（图12-1）。

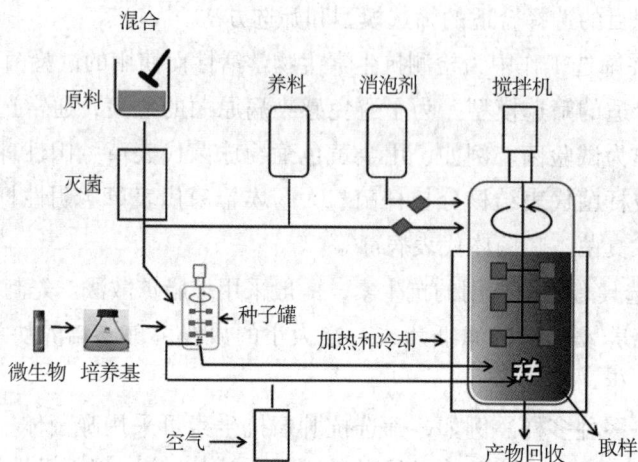

图12-1 发酵生产抗生素的流程图

（一）菌种

发酵的菌种都是从自然界中分离并经纯化及选育后获得的，这些菌种通常保存在沙土管或冷冻干燥管中。为了提高菌种的生产能力和产品质量，在发酵前必须进行菌种选育工作，以获得优良性状保持不变的菌种。菌种制备的整个过程要保持严格的无菌状态。

（二）孢子制备

孢子制备的目的是菌种培养，制备一定数量和质量的孢子，供种子制备使用。孢子制备一般在扁茄形瓶内进行。根据真菌、放线菌产生孢子的特点，产孢子培养基中的氮源、碳源不宜丰富。

（三）种子制备

种子制备的目的是使孢子萌发生长，形成一定量的菌丝体，供发酵使用。种子制备一般在种子罐内进行。种子培养基要求采用玉米浆等一些易于被产生菌迅速利用、生长因子丰富的营养物质，以适合种子培养的需要。

（四）发酵

发酵是微生物合成大量产物的过程，是抗生素合成的关键阶段，目的是获得高产量的抗生素。种子移种到发酵罐后，发酵可分为三个阶段：菌体生长阶段（对数期）、抗生素产物合成阶段（稳定期）、菌体自溶阶段（衰亡期）。因此，需选择合适的发酵培养基和培养条件，缩短菌体生长阶段，延长抗生素合成期，以获得较高的产量。随着营养物质消耗、代谢产物积累，发酵将不可避免地进入菌体自溶期，应及时终止发酵，避免发酵产物损失，便于提取。

发酵过程中应控制以下方面。

1. 防止杂菌污染　抗生素发酵过程中污染杂菌的主要原因为：培养基和发酵设备灭菌不彻底、种子带有杂菌、空气过滤系统被污染、发酵设备渗漏、操作不慎等。在移种、取样等过程中应严格执行无菌操作，并根据需要进行无菌检查。

2. 营养物质的控制　发酵培养基成分应适当丰富，要满足菌体生长和产物合成两个方面的需要。其原材料应尽可能价廉且来源广泛。为了延长抗生素合成期，抗生素发酵工业中广泛采用中间补料工艺。

3. pH 的控制　pH 是一项综合生物化学指标。菌体生长阶段和产物合成阶段各有其不同的最适 pH 范围。发酵过程中的发酵液 pH 控制方式主要有三种。①通过在发酵培养基中加入一些缓冲物质如碳酸钙等，使发酵过程中 pH 保持相对稳定。②通过中间补料的方式，补入一些生理酸性物质或生理碱性物质，来调节发酵过程的 pH 变化。例如在青霉素发酵过程中采用葡萄糖流加工艺，葡萄糖是生理酸性的碳源，既补充了青霉素发酵所需的碳源，又调节了发酵液的 pH，生产效果良好。③直接加酸或碱来调节 pH，但由于其生产效果较差，较少使用该方法。

4. 温度的控制　菌体生长和产物合成各有其最适温度。这是因为菌体生长和产物合成所需的酶不同，酶最适温度也不尽相同。菌体生长所需的最适温度通常高于抗生素合成所需的最适温度，因此，抗生素发酵多采用变温发酵。微生物发酵会产生大量的发酵热，可通过包围发酵罐的夹套或用蛇形管导入冷水或热水来控制发酵温度。

5. 前体的调控作用　前体是指能直接参与抗生素分子组成而自身结构无显著变化的物质。可以通过添加前体进行发酵的方式，控制抗生素合成的方向，从而提高抗生素的产量；通过分批少量加入的方式，降低前体对抗生素产生菌的毒性。例如，青霉素 G 的发酵生产以苯乙酰胺作为前体，红霉素的发酵生产以丙醇为前体，均获得良好的生产效果。

6. 通气、搅拌及消沫　抗生素发酵是需氧发酵。通过空气过滤系统向发酵罐内输入无菌空气，空气中的氧分子溶入发酵液，供产生菌利用。同时在发酵罐内设置搅拌和挡板，以增加通气效果。发酵液所含有的蛋白质是良好的发泡物质。抗生素产生菌对这类物质的代谢将导致发酵过程的某些阶段产生大量泡沫，搅拌和通气更加剧了泡沫的产生。大量泡沫会造成发酵罐逃液（泡沫使发酵液液面上升，以致发酵液随着泡沫从排气管道排出发酵罐），并且易导致染菌。因此，发酵中必须消沫。消沫可采用添加消沫剂、安装消沫桨等多种方式。

7. 发酵终点的判断　随着发酵过程的进行，营养物质被消耗，代谢物在发酵液中积累，发酵进入菌体自溶期，此时应终止发酵。发酵终点到来的表现包括：pH 不正常；菌体形态出现自溶；氨基氮含量上升；发酵液黏度升高；抗生素产量增加不显著（甚至有所下降）等。

（五）发酵液预处理

预处理的目的是除去发酵液中的重金属离子、蛋白质、菌体，以利于以后的提取操作。预处理的方法为：加热使蛋白质凝固，加入草酸、磷酸、黄血盐以除去钙、镁、铁等高价离子；调节发酵液

pH，以利于蛋白质和某些盐类的沉淀；当重金属离子、蛋白质等形成沉淀后，采用过滤或离心等方法除去重金属离子、蛋白质、菌体，获得过滤液。

（六）提取与精制

1. 提取　提取的方法是根据产品的理化性质决定的，常用的提取方法主要有四类：溶媒萃取法、离子交换法、沉淀法和吸附法。

（1）溶媒萃取法　在不同 pH 条件下，抗生素以游离酸、碱或盐的形式存在。由于抗生素在水及有机溶剂中的溶解度不同，分子态的抗生素游离酸或碱易溶于非极性的有机溶剂，而离子态的抗生素盐类易溶于极性的水。通过调节 pH 的方法，可以将抗生素从水相转移至有机溶媒相或将抗生素从有机溶媒相转移至水相，达到浓缩和纯化的目的。采用溶媒萃取法应注意，所选用的溶媒需要具备以下特点：溶媒与水应是互不相溶或仅有小部分互溶，溶媒还应该对抗生素有较大的溶解度和选择性。这样才能用少量的溶媒将抗生素提取完全，并分离去掉部分杂质。

（2）离子交换法　是应用离子交换树脂进行分离提取的方法。具体方法是：利用某些抗生素能解离为阳离子或阴离子的特性，使其与离子交换树脂进行交换，将抗生素吸附在树脂上，然后再以适当的条件将抗生素从树脂上洗脱下来，达到分离、浓缩、纯化的目的。此法具有成本低、设备简单、操作方便等优点，应用较为广泛。

（3）沉淀法　是利用抗生素在等电点与酸、碱、金属盐类形成不溶性或溶解度极小的复盐，沉淀出抗生素。

（4）吸附法　是利用适当的抗生素吸附剂，在一定 pH 条件下，使发酵液中的抗生素被吸附剂吸附，然后再以适当的洗脱剂将抗生素从吸附剂上洗脱下来，达到浓缩和纯化的目的。常用的吸附剂有活性炭、氧化铝、硅胶、大网格聚合物等。

此外，还有一些新的提取技术，如双水相萃取技术、超滤技术、亲和层析技术等。

2. 精制　经提取获得抗生素粗品后，还需对抗生素粗品做进一步精制以提高抗生素产品的纯度。上述四种提取方法均可用于精制，也可用多级吸附洗脱法、薄层色谱法等方法精制。由于抗生素的稳定性般较差，故在提取、精制过程中应避免用常压蒸馏、升华、过酸、过碱等手段，而是利用减压蒸馏这种比较温和的方法。

（七）成品检验

对于经过发酵、提取和精制后得到的成品，根据产品的性质，按照《药典》规定进行检测。如对抗生素一般要进行水分测定、效价测定、无菌试验、毒性试验以及热原试验等。

（八）成品包装

抗生素生产大包装的成品后，可以作为原料药，也可以在无菌条件下用自动分装机械进行小瓶分装，或者供制剂厂进行小包装或制剂加工。

第三节　其他微生物药物

一、氨基酸

氨基酸（amino acid）是构成蛋白质的基本单位，是人体及动物的重要营养物质，具有重要的生理作用。因此，氨基酸的生产和应用早已受到人们的重视。

（一）氨基酸在医药工业中的应用

氨基酸参与体内代谢和各种生理机能活动，因此可以用于治疗多种疾病。在临床上用量最大的是氨基酸输液。手术后或烧伤等患者需大量补充蛋白质，可注射各种氨基酸混合液，即氨基酸输液。复合氨基酸注射液含氨基酸浓度高、体积小、无热原物质与过敏物质，比水解蛋白好。此外，许多氨基酸及其衍生物可用于治疗多种疾病。

（二）氨基酸的生产方法

氨基酸的生产方法可分为以下几种。

1. 抽提法　是一种用酸水解蛋白质原料，然后从水解液中提取氨基酸的方法。如：半胱氨酸、胱氨酸、酪氨酸的生产。

2. 直接发酵法　是利用糖和铵盐发酵生产氨基酸。按照生产菌株的特性，直接发酵法可分为四类：野生型菌株发酵、营养缺陷型突变株发酵、抗氨基酸结构类似物突变株发酵、营养缺陷型兼抗性突变株发酵。大多数氨基酸可用直接发酵法生产。

3. 添加中间产物的发酵法　即在发酵过程中添加氨基酸的前体，微生物将其转化为相应的氨基酸，可以避免氨基酸生物合成途径中的反馈调节作用。如：丝氨酸、色氨酸、蛋氨酸、异亮氨酸等可用此法生产。

4. 酶法　是应用完整菌体（固定化菌体细胞）或微生物产生的酶（固定化酶）来制造氨基酸。酶法能得到 L 型氨基酸，产物浓度高、易于提取，采用固定化菌体或固定化酶，其优点更突出。用此方法生产的氨基酸有天冬氨酸、丙氨酸、赖氨酸、色氨酸、酪氨酸等。

5. 合成法　用化学合成方法生产的氨基酸有蛋氨酸、丙氨酸、甘氨酸、苯丙氨酸等。

以上五种氨基酸生产方法各有特点，其中，由化学合成方法得到合适的中间体、配合酶法制造氨基酸将是氨基酸生产的一个重要发展方向。

二、维生素

维生素（vitamin）是人和动物维持生命活动所必需的一类营养物质，也是一类重要的药物。维生素主要以酶类的辅酶或辅基形式参与生物体内的各种生化代谢反应。维生素还是防治维生素缺乏引起的各种疾病的首选药物。例如：维生素 D 是治疗佝偻病的重要药物。

维生素可采用化学合成、动植物提取和微生物发酵等方法生产。目前，采用微生物发酵方法生产的维生素有维生素 C、维生素 B_2、维生素 B_{12} 等，其中以维生素 C 的发酵生产规模最大。

（一）维生素 C

维生素 C 又称为抗坏血酸，能参与人体内多种代谢过程，使组织产生胶原质，是人体必需的营养成分。

1. 维生素 C 在医药方面的应用　维生素 C 能影响毛细血管的渗透性及血浆的凝固，刺激人体造血功能，增强机体的抗感染能力；具有较强的还原能力，可作为抗氧化剂，在医药、食品工业等方面广泛应用。

2. 维生素 C 的生产方法　有化学合成法、半合成法、两步发酵法、重组菌一步发酵法等几种。

（二）维生素 B_2

维生素 B_2 又称核黄素，在自然界中多数与蛋白质相结合而存在，又被称为核黄素蛋白。

1. 维生素 B_2 在医药方面的应用　维生素 B_2 是动物发育和许多微生物生长的必需营养因子，是治疗眼角膜炎、白内障、结膜炎等疾病的主要药物之一。

2. 维生素 B_2 的生产方法　维生素 B_2 主要是通过发酵法生产。能生物合成维生素 B_2 的微生物有某些细菌、酵母和霉菌。常用的生产菌种为棉病囊霉（*Ashbyagossypii*）和阿氏假囊酵母（*Eremothecium ash-*

byii）。值得注意的是，维生素 B_2 主要存在于菌丝中，只有小部分存在于发酵液中，因此，在提取时需将菌丝中的维生素 B_2 用 121℃ 蒸汽抽提 1 小时，再将提取液和发酵液合并，进入下一步提取。

（三）维生素 B_{12}

维生素 B_{12} 是含钴的有机物，故又称为钴维素或钴胺素。

1. 维生素 B_{12} 在医药方面的应用　维生素 B_{12} 及其类似物参与机体内许多代谢反应，是维持机体正常生长的重要因子，是治疗儿童恶性贫血的首选药物。

2. 维生素 B_{12} 的生产方法　维生素 B_{12} 可从动物肝脏中提取，也可用化学方法合成，但这两种方法均不适合工业化生产，目前主要用微生物发酵来生产。能产生维生素 B_{12} 的微生物有细菌和放线菌，而酵母和霉菌不能产生维生素 B_{12}。用微生物生产维生素 B_{12} 有两种方法。①提取法：从链霉素、庆大霉素等发酸后的废菌体中提取。为了提高 B_{12} 的产量，需要在发酵培养基中加入适量的钴盐。即使如此，维生素 B_{12} 的发酵产量仍然很低，一般每毫升只有数微克。②发酵法：用丙酸杆菌等微生物进行直接发酵生产。用此法，每毫升发酵液中的维生素 B_{12} 可达数十微克。

近年来发现，诺卡菌属和分枝杆菌属的某些菌种在烷烃作为碳源的培养基中能合成较多的钴维素；另外，以甲烷或甲醇作为碳源的细菌合成钴维素的能力较强。

三、甾体化合物

甾体化合物（steroid）又称为类固醇，是一类含有环戊烷多氢菲核（甾体化合物的母核）的化合物。

（一）甾体化合物在医药方面的应用

甾体化合物广泛存在于动植物的组织中。比较重要的甾体化合物有胆甾醇、胆酸、肾上腺皮质激素、孕激素、植物皂素等。甾体化合物尤其是甾体激素对机体有重要的调节作用，因此在医疗上应用十分广泛。例如，肾上腺皮质激素具有抗炎症、抗超敏反应、抗休克等多方面的作用，临床上被广泛用于治疗或缓解类风湿关节炎、支气管哮喘、过敏性皮炎、胶原性疾病、过敏性休克、阿迪森病等。

各种性激素是医治雄性器官衰退或某些妇科疾病的主要药物，也是口服避孕药的主要成分。此外，还有蛋白质同化激素及螺内酯等甾体药物，其分别具有改善蛋白代谢、恢复和增强体力、利尿降压等作用。

（二）甾体激素类药物的生产方法

在工业生产中，甾体激素类药物的生产通常以天然甾体化合物（如薯芋皂苷）为出发原料，一般以化学合成法为主，其中有一些用化学合成方法难以解决的关键反应，需采用微生物转化方法进行生产。甾体化合物的微生物转化具有反应条件温和、专一性强和产量高等优点，在甾体激素类药物的生产中被广泛应用。

四、酶制剂

酶制剂是指从生物中提取的具有酶特性的一类物质，主要用于催化生产过程中的各种化学反应。酶（enzyme）是生物产生的具有催化能力的蛋白质，生物体的新陈代谢过程都是在酶的参与下进行的，并受到酶的控制和调节。在生命活动中，酶具有特殊的功能。某些疾病的发作与酶反应存在一定的相关性，因此，酶可作为一类药物来治疗某些疾病，也可用作临床诊断试剂以及用于筛选某些新药。

酶的来源有微生物、动物和植物三种。其中，微生物是酶的主要来源，主要是因为微生物种类多，蕴藏丰富酶源，易于控制，比较适于大规模工业化生产。

（一）医药领域常用的微生物酶制剂

1. 链激酶和链道酶　主要由乙型溶血性链球菌的某些菌株产生。

（1）链激酶　可使纤维蛋白溶解酶原活化成为纤维蛋白溶解酶，后者可使血液凝块溶解。因此，在临床上可用链激酶治疗脑血栓及溶解其他部位的血凝块。

（2）链道酶　是一种脱氧核糖核酸酶，可使脓液中的脱氧核糖核酸和脱氧核糖核蛋白解聚，分离成小单位分子，降低脓液的黏度，在临床上用于治疗脓胸。

2. 透明质酸酶　又称扩散因子，是一种糖蛋白，能分解组织基质中的透明质酸，使组织之间出现间隙，从而使局部的积液加快扩散。因此，将它与其他注射剂同时应用，可使皮下注射的药物加速扩散，有利于药物吸收。如果用于手术后的肿胀及外伤性血肿，可使肿胀与血肿消退，减轻疼痛。

透明质酸酶广泛存在于动物血浆、组织液等体液及蛇毒、蝎毒等动物毒液中。产生透明质酸酶的微生物有化脓性链球菌、产气荚膜梭菌等。

3. 天冬酰胺酶　主要作用是水解天冬酰胺，生成天冬氨酸和氨。由于某些肿瘤细胞需要依赖正常细胞供应天冬酰胺，使用天冬酰胺酶可消耗肿瘤细胞所需的天冬酰胺，从而抑制肿瘤细胞的生长，在临床上可用于治疗白血病和某些肿瘤。

多种细菌均可产生天冬酰胺酶，目前用大肠埃希菌进行生产。

4. 消化酶　很多微生物能产生蛋白酶、淀粉酶、脂肪酶等，可用于治疗消化不良等。

5. 青霉素酰化酶　在半合成青霉素的生产中具有重要作用。该酶能直接使青霉素的侧链解离，得到青霉素的母核（6－氨基青霉烷酸）和侧链羧酸，也能催化相反的反应，使6－氨基青霉烷酸与适当的侧链结合为半合成青霉素。

（二）微生物酶的发酵生产

微生物酶的发酵方法与其他发酵工业相类似。利用微生物生产某种酶的步骤为：①选择合适的产酶菌种；②采用适当的培养基和适当的培养条件进行发酵；③使微生物生长繁殖并合成、积累大量的酶；④对酶进行分离纯化，制成一定形式的制剂供使用。

五、酶抑制剂

酶抑制剂（enzyme inhibitor）主要是微生物产生的一类小分子生理活性物质，能够特异性抑制某些酶的活性。来源于微生物的酶抑制剂有毒性低、相对分子质量小、结构新颖以及结构多种多样等特点，是研究生物功能和治疗疾病的有力工具。在医药方面，酶抑制剂已用于增强免疫、生理功能调节以及治疗抗药菌感染等多个方面。下面简要介绍一些酶抑制剂。

（一）蛋白酶抑制剂

蛋白酶与炎症、受精、癌症、免疫以及肌肉萎缩等多种疑难疾病关系密切，因此，蛋白酶抑制剂可用于治疗急性胰腺炎、烧伤、胃溃疡、肌肉萎缩等疾病。蛋白酶抑制剂可与病毒蛋白酶催化基因结合，抑制酶活性，导致蛋白前体不能裂解和形成成熟病毒体，是一类重要的抗艾滋病药物。蛋白酶抑制剂还具有提高免疫的功能，对腹水瘤、淋巴肉瘤有一定疗效。某些存在于附睾特定区域的蛋白酶抑制剂能够影响精子在附睾中的成熟，因此，其在生殖方面具有潜在的避孕作用。

微生物来源的蛋白酶抑制剂有亮抑蛋白酶肽（leupeptin）、抗蛋白酶肽（antipain）、胰凝乳蛋白酶抑制剂（chymostatin）、胃蛋白酶抑制剂（pepstatin）等。

（二）细胞膜表面酶抑制剂

细胞膜表面酶属于肽链端解酶和脂酶，与免疫功能、炎症反应、肿瘤发生、病毒感染等多种细胞功能有着密切关系。因此，细胞膜表面酶抑制剂可用于与上述细胞功能有关的疾病的治疗。

微生物来源的细胞膜表面酶抑制剂有抑脂酶剂（esterastin）、抑氨肽酶 A（amastatin）、抑氨肽酶 B（bestatin）等。

（三）糖苷酶及淀粉酶抑制剂

各种各样的炎症、癌症、免疫现象、病毒感染等都和细胞表面的复合糖质有密切关系。因此，可以在细胞机能中起重要作用的糖蛋白为筛选目标，探索糖苷酶抑制剂，用于治疗相关疾病。淀粉酶抑制剂通过妨碍食物中碳水化合物的消化作用，来防止和治疗肥胖症、动脉硬化症高血压、糖尿病等。

微生物来源的糖苷酶及淀粉酶抑制剂有泛涎菌素（panosialin）、异黄酮鼠李糖苷（isoflavone rhamnoside）、唾液酸酶抑制剂（siastatin）和淀粉酶抑制剂（amylostatin）等。

（四）肾上腺素合成酶抑制剂

肾上腺素是交感神经的传导体，与肾上腺素合成有关的酶包括酪氨酸羟化酶、多巴胺 β - 羟化酶等。这些酶的抑制剂有可能成为降血压药物。

微生物来源的肾上腺素合成酶抑制剂有小奥德蘑酮（oudenone）、镰孢菌酸（fusarinic acid）等。

（五）β - 内酰胺酶抑制剂

某些细菌对 β - 内酰胺类抗生素抗药，主要是这些细菌产生 β - 内酰胺酶，能够水解 β - 内酰胺类抗生素的 β - 内酰胺环，使抗生素失去抗菌活性。β - 内酰胺酶抑制剂可用于治疗产生 β - 内酰胺酶的抗药菌感染。

微生物来源的 β - 内酰胺酶抑制剂有棒酸（clavulanic acid）、硫霉素（thiamphenicol）等。

六、菌体制剂

菌体制剂是根据现代微生态学的基本原理，利用人体正常菌群中的某些种类，经人工培养方法制成。临床上应用的菌体制剂主要有疫苗、药用酵母、活菌制剂这几种类型。下面仅简要介绍药用酵母和活菌制剂。

（一）药用酵母

药用酵母是一种经高温干燥灭活的酵母菌。酵母细胞含有丰富的营养物质，如蛋白质、氨基酸、维生素等，并含有辅酶 A、细胞色素 C、谷胱甘肽、麦角固醇和核酸等生理活性物质以及多种酶类。药用酵母可促进机体的代谢机能，增进食欲，用于治疗消化不良和 B 族维生素缺乏症。

生产药用酵母一般采用乙醇或啤酒发酵后的废酵母，经加碳酸钠去除苦味而制得，也可采用直接发酵法制备。

（二）活菌制剂

活菌制剂也被称为微生态制剂，是根据微生态学的原理，利用人体正常菌群的某些种类，经人工培养方法制成。目前应用较多的活菌制剂主要为乳酸菌、双歧杆菌以及肠球菌、大肠埃希菌、蜡样芽孢杆菌、酵母菌等。活菌制剂具有防治某些疾病和提高人体健康水平的作用。

1. 乳酸菌制剂的用途　乳酸菌在肠道中生长繁殖，分解糖类产生乳酸使肠道微环境变酸，从而抑制有害细菌的繁殖，并防止其产生毒素和致病；乳酸菌发酵糖类产生 CO_2，可促进肠蠕动，调节肠功能，防止便秘；乳酸菌还具有合成 B 族维生素的能力，可用于治疗由菌群失调引起的维生素 B 缺乏症，防止由滥用抗生素造成的菌群失调症；临床上用于治疗消化不良、肠胀气、小儿腹泻等。

2. 其他活菌制剂的用途　双歧杆菌是肠道内重要的生理性细菌，对保护肠道内的正常菌群、维持微生态平衡有重要的意义，还具有抗癌和延缓衰老的作用。厌氧棒状杆菌活菌制剂有激发机体细胞免疫的作用。蜡样芽孢杆菌是需氧菌，其活菌制剂在肠道内能大量消耗环境中的氧而促进肠道厌氧菌的生长，随后厌氧菌的代谢产物——脂肪酸、乳酸又可抑制需氧菌的生长，从而造成肠道内厌氧菌占优势的状况，临床上用于预防和治疗婴幼儿腹泻、肠炎、痢疾等。

七、其他微生物制剂

临床上常用的微生物制剂除上述的几类外，尚有许多。下面简单介绍几种。

（一）核酸类物质

核酸类物质主要包括嘌呤核苷酸、嘧啶核苷酸及它们的衍生物，这些物质中有许多是重要的药物。

1. 核酸类物质的用途　肌苷或辅酶 A 用于治疗心脏病、白血病和血小板下降以及肝病等；ATP 可制成能量合剂，用于治疗代谢紊乱以及辅助治疗心脏病、肝病等；5 - 氟尿嘧啶用于治疗某些肿瘤疾病。核酸类物质在治疗心血管疾病、肿瘤等方面有特殊疗效，可作为药物使用。

2. 核酸类物质的生产方法　主要有酶解法、直接发酵法和半合成法三种。

（二）生物碱

生物碱主要由植物产生，微生物也能合成某些种类的生物碱。例如用紫麦角菌（*Claviceps purpurea*）生产麦角生物碱，是将紫麦角菌接种于黑麦上以制备大量的麦角，进而制备麦角生物碱。麦角在临床上主要用作子宫收缩剂。

（三）微生物多糖

微生物产生的多糖在食品工业、医药工业、石油工业、化学工业和其他工业中有很大的应用潜力，在世界上的销售额较大，因此，微生物多糖工业已成为一个新型发酵工业领域。

在医药领域应用的微生物多糖有右旋糖酐、环糊精、真菌多糖等。

1. 右旋糖酐　又名葡聚糖，是若干葡萄糖脱水形成的聚合物。右旋糖酐是由肠膜明串珠菌（*Leuconostoc mesenteroides*）发酵生产的。它可用作血浆代用品的主要成分，具有维持血液渗透压和增加血液容量的作用，在临床上用于抗休克、消毒和解毒等。脂代谢异常是引起动脉硬化的主要原因，而右旋糖酐硫酸酯对此有明显的药理作用。

2. 环糊精　是淀粉经细菌产生的环糊精葡萄糖基转移酶作用生成的一系列环状低聚糖。环糊精用途广泛，在医药工业中可作为药物的稳定剂，同时还在提高药效、减缓药物的毒性和副作用方面有一定作用。

3. 真菌多糖　具有增强机体免疫功能和抗肿瘤的作用。灵芝、茯苓、猴头、银耳、香菇和冬虫夏草等真菌的药用成分大多是多糖，在临床上有明显的治疗效果。例如香菇多糖、云芝多糖、茯苓多糖等。

（四）螺旋藻

螺旋藻（现称螺旋蓝细菌）广泛分布于世界各地，呈蓝绿色，含有丰富的蛋白质。螺旋藻中的蛋白质比例高达菌体干重的 60% - 80%，其蛋白质中含有 8 种人体必需氨基酸，可以补充人体蛋白质。除此之外，螺旋藻还含有螺旋藻多糖和 γ - 亚麻酸等一些不饱和脂肪酸，以及多种维生素、酶类、矿物质等，在医疗保健方面有很高的应用价值。

来自微生物的产品种类很多，本章涉及的微生物药物制剂仅是其中的一部分。微生物资源极其丰富，有待人们去开发。

❤ **药爱生命** ——————————————————————

2021 年 4 月 15 日，国家药监局批准，将治疗新冠肺炎纳入金花清感颗粒、连花清瘟颗粒和胶囊、血必净注射液新的药品适应症中，"三药"的获批让更多的患者有药可用。

经钟南山、李兰娟、张伯礼和刘清泉四人共同指导，研究人员在 9 个省 24 家医院进行调研工作，对每种中成药在治疗新冠肺炎中的作用特点和优势进行了客观和科学的研究。中医药治疗发挥的核心作用正是早期介入可显著降低轻症病人发展为重症病人的概率。中西医结合效用佳，中药注射液血必净可以阻断新冠肺炎引起的炎症风暴和微血栓形成。

用药总结如下：发热轻、头疼重，用金花清感颗粒；发热重、大便秘结，用连花清瘟颗粒或胶囊；重型、危重型的炎症，用血必净。

第四节　药物的抗菌试验

PPT

一、抗生素药效试验

抗生素的临床使用量大，自 1929 年发现青霉素后，不断有毒性低、疗效高的抗生素被发现或半合成。抗生素药效研究是抗生素新药研究的重要环节，主要内容包括：体外抗菌试验、体内抗菌试验以及用微生物学方法进行抗生素效价（含量）测定。

（一）体外抗菌试验

药物的体外抗菌试验广泛应用于新药研究和指导临床用药，如抗菌药物的筛选、抗菌谱的测定、药敏试验、药物血浓度测定等。药物的体外抗菌试验常用的方法有连续稀释法、琼脂扩散法和联合抗菌试验。

1. 连续稀释法　抗生素抑菌或杀菌作用的强弱常用最小抑菌浓度（minimal inhibitory concentration, MIC）和最小杀菌浓度（minimal bactericidal concentration, MBC）来表示。最小抑菌浓度（MIC）是指药物能抑制细菌生长的最低浓度，以 μg/ml 或 U/ml 表示；最小杀菌浓度（MBC）是指药物能杀死细菌的最低浓度，也常用 ug/ml 或 U/ml 表示。MIC 和 MBC 可用于评价药物抑菌作用或杀菌作用的强弱，数值越小，药物的作用越强，越有利于临床应用。

连续稀释法主要有液体培养基稀释法和固体培养基稀释法。

（1）液体培养基稀释法　该方法是在试管中用液体培养基进行 2 倍系列稀释药物，然后在每一试管中加入一定量的试验菌，经 24 ~ 48 小时培养后，肉眼观察各试管的浑浊情况。进一步将未长菌试管内的培养液移种到新鲜的琼脂培养基上，如重新长出细菌，说明该浓度只有抑菌作用，记录能抑制细菌生长的最低浓度，即 MIC；如无菌生长，则认为该浓度具有杀菌作用，记录为 MBC（图 12 - 2）。

液体培养基稀释法倍比稀释过程如下。①编号：取 10 支无菌试管，编号为 1 ~ 10。②加培养基：用 5ml 无菌移液管取肉汤培养基 1.8ml 加到 1 号管中，其余各管各加 1ml。③稀释待测药液：用 1ml 无菌移液管移取待测药物溶液（1280μg/ml）0.2ml，加到 1 号管中混匀，依次稀释至 9 号管（9 号管取出 1ml 丢弃）。10 号管为空白对照，不加药物。④加入试验菌：用另一支 1ml 无菌移液管分别吸取 1 : 1000 的试验菌稀释液 0.1ml，加到有不同浓度药液的试管和对照试管中，加入顺序

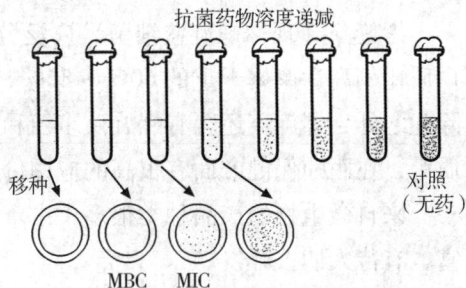

抗菌药物溶度递减

移种

MBC　MIC

对照
（无药）

图 12 - 2　液体培养基连续稀释法

为从 10 号管到 1 号管。⑤培养观察记录：37℃培养 20 小时，10 号对照管中微生物应正常生长，液体变浑浊，观察 1～9 号测试管的浑浊情况。依次将未见细菌生长的澄清的各管培养物分别吸出 0.1ml，观察重新长出试验菌的各管，记录能抑制细菌生长的最低浓度，即 MIC。MIC 值越小，试验药物的体外抑菌效果越好。再依次将未见细菌生长的澄清的各管培养物分别吸出 0.1ml，进行平板活菌计数，菌落数少于 5 个的平板所对应的最低药物浓度即为该药物的 MBC 值。MBC 值越小，试验药物的体外杀菌效果越好（表 12－2）。

表 12－2　液体培养基倍比稀释过程

管号	1	2	3	4	5	6	7	8	9	10
肉汤培养基（ml）	1.0	1.0	1.0	1.0	1.0	1.0	1.0	1.0	1.0	1.0
药液（ml）	0.2→	1.0→	1.0→	1.0→	1.0→	1.0→	1.0→	1.0→	1.0→	丢弃
试验菌（ml）	0.1	0.1	0.1	0.1	0.1	0.1	0.1	0.1	0.1	0.1
药物终溶度（μg/ml）	128	64	32	16	8	4	2	1	0.5	0
每管总体积（ml）	1.1	1.1	1.1	1.1	1.1	1.1	1.1	1.1	1.1	1.1

（2）固体培养基稀释法　包括平板法和斜面法两种。

①平板法：用于测定多种细菌对同一药物的 MIC。按连续稀释法配制药物溶液，将不同浓度的药液按 1∶9（配置的药物溶液∶琼脂培养基）混入尚未凝固的琼脂培养基中，琼脂厚度为 3～4mm，制作成含有一系列递减浓度药物的琼脂平板。再将定量的菌液（10^7 cfu/ml）以点种法逐个点种于平板，并要进行阴性对照。培养后，测定多种细菌对同一药物的 MIC。本法适用于各种药物的抗菌活性测定或评价新药的药效以及新抗菌药物的筛选，不受药物颜色及浑浊度的影响，且操作简便。

值得注意的是，菌落形成单位（colony forming unit，cfu）的含义是形成菌落的个数，不等于细菌个数。比如，两个相同的细菌靠得很近或贴在一起，那么经过培养，这两个细菌将会形成一个菌落，此时就是 1cfu。

②斜面法：将不同递减浓度的药液，混入装有未凝固的定量琼脂培养基的试管中制成斜面，然后接种定量的试验菌液，培养后，观察药物的 MIC。本法适用于必须较长时间培养的试验菌（如结核杆菌）或应避免孢子飞扬而污染环境的霉菌。

2. 琼脂扩散法　利用药物能在琼脂培养基中扩散并在一定浓度范围内抑制细菌生长的原理，进行抗菌试验。即在琼脂平板上，用涂布法或倾注法接种试验菌，再加药于含菌平板上培养 18～24 小时。凡是具有抗菌作用的药物，在其有效浓度范围内无细菌生长，即出现抑菌圈，根据抑菌圈的直径或抑菌范围的大小来评价药物抗菌作用的强弱。此法受到药物的扩散性、细菌接种密度等因素的干扰，精确度较差，通常用于定性试验或初步判断药物抗菌作用的强弱。

常用的加入药物的方法有：直接将药液滴于平板上；利用小管（玻璃管、瓷管、铝制管或钢管等），在小管内加入药液；用滤纸片（或泡沫塑料小块）沾药物置于含菌平板上；在平板上打洞，洞内加入药液；将药物直接熏到平板上（如含挥发性成分的药物）；或在无菌平板上挖沟，沟内加入药液，沟两旁划线接种各种试验菌等。

（1）滤纸片法　用于在同一平板上测定多种药物对同一试验菌的抗菌作用。本法通常用于新药的初筛试验，以初步判断新药是否具有抗菌作用；测定病原性细菌的药物敏感试验，以测定临床分离的某种细菌对各种药物的敏感程度，供医生选用药物时参考（图 12－3）。

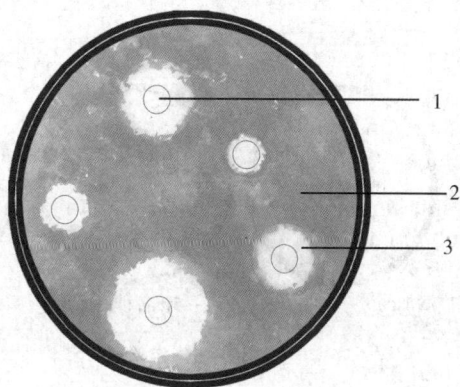

图 12－3　滤纸片法
1. 含药纸片；2. 细菌；3. 抑菌圈

试验方法是：用无菌操作法取无菌滤纸片（直径6mm，120℃干燥灭菌2小时），蘸取一定浓度的抗菌药物，放置于含菌平板表面，或将含药的干纸片贴在接种细菌的平板表面，培养后，观察结果（图12-4）。

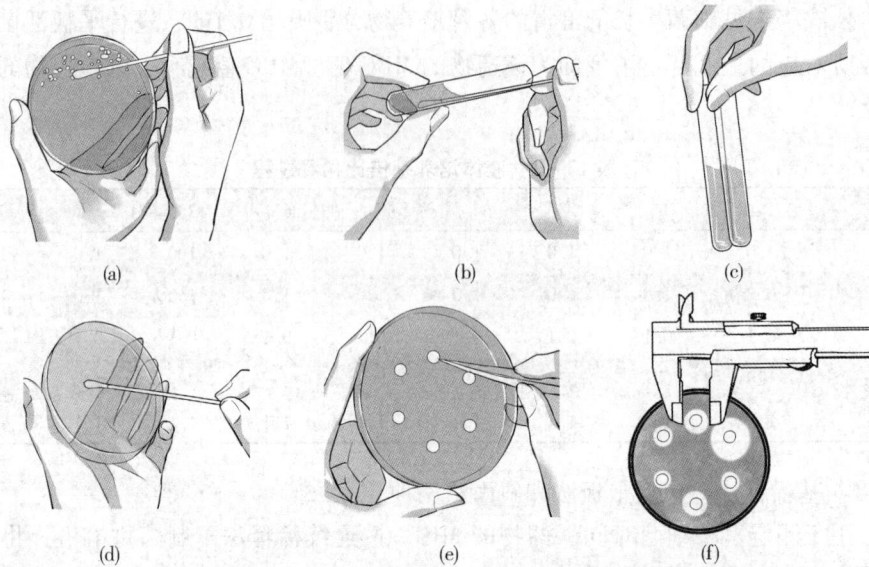

(a)   (b)   (c)

(d)   (e)   (f)

图12-4 滤纸片法操作过程

(a) 挑取菌落；(b) 转接液体培养基；(c) 比浊；

(d) 平板涂布；(e) 放置药敏纸片；(f) 量取抑菌圈

含药干纸片的制作：预先配制各种适宜浓度的抗生素溶液，取0.5ml滴加在100张直径为6mm的圆形滤纸片上，使之均匀分布，37℃下干燥，封好后置4℃冰箱保存（若是β-内酰胺类抗生素，则置于-20℃保存）。

（2）挖沟法　常用于测试一种药物对几种细菌的抗菌作用。方法是：在无菌平板上挖直沟，沟两边垂直划线接种几种试验菌，沟内加入药液，培养后，观察细菌的生长情况，根据沟两边所生长的试验菌离沟的距离，判断药物对试验菌的抗菌作用强弱（图12-5）。

（3）E试验（E-test）　是指浓度梯度琼脂扩散试验，其原理基本同扩散法，即浓度呈连续梯度的抗菌药物从塑料试条中向琼脂扩散，在试条周围抑菌浓度范围内，受试菌的生长被抑制，从而形成透明的抑菌圈（图12-6）。

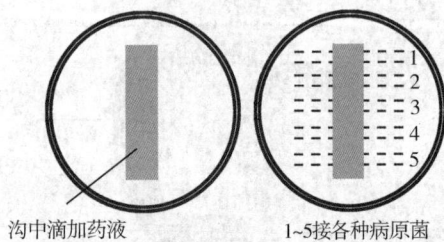

沟中滴加药液   1~5接各种病原菌

图12-5 挖沟法

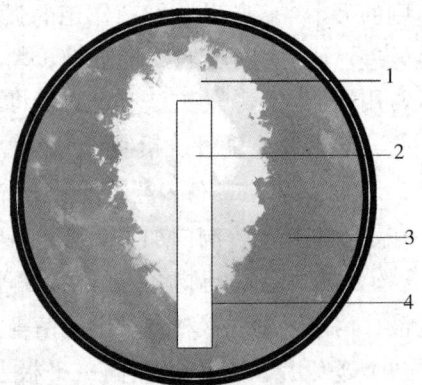

图12-6 E试验

1. 透明的抑菌圈；2. 浓度呈连续梯度的抗菌药；

3. 受试菌；4. MIC

E 试验的优点为：综合了稀释法和扩散法的原理和特点，同时还弥补了二者的一些不足，可以像稀释法一样直接定量测出抗菌药物对受试菌的 MIC。

E 试验可用于各种常见菌、苛养菌、分枝杆菌、厌氧菌和真菌等的药敏试验。尤其酵母菌和霉菌的药敏试验是一项新的技术，由于影响因素较多，直接药敏试验较为困难，而 E 试验法由于结果准确、稳定，受到广泛认同。📱微课

3. 联合抗菌试验　在药学工作中，常需检查两种或两种以上抗菌药物在联合应用时的相互作用以及抗菌药物与不同 pH 或不同离子溶液的相互影响。

抗菌药物联合应用可出现 4 种结果。①协同作用：两种药物联合作用显著大于其单独作用的总和。②相加作用：两种药物联合应用时的活性等于两药单独抗菌活性之和。③无关作用：两种药物联合应用时的活性等于其单独活性。④拮抗作用：两种药物联合作用显著低于其单独抗菌活性。

✎ **练一练**

两种药物联合作用显著低于单独剂量药物的抗菌活性，称（　　）

A. 拮抗作用　　　　　　　　　B. 相加作用

C. 协同作用　　　　　　　　　D. 减弱作用

E. 相减作用

答案解析

（二）体内抗菌试验

抗菌药物进入体内后，其效力的发挥受体内各种因素的影响。包括：药物在体内与体液结合，导致活性降低或被破坏；某些药物在体内可因降解而活性增强；有些细菌进入体内后，由于代谢活力的降低，对药物的敏感性降低等。因此，体外抗菌试验有效的药物，还需要经过体内抗菌试验证明有效后，才能应用于临床。

药物的体内抗菌试验即动物的试验治疗或保护力试验。在进行体内抗菌试验前，要获得动物实验感染模型，即先将致病菌经一定途径注入动物体内或感染外伤部位，使动物感染发病，获得合适的感染发病动物；然后，按不同剂量、不同给药方法（如腹腔注射、皮下注射、肌内注射或口服等）以及不同时间间隔进行试验治疗。对照组以生理盐水代替药物。根据试验组与对照组的动物死亡数或内脏含菌数，评价药物的药效。

衡量体内抗菌试验效果的指标主要有：半数有效量（50% effective dose，ED_{50}）、半数致死量（50% lethal dose，LD_{50}）、最小致死量（minimum lethal dose，MLD）或最小致死浓度（minimum lethal concentration，MLC）和治疗指数等。

半数有效量（ED_{50}）：在量反应中指能引起 50% 最大反应强度的药量，在质反应中指引起 50% 实验对象出现阳性反应的药量。

最小致死量（MLD）或最小致死浓度（MLC）：指药物在最低剂量组的一群实验动物中引起个别动物死亡的剂量或浓度。

半数致死量（LD_{50}）：指能够引起实验动物一半死亡的药物剂量，通常用药物致死剂量的对数值表示。

治疗指数：通常将半数致死量（LD_{50}）与半数有效量（ED_{50}）的比值称为治疗指数，用以表示药物的安全性。药物的 ED_{50} 越小，LD_{50} 越大，说明药物越安全。

（三）影响抗菌试验的因素

1. 试验菌　在抗菌试验过程中用到的菌种，一般应包括标准菌株和临床分离菌株。标准菌株必须

是中国医学细菌保藏管理中心（CMCC）专门提供的标准菌株。临床分离菌株是经过严格鉴定、纯化及合理保存的菌株。常用细菌、霉菌和酵母菌。

2. 培养基　应按照各试验菌的营养需要进行配制，严格控制各种原料、成分的质量及培养基的配制过程。培养基不能含有使药物活性降低的成分或药物的对抗物。

3. 抗菌药物　其状态、浓度、稀释方法等可直接影响抗菌试验的效果，必须精确配制。对固体药物，必须使药物溶解或使药物呈均匀悬液，再用稀释剂稀释到所需浓度；药物溶液的 pH 应尽量接近中性，以确保药物的稳定性和不影响细菌生长；对中草药或有些生药原粉的样品，应先进行提取，再浓缩至所需浓度；中药样品往往含有鞣质，且具有特殊色泽，影响结果的判断，应特别注意；含菌药物需用薄膜过滤法除菌。

4. 对照试验　为确保试验结果的科学性和准确性，应严格设置各种对照试验。①试验菌对照：在无药作用情况下，应在培养基内正常生长。②溶剂及稀释剂对照：所用的溶剂及稀释剂应无抗菌作用。③已知药物对照：应使已知抗菌药物对标准敏感菌株出现抗菌效应，对抗药菌株不出现抗菌效应。

二、抗生素的含量测定

（一）抗生素的效价单位

抗生素效价（potency）是指抗生素有效成分的含量，即在同一条件下比较抗生素的供试品和标准品的抗菌活性，从而得出供试品的效价。也就是说，效价是供试品的抗菌活性与标准品的抗菌活性的比值，常用百分数表示。抗生素的含量用效价或单位表示，有时二者统称为效价单位。

$$效价 = \frac{供试品的抗菌活性}{标准品的抗菌活性} \times 100\%$$

单位（unit，U）是衡量抗生素有效成分的具体尺度。各种抗生素单位的含义可以各不相同，大致有以下几种。

1. 质量单位　以抗生素的生物活性部分的质量作为单位，一般 1μg 定义为 1U（1μg = 1U），则 1mg 为 1000U（1mg = 1000U）。用这种表示方法，对于不同盐类的同一抗生素而言，只要它们的单位相同，即使盐类质量不同，其实际有效含量也是一致的。

2. 类似质量单位　以特定的抗生素盐类纯品的质量为单位，包括非活性部分的质量，如纯金霉素盐酸盐及四环素盐酸盐（包括无活性的盐酸根在内）1μg = 1U，即为类似重量单位。

3. 质量折算单位　以与原始的生物活性单位相当的纯抗生素实际质量为 1U 加以折算。以青霉素为例，最初定一个青霉素单位，系指在 50ml 肉汤培养基内，完全抑制金黄色葡萄球菌生长的最小青霉素量为 1U。青霉素纯化后，这个量相当于青霉素 G 钠盐 0.5988μg，因此，国际上一致规定 0.5988μg 为 1U，则 1mg = 1670U。

4. 特定单位　以特定的一批抗生素样品的某一质量作为一定单位，经有关国家机构认可而定。如：特定的一批杆菌肽 1mg = 55U，制霉菌素 1mg = 3000U。标准品是指与商品同质的纯度较高的抗生素，每毫克含有一定量的单位，可用作效价测定的标准。每种抗生素都有它自己的标准品。国际单位（international unit，IU）是指经国际协议，每毫克含一定单位的标准品称为国际标准品，其单位即为国际单位（IU）。抗生素的国际标准品是在世界卫生组织（WHO）的生物检定专家委员会的主持下，委托指定的机构（主要是英国国家生物制品检定所，即 NIBSC）组织标定、保管和分发。

5. 标示量　指抗生素制剂标签上所标示的抗生素含量。标示量原则上以重量表示（指重量单位），但少数成分不清的抗生素（如制霉菌素），或照顾用药习惯（如青霉素），仍沿用单位表示。

看一看

抗生素商品标签上重量单位的含义

抗生素商品标签上标示的重量单位与一般药品的重量概念不同，它不是指药品称出的实际重量，而是指药品所含活性物质的重量。例如：注射用氨苄西林钠每支 0.25g，指的是每支含纯的无水氨苄西林钠（活性抗菌物质）0.25g，而每支实际称重为 0.265g 左右。故在制剂调配时，应按原料实际含量，通过计算求得应称取的药品重量。

（二）抗生素效价的微生物学测定法

抗生素效价的测定方法有物理方法、化学方法和微生物学方法。由于微生物学方法可以反映抗生素的抗菌活性，与临床使用有着平行关系，且样品用量少、灵敏度高，现大多采用此法测定。微生物学测定方法主要有稀释法、浊度法和琼脂扩散法。我国《药典》规定使用的抗生素微生物检定法是琼脂扩散法中的管碟法和浊度法这两种方法。其中，管碟法最常用。下面介绍管碟法的原理、效价计算公式的推导及简要的操作方法。

1. 管碟法的基本原理　管碟法是利用抗生素在琼脂培养基内的扩散作用，比较标准品与供试品两者对接种的试验菌产生抑菌圈的大小，以测定供试品效价的一种方法。该法包括一剂量法、二剂量法和三剂量法，其中最常用的是二剂量法。

2. 二剂量法测定抗生素效价　二剂量法又称为四点法，是将抗生素标准品和供试品各稀释成一定浓度比例（2∶1 或 4∶1）的两种溶液，在同一平板上比较其抗菌活性，再根据抗生素浓度对数和抑菌圈直径成直线关系的原理来计算供试品效价。操作时，取含菌培养基，每一供试品的平板数不少于 4 个，每个平板表面放置 4 个牛津杯，管内分别放入供试品高、低剂量和标准品高、低剂量溶液，经培养 16～18 小时后，在小钢管周围出现无菌生长的抑菌圈，具体操作见实验十八。

3. 管碟法测定抗生素效价的影响因素　管碟法测定抗生素效价是以抗生素在琼脂平板中的扩散动力学为基础的，因此，凡能影响扩散的因素，都能影响测定结果的准确性。影响因素主要有：扩散系数、扩散时间、抑菌圈直径、培养基厚度、牛津杯中抗生素的总量、抗生素的最小抑菌浓度等。这些因素不仅影响抑菌圈的大小，也会影响抑菌圈的清晰度。

三、抗药性

随着抗生素的不断发现，抗生素在临床上的应用越来越广泛。细菌以及其他微生物的抗药性问题也日趋严重。目前，几乎所有的抗生素都产生了抗药菌株，甚至出现了"超级细菌"，如对人的生命造成威胁的肠杆菌、结核分枝杆菌、铜绿假单胞菌，对临床上应用的 100 多种抗生素均显示出不同程度的抗性。因此，合理、规范使用抗生素以控制抗药菌的产生和扩散，已成为一个世界性的问题。

（一）抗药性的概念

抗药性（drug resistance）又称抗药性，是指微生物或肿瘤细胞多次与药物接触发生敏感性降低的现象，是微生物或肿瘤细胞对药物所具有的相对抗性。对于同一种微生物或肿瘤细胞而言，抗药性与敏感性是相对的，抗药性增强，则敏感性降低。抗药性的程度一般以该药物对某种微生物的最小抑菌浓度（MIC）来衡量。

随着抗药性的产生，抗药性的类型也是多种多样。

1. 固有抗药性　一般微生物的抗药性受其细胞内的遗传信息控制。有些微生物天生对药物不敏感，称天然不敏感性，过去常称为固有抗药性，如铜绿假单胞菌天然对许多药物不敏感。

2. 获得性抗药性　有些原来对抗生素敏感的微生物，与抗生素接触后，由质粒或染色体介导，改变自身的代谢途径而产生抗药性，称获得性抗药性。多重抗药性是指某一微生物同时对两种以上的作用机制不同的药物所产生的抗药性。

3. 交叉抗药性　有些病原微生物对某种抗菌药产生抗药性后，对其他结构类似或作用机制相似的抗菌药也产生抗药性。

4. 赖药性　有些由于基因突变产生的抗药菌，不仅对该药物具有抗性，而且需要该药物作为特殊的营养因素，这种现象称为赖药性（drug dependence）。

5. 耐受性　还有一些微生物对药物的抑菌作用的敏感性未改变，而对药物的杀菌作用具有相对抗性，即该菌在最小抑菌浓度时仍受到抑制，但最小杀菌浓度提高，抗生素此时表现为抑菌，而不是杀菌作用，这种现象称为耐受性（tolerance）。

（二）抗药性的防止

1. 合理使用抗生素　在临床上，对抗生素的使用必须严格管理，可用可不用抗生素时尽可能不用，并注意防止交叉抗药性。必要时采用联合用药，联合用药时应注意合理配伍，选用有协同或相加作用的药物组合，同类药物不能联合。

2. 加强抗药机制的研究　研究抗药机制有助于了解细菌抗药性的本质，以便有针对性地解决抗药菌对人类的危害，有效控制细菌感染。

3. 加强新药研究　可以通过寻找新抗生素、改造现有的抗生素、合成和半合成抗生素等进行新药研究。目前，通过合成和半合成的方法开发新药已成为新抗生素开发的重要途径。

？想一想

抗生素的产生为人类治疗疾病提供了契机，而抗生素滥用会加速或促进抗药性的产生，可能使医疗回到抗生素诞生前的黑暗岁月。那么，如何才能尽可能防止抗药性的产生？

答案解析

实验十七　药物的体外抗菌试验

一、实验目的

1. 掌握滤纸片法和挖沟法的操作技术。
2. 了解扩散法测定药物体外抗菌活性的原理。
3. 学会判断药物抗菌作用的强弱。

二、实验原理

药物的体外抗菌试验是在体外测定微生物对药物敏感程度的试验，广泛应用于研发新药和指导临床用药，如抗菌药物的筛选、抗菌谱测定、药敏试验、血药浓度测定等。测定药物的体外抗菌作用通常有连续稀释法和琼脂扩散法。

琼脂扩散法的原理是：利用药物能在琼脂培养基中扩散，并能在一定浓度范围内抑制细菌生长，形成抑菌圈，根据抑菌圈的直径或抑菌范围的大小来判断药物抗菌作用的强弱。

本试验主要介绍滤纸片法和挖沟法。

三、实验材料

1. 菌种 金黄色葡萄球菌、大肠埃希菌、表皮葡萄球菌。

2. 培养基 肉汤琼脂培养基。

3. 药物 待测药物（青霉素、链霉素、阿奇霉素、左旋氧氟沙星）、0.1%新洁尔灭、0.1%甲紫、2.5%碘液、生理盐水。

4. 器材 恒温培养箱、超净工作台、无菌平皿、无菌接种铲、无菌移液管、无菌试管、接种环、酒精灯、游标卡尺、记号笔、镊子等。

四、实验方法

1. 滤纸片法 是琼脂扩散法中最常用的方法，适用于初筛及临床药敏试验，可进行多种药物或一种药物不同浓度对同种试验菌的抗菌试验（图12-3）。

（1）制备含菌平板 用无菌移液管分别取金黄色葡萄球菌和大肠埃希菌的肉汤培养物4~5滴，加到2个灭菌的空平皿中，每皿加入15~20ml已熔化并冷却至50℃左右的肉汤琼脂固体培养基，制成含菌平板，冷凝备用。

（2）放置滤纸片 用无菌镊子夹取滤纸片，分别浸入0.1%新洁尔灭、0.1%甲紫、2.5%碘液、0.85%生理盐水中，在盛药平皿内壁上除去多余药液后，分别贴在含菌平板表面，并做好标记，37℃培养20小时。

（3）观察抑菌圈 滤纸片边缘到抑菌圈边缘的距离在1mm以上者为阳性（+），即微生物对药物敏感；反之为阴性（-），即微生物对药物不敏感（图12-4）。

2. 挖沟法 常用于测试一种药物对几种细菌的抗菌作用。

（1）挖沟 在琼脂平板中央，用无菌接种铲挖一条沟，将沟内琼脂全部挖出。

（2）加药 将待测药物加入此沟，以溢出为限。

（3）接种 在沟的两侧垂直划线接种各种试验菌。

（4）培养 若为细菌，则37℃培养24~48小时；若为放线菌或真菌，则28℃培养48~72小时。

（5）观察抑菌距离 根据沟两侧所生长的试验菌距离沟的距离，判断待测药物对各试验菌的抗菌能力（图12-5）。

五、结果与讨论

1. 结果

（1）测量、记录抑菌圈直径，比较各种化学药品对金黄色葡萄球菌和大肠埃希菌的抑菌作用（表12-3）。

表12-3 各种化学药品对金黄色葡萄球菌和大肠埃希菌的抑菌作用

化学药品	抑菌圈直径（mm）	
	金黄色葡萄球菌	大肠埃希菌
0.1%新洁尔灭		
0.1%甲紫		
2.5%碘液		
0.85%生理盐水		

（2）测量　记录沟两侧所生长的试验菌距离沟的抑菌距离，判断待测药物对各试验菌的抗菌能力。

2. 讨论　利用琼脂扩散法能否测定药物的 MIC？

实验十八　抗生素效价的测定

一、实验目的

1. 掌握管碟法（二剂量法）的基本操作技术。
2. 了解管碟法测定抗生素效价的基本原理。
3. 学会计算供试品的效价。

二、实验原理

抗生素的效价常采用微生物学方法进行测定，以管碟法最为常用。管碟法的基本原理是根据抗生素在琼脂平板培养基中的扩散渗透作用，比较标准品和供试品对试验菌的抑菌圈大小，以测定供试品的效价。

管碟法中最常用的是二剂量法，又称四点法。将抗生素标准品和供试品各稀释成一定浓度比例（2：1 或 4：1）的两种溶液，在同一平板上比较其抗菌活性，再根据抗生素浓度对数和抑菌圈直径成直线关系的原理来计算供试品效价。

取含菌平板培养基，每个平板表面放置 4 个牛津杯，杯内分别加入供试品高、低剂量和标准品高、低剂量溶液。测量四点的抑菌圈直径，按下列公式计算供试品的效价。

（1）求出 W 和 V：

$$W = (SH + UH) - (SL + UL)；V = (UH + UL) - (SH + SL)$$

式中，UH 为供试品高剂量抑菌圈直径；UL 为供试品低剂量抑菌圈直径；SH 为标准品高剂量抑菌圈直径；SL 为标准品低剂量抑菌圈直径。

（2）求出 θ：

$$\theta = D \cdot antilg（IV/W）$$

式中，θ 为供试品和标准品的效价比；D 为标准品高剂量与供试品高剂量之比，一般为 1；I 为高低剂量之比的对数，即 lg2 或 lg4。

（3）求出 Pr：

$$Pr = Ar \times \theta$$

式中，Pr 为供试品实际单位数，Ar 为标准品标示量或估计单位。

三、实验器材

1. 菌种　金黄色葡萄球菌。

2. 培养基　普通琼脂培养基、普通肉汤培养基。

3. 标准品　药物青霉素标准品。

4. 器材　恒温培养箱、超净工作台、无菌平皿、牛津杯（小钢管）、无菌陶土盖、无菌移液管、酒精灯、游标卡尺、记号笔、镊子等。

四、实验方法

采用管碟法中的二剂量法测定青霉素的效价。

1. 配制 pH 6.0 磷酸盐缓冲液　精确称取 K$_2$HPO$_4$ 2.0g、KH$_2$PO$_4$ 8.0g 于 1000ml 容量瓶中，加少量蒸馏水使之溶解，补加蒸馏水至刻度。121℃灭菌 30 分钟。

2. 配制标准品与供试品抗生素溶液　精确称取标准品 6mg，用 pH 6.0 磷酸盐缓冲液配制成一定浓度的原液，再将此原液稀释成 2U/ml 和 0.5U/ml 的溶液。将供试品用同样的方法配制成高、低两种浓度的溶液。

3. 制备金黄色葡萄球菌菌悬液　取金黄色葡萄球菌接种于新鲜琼脂斜面上，37℃培养 18～20 小时后，再转接于普通肉汤培养基中，37℃培养 18～20 小时，取出备用。

4. 制备含菌平板

（1）用无菌大口移液管吸取 20ml 已熔化的普通琼脂培养基，置于无菌平皿中，放平待凝。

（2）用 1ml 无菌移液管吸取金黄色葡萄球菌培养液 1.0ml，加到 50℃保温的 100ml 普通琼脂培养基中，摇匀后，用无菌大口移液管吸取 4.0ml，加至已凝固的底层培养基上，立即摇匀，制成薄层含菌平板。

5. 测定效价

（1）待平板完全凝固后，按图 12-7a 所示分成四个区域，并做好标记。在每一个区域放置一个牛津杯（要放在各区的中间），放好后，用小镊子轻按牛津杯，使其与培养基紧密接触，但不要用力过猛，以免穿破培养基。

（2）分别用无菌滴管把四个浓度的药液加到相应的牛津杯中，不要使药液溢出牛津杯，并且四个杯中的药液量要一致。

（3）换上陶土盖，放在 37℃温箱中培养 18～20 小时后，用游标卡尺精确测量抑菌圈的直径并记录数据（图 12-7b）。

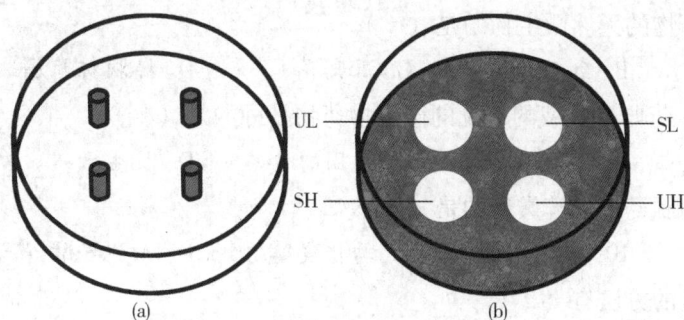

图 12-7　管碟法

五、结果与讨论

1. 结果　记录不同浓度的抑菌圈直径，并计算供试品的效价 Pr（表 12-4）。

表 12-4　不同浓度的抑菌圈直径

序号	抑菌圈直径（m）			
	UH	UL	SH	SL
1				
2				
3				
4				
平均值				

2. 讨论　管碟法测定抗生素效价的影响因素有哪些？

目标检测

答案解析

一、选择题

（一）单项选择题

1. 下列不属于医用抗生素的特点的是（ ）

    A. 毒力差异大　　B. 抗菌活性强　　C. 毒副作用小　　D. 不良反应多　　E. 有不同的抗菌谱

2. （ ）不是发酵过程中需要控制的因素

    A. 杂菌污染　　　B. 前体　　　　　C. pH 和温度　　D. 能耗　　　　E. 搅拌及消沫

3. MIC 指的是药物的（ ）

    A. 最小杀菌浓度　B. 最小抑菌浓度　C. 最小致死浓度　D. 最小中毒浓度

4. 以抗生素的生物活性部分的质量作为单位的称为（ ）

    A. 质量单位　　　B. 类似质量单位　C. 质量折算单位　D. 特定单位　　E. 体积单位

5. 在用管碟法测定抗生素效价时，UH 表示（ ）

    A. 供试品高剂量抑菌圈直径　　　　　　　　　B. 供试品低剂量抑菌圈直径

    C. 标准品高剂量抑菌圈直径　　　　　　　　　D. 标准品低剂量抑菌圈直径

    E. 培养皿的直径

（二）多项选择题

1. 下列属于生产药物的天然微生物的是（ ）

    A. 短杆菌属　　　B. 红酵母　　　　C. 青霉属　　　　D. 棒状杆菌属　E. 链霉菌属

2. 下列属于《中国药典》收载的常见的微生物药物品种的是（ ）

    A. 菌体制剂　　　B. 维生素　　　　C. 类固醇　　　　D. 抗生素　　　E. 氨基酸

3. 下列属于微生物制药的发酵类型的是

    A. 菌体发酵　　　B. 酶发酵　　　　C. 转化发酵　　　D. 细胞发酵　　E. 代谢产物发酵

4. 抗生素效价测定的方法有（ ）

    A. 浊度法　　　　B. 滤纸片法　　　C. 稀释法　　　　D. 挖沟法　　　E. 琼脂扩散法

5. 管碟法测定抗生素效价的影响因素包括（ ）

    A. 扩散系数　　　　　　　　　　　　　　　　B. 扩散时间

    C. 培养基厚度　　　　　　　　　　　　　　　D. 牛津杯中抗生素的总量

    E. 抗生素的最小抑菌浓度

6. 抗生素药效研究的主要内容包括（ ）

    A. 抗生素的效价测定　　　　　　　　　　　　B. 抗生素的体外药效

    C. 抗生素的体内药效　　　　　　　　　　　　D. 抗生素的制备方法

    E. 抗生素的结构

（三）配伍选择题

[1~5]

    A. 酶　　　　B. 维生素　　　C. 甾体化合物　　D. 维生素 B_{12}　　E. 氨基酸

1. （ ）能影响毛细血管的渗透性及血浆的凝固

2. （ ）是构成蛋白质的基本单位

3.（　　）尤其是甾体激素对机体有重要的调节作用

4.（　　）是生物产生的具有催化能力的蛋白质

5.（　　）是含钴的有机物，故又称钴维素或钴胺素

[6~10]

　　A. 利福霉素　　　B. 多黏菌素　　　C. 青霉素　　　D. 红霉素　　　E. 竹桃霉素

6. 抑制细菌细胞壁合成的抗生素是（　　）

7. 影响细胞膜功能的抗生素是（　　）

8. 抑制细胞蛋白质合成的抗生素是（　　）

9. 抑制细胞核酸合成的抗生素是（　　）

10. 抑制细菌生物能作用的抗生素是（　　）

二、综合问答题

1. 简述抗生素产生菌的分离与筛选步骤。

2. 简述抗生素的制备过程。

书网融合……

　　重点回顾　　　　　微课　　　　　习题

第十三章 药物的微生物检测

学习目标

知识目标：

1. 掌握 药物微生物检查的原理及方法。

2. 熟悉 引起药物霉变的微生物；药物生产中微生物污染的来源；防止微生物污染的措施；药物变质现象和结果；微生物检查的项目和标准；药物无菌检查的范围。

3. 了解 药物微生物检查的重要性及其意义。

技能目标：

1. 掌握一般注射剂的无菌检查方法；药品的需氧菌总数、霉菌及酵母菌总数的测定方法。

2. 学会常见药物制剂供试液的制备。

素质目标：

能够实事求是，密切观察和认真分析药品生产、储存、运输、销售等过程的微生物污染问题，及时做好检测工作，善于总结。严格把控药品质量关。

📖 导学情景

情景描述： 2008 年 10 月 6 日，云南省某地 6 名患者使用了标示为某制药厂生产的两批刺五加注射液，出现 3 人严重不良反应，3 人死亡。

情景分析： 原中国药品生物制品检定所、原云南省食品药品检验所在被雨水浸泡药品的部分样品中检出多种细菌。经调查，该起事件的原因是：2008 年某日，特大暴雨造成公司库存的"刺五加注射液"被雨水浸泡。销售人员张某从公司调来包装标签，更换后销售。

讨论： 如何防止此类事件的发生？

学前导语： 受微生物污染的药物，能够引起各种不良反应，严重威胁人民群众的生命安全。为了防止此类事件的再次发生，我们要对药物生产、储存、运输、销售等环节进行严格控制，防止微生物污染，以确保人民群众的用药安全。

PPT

第一节 微生物与药物变质

药物在生产、储存、运输、销售等环节，均可能被微生物污染。如在药材、饮片或成药中常见到发霉的现象，这是由于霉菌在药材上大量繁殖，分解和同化药材中的营养物质，使其腐烂而造成的。

一、引起药物霉变的微生物

发霉系指药材上寄生和繁殖霉菌，通常将因发霉而引起的变质现象称为霉变。在发霉的药材上，往往能见到许多毛状、线状、网状物或斑点，这是各种不同霉菌孢子萌发的菌丝。发霉的药材会发生颜色变化、气味走失，严重时则变质败坏。直接导致药材霉腐变质的微生物主要是霉菌。霉菌可以在多种物质上生长繁殖，从周围摄取营养物质，将其合成为自身的细胞物质（同化作用）；分解有机质的能力强，在代谢过程中还能产生毒素，进入人体可以引起中毒。引起药材霉变的霉菌主要有曲霉、青霉、毛霉、根霉、木霉等。

1. 曲霉　分解有机质的能力极强，是危害中药材的重要霉菌，有的种系在代谢过程中还能产生毒素，进入人体可以引起中毒。曲霉具有多种活性强大的酶系，如淀粉酶、蛋白酶、果胶酶等，对植物类药材的破坏力较强，常常引起水分较高的药材霉变；白曲霉、杂色曲霉、烟曲霉、局限曲霉、黄曲毒等，伴随着产生的有机酸和热量，使药材变色、变味、泛油、变质等。

2. 青霉　常见的危害药材等商品的青霉菌种类有灰绿青霉、黄绿青霉、牵连青霉、白边青霉和绳状青霉等，一般常和曲霉生长在一起。这些青霉有的还会产生毒素，使药材生霉后具有毒性。

3. 毛霉　主要危害受潮的中药材以及其他商品。

4. 根霉　分解淀粉和脂肪的能力较强，对中成药、含淀粉或脂肪较多的原料药材有较大的危害。

5. 木霉　是木材、中药材、皮革及其他纤维性物品的腐烂菌，也是目前生产纤维素酶的主要菌种，分解纤维素和木质素等复杂有机物的能力强，对木质结构的茎木类药材有一定的危害。

二、药物生产中微生物污染的来源

造成药物微生物污染的主要因素有空气、水、人员、生产工艺、原料、包装材料、设备、厂房等。

1. 空气中的微生物　虽然空气中的环境条件不利于大多数微生物的生长繁殖，但空气中仍有一定量的微生物，如葡萄球菌、链球菌、棒状杆菌、芽孢杆菌、青霉、曲霉、毛霉等。

在药物制剂生产过程中，要严格控制空气中微生物的种类和数量；药物制剂的类型不同，生产场所的空气中微生物限量也不相同。

2. 水中的微生物　水在制药工业中至关重要，药物制剂除了在配制过程中需要用水外，在洗涤和冷却时也需要用水。水中常见的微生物主要有假单胞、产碱杆菌、黄杆菌、色杆菌和枯草芽孢杆菌等。水源受到粪便污染时，可查到变形杆菌、大肠埃希菌、粪链球菌及其他肠道菌等。

生产用水必须符合水质的卫生标准。我国卫生标准规定每毫升饮水中细菌总数不可超过100个，每1000ml饮水中大肠菌群数不能超过3个。

3. 人体中的微生物　微生物在自然界中广泛存在，人的体表与外界相通的口腔、鼻咽、肠道、眼、泌尿生殖道等处都存在不同种类和数量的微生物，为人体正常微生物群，通称正常菌群。当人体免疫功能正常时，它们与宿主之间保持动态平衡，有益于宿主的健康，构成相互依赖、相互制约的生态学体系。当机体免疫力低下、寄居部位改变或菌群失调时，正常菌群能成为条件致病菌而引起感染，同时也是医药工业中微生物污染的重要来源之一，在生产过程中，微生物也可以通过工作人员传递至药物制剂。

4. 土壤中的微生物　土壤营养丰富，具有适宜的酸碱度、温度和水分，是微生物繁殖的良好环境，有"天然培养基"之美称。土壤中的微生物主要有细菌、放线菌、真菌等。病原微生物也可随人和动植物的尸体以及排泄物污染土壤。带芽孢的细菌能够在土壤中长期存活。植物药材（特别是根类）容易携带土壤中的微生物。

在药材的日常养护过程中，可以通过晾晒、烘烤等方法使药材充分干燥，以抑制微生物的生长繁殖。

5. 原料和包装物中的微生物　天然来源的原料，如动物来源的明胶、狗肾、紫河车、地龙等，植物来源的阿拉伯胶、琼脂和药材等，常含各种微生物。

在制药过程中，可以通过加热、煎煮、过滤、照射、有机溶媒提取、加防腐剂等手段减少微生物的含量。如糖浆剂的高渗环境可以防止微生物生长；酊剂、浸膏制剂则利用乙醇的杀菌作用来减少微生物污染。储藏原料的环境以干燥为宜，因减少药材的湿度可防止微生物繁殖。包装材料包括包装用的容器、包装纸、运输纸箱等，应按不同要求考虑是否需要消毒和如何合理封装，以减少微生物污染。

6. 厂房建筑和制药设备中的微生物 在药品生产中，微生物、粉尘、微粒、腐蚀、差错等容易引起厂房建筑和制药设备的污染及交叉污染。

? 想一想

为什么在药品的生产或贮存过程中，应按规定对所贮存药物进行各项微生物学检验？灭菌制剂的无菌检查项目有哪些？

答案解析

三、药物的变质

存在于药物中的微生物，如遇到适宜条件就能生长繁殖，引起药物成分改变，进而引起药物变质失效。因此，在药物的生产和质量管理中，必须严格进行微生物检查，以确保药物达到卫生学标准。

1. 药物污染变质判断 不同的药物制剂，如出现以下情况之一，即可判断该药已经被微生物污染。

（1）灭菌制剂中有活的微生物存在。

（2）微生物总数超出一定限量。

（3）从药物中分离到病原微生物或某些不得检出的特定菌种。

（4）微生物已死亡或被排除，但其毒性代谢产物仍然存在，如热原的存在。

（5）微生物污染后，导致药物的物理性状及化学性状发生改变。

2. 药物变质后的外观表现 由于严重的污染或微生物大量繁殖引起药物变质，主要有以下几种表现。

（1）异味 药物变质后，可产生使人讨厌的特殊气味。

（2）变色 微生物污染药物后，产生色素，使药物变色。

（3）黏丝 糖浆制剂中，可形成聚合性的黏稠丝。

（4）异物 药物变质后，可见液体表面有膜状物、结团或沉淀物产生。变质的乳剂中可见团块或沙粒感。

（5）变酸 药物 pH 改变导致变酸。

（6）胀气 产生的气体引起塑料包装鼓胀等。

3. 药物变质的结果

（1）产生毒性 药物中许多表面活性剂、润湿剂、矫味剂均是微生物作用的底物，微生物污染药物后生长繁殖并产生有害代谢产物，如大输液制剂被革兰阴性菌污染后，可产生热原，使病人出现发热反应或休克。

（2）引起感染 灭菌制剂（如注射剂）不合格或使用时被污染，可导致感染或菌血症、败血症。如铜绿假单胞菌污染滴眼剂可引起眼部感染甚至失明；被污染的软膏和乳剂能引起皮肤病患者或外伤患者的感染；染菌的冲洗液能引起尿路感染等。

（3）降低疗效或增加不良反应 药物理化性质改变后，可导致药效降低或毒副作用增加。如青霉素被产酶细菌降解后，失去药理作用，同时大大增加过敏性；阿司匹林被降解后，产生有刺激性的水杨酸。

4. 影响药物变质的因素 微生物污染导致药物变质受多方面的影响，主要因素如下。

（1）污染量 如果污染量很大，会引起药物分解。因此，在制剂生产、储藏和运输等过程中，应控制微生物的数量，从而防止药物变质。

（2）营养物质 药物含有碳源、氮源、生长因子及无机盐等营养物质，导致微生物在药物中生长繁殖，从而影响药物的稳定性。

（3）含水量 含水量对微生物的生长繁殖影响很大。对于片剂等固体药物，如果含水量超过10%～15%，遇合适温度，有利于微生物生长繁殖。

（4）pH值 制剂的pH值与微生物的生长繁殖有关。通常，碱性条件不利于霉菌及酵母菌的生长；中性偏碱条件有利于细菌的生长；而酸性条件有利于霉菌及酵母菌的生长。

（5）温度的影响 适宜微生物生长的温度范围广，大多数微生物在5～60℃范围内均可生长繁殖，导致药物变质。因此，药物应贮藏在阴冷、干燥处。

除此以外，氧化还原电位、包装设计等均与药物的变质有关。

👁 看一看 ───

假药和劣药

《中华人民共和国药品管理法》第九十八条规定：禁止生产（包括配制）、销售、使用假药、劣药。

有下列情形之一的，为假药：药品所含成分与国家药品标准规定的成分不符的；以非药品冒充药品或者以他种药品冒充此种药品的；变质的药品；药品所标明的适应症或者功能主治超出规定范围。

有下列情形之一的，为劣药：药品成分的含量不符合国家药品标准；被污染的药品；未标明或者更改有效期的药品；未注明或者更改产品批号的药品；超过有效期的药品；擅自添加防腐剂、辅料的药品；其他不符合药品标准的药品。

禁止未取得药品批准证明文件生产、进口药品；禁止使用未按照规定审评、审批的原料药、包装材料和容器生产药品。

四、药物生产中的 GMP 和 GLP

药物生产过程应严格遵从药品生产质量管理规范（good manufacturing practice for drugs，GMP）和药物非临床研究质量管理规范（non - clinical good laboratory practice，GLP），基本控制目标是防污染、防交叉污染、防混淆和防差错，要求进行微生物的监控，如对生产洁净室的无菌室空气中浮游菌、沉降菌、表面微生物的监控，以及对药物中细菌数和真菌数的测定及对控制菌的检查等，以保证药物生产的各个阶段都能达到药物生产的标准。

1. 厂房的要求 厂房的选址、设计、布局、建造、改造和维护必须符合药品生产要求，生产部门所有房屋包括厂房、车间、库房、实验室等都必须保持清洁和整齐。建筑物的结构和表面应不透水、表面平坦均匀，便于清洗，要使微生物的生长处于最低限度。应当能够最大限度地避免污染、交叉污染、混淆和差错，便于清洁、操作和维护。

2. 对生产环境的要求 不同药物制剂对环境的要求也不同。所有药物制剂和内包装的生产都要在洁净室中完成，洁净室的主要功能是室内污染控制。

我国生产区洁净室的空气洁净度按照GMP附录的规定，分为A、B、C、D四个等级。灭菌制剂生产的洁净度级别：A级为高风险操作区，如灌装区放置胶塞桶、敞口安瓿瓶、敞口西林瓶的区域以及无菌装配或连接操作的区域；B级为无菌配制和罐装等风险操作区；C级和D级为生产无菌药品过程中重要程度较次的洁净操作区。

非灭菌制剂的生产环境即非灭菌制剂生产的暴露工序区域及直接接触药品的包装材料最终处理的

暴露工序区域，应参照"灭菌制剂"中 D 级洁净区的要求设置，非灭菌原料药精制、干燥、粉碎、包装等生产操作的暴露环境应按照"灭菌制剂"中 D 级标准设置，企业可根据产品的标准和特性对该区域采取适当的微生物监控措施（表 13 - 1）。

表 13 - 1 洁净区微生物监测的动态标准

洁净度级别	浮游菌 cfu/m³	沉降菌 (90mm) cfu/4h	表面微生物	
			接触（55mm） cfu/碟	5 指手套 cfu/手套
A 级	<1	<1	<1	<1
B 级	10	5	5	5
C 级	100	50	25	—
D 级	200	100	50	—

洁净室（区）的布置及各项设施均要达到防止污染及交叉污染的要求。墙壁和天花板的表面均应平整光滑、无裂缝、楼口严密、无颗粒物脱落、不聚积静电，所有设施有利于反复清洗和消毒。无菌室及洁净度高的车间应是密封式建筑，采用过滤通风装置，并经常用化学消毒剂喷洒或紫外灯消毒，以杀灭空气中的微生物。洁净室（区）内空气的微生物数和尘粒数应定期监测，应符合《药典》的要求，监测结果应记录存档。

3. 对制药用水的要求 水用于药物生产过程和药物制剂的制备。根据药物生产使用的范围不同，制药用水分为饮用水、纯化水、注射用水和灭菌注射用水。各类水的质量应符合《药典》的要求。同时，为保证注射用水的质量，应减少原水中的细菌内毒素，应监控蒸馏法制备注射用水的制备、贮存和分配等各生产环节。纯化水、注射用水储罐和输送管道所用材料应当无毒、耐腐蚀，并防止微生物的污染；储罐的通气口应当安装不脱落纤维的疏水性除菌滤器，管道的设计和安装应当避免死角、盲管，并定期清洗与消毒注射用水系统。注射用水的储存方式和静态储存期限应经过验证，确保水质符合质量要求，例如可以在 80℃ 以上保温或 70℃ 以上保温循环或 4℃ 以下的状态下存放。

4. 对人员的要求 企业应建立卫生操作规程，并通过管理手段确保人员卫生操作规程的执行，生产区和质量控制区的每个工作人员应接受微生物知识培训、技能培训；建立从业人员健康档案，直接接触药物的生产人员必须身体健康、无传染性疾病、不携带致病菌，至少每年体检一次，确保员工不患有急性或慢性传染病，患有传染病或体表有伤口者不得进入洁净室；进入洁净室必须对手进行洗涤与消毒，更换洁净服，并按照规定程序进出无菌室、洁净室；在无菌室和洁净室，要求操作规范，减少不必要的谈话和活动；洁净生产区的人员不得化妆和佩戴饰物；生产区、仓储区应当禁止吸烟和饮食，禁止存放食品。

5. 对设备、原材料及包装的要求 制药设备要求光洁、平整，易拆卸、清洗或消毒，耐腐蚀，结构简单，尽量无角、无缝。制药原材料的选择要符合卫生学要求，应选用微生物含量较少的原材料，并可用适当方法对原材料进行消毒或灭菌，注意其储藏环境条件；包装材料，如软木塞、盖内硬纸片等，在包装前应预先进行防腐处理，不同规格药物的包装操作应分开，以防交叉污染。包装后的药物成品应该采用合理的方法进行储藏；贮存条件应当符合药品注册批准的要求。

❤ **药爱生命** ————————————————————————————————

医药行业是有一定社会属性的行业，具有质量问题的药品对人体造成的危害更为直接、更加深远。因此，其生产主体应具有比一般行业更高的社会责任感。

"欣弗"事件、"夺命刺五加"注射液事件以及以苹果皮为原料生产板蓝根等，对人民群众的生命安全产生极大的威胁。厂家对生产控制不严，对销售、运输等过程的微生物污染监管不力，都可能引发药品安全事件。因此，对药品的生产、储存、运输、销售等过程的标准要高，对药品质量安全检测要严。尤其药品生产企业是药品质量安全的主要负责方，在药品生产的过程中，应根据生产的工艺问题，特别是一些细节上的问题，制定有效的药品检验标准并进行合理的管理。

五、防止微生物污染的措施

为了保证药品质量，防止致病菌及大量微生物在药物的生产、储藏、运输、销售等渠道污染，应制定以下措施，防止污染。

1. 加强药品的生产管理 为了使药物污染的可能性降至最低，必须在药品产生全过程中严格实施 GMP。

2. 合理使用防腐剂 在药物中加入防腐剂的目的是限制药品中微生物的生长繁殖，同时减少微生物对药物的损坏作用。理想的防腐剂应具备如下特点：①对人体没有毒性或刺激性；②对药物中的各种微生物均有良好的抗菌活性；③稳定性良好；④不受处方及其他成分的影响。目前常用的防腐剂（苯甲酸、山梨醇、乙醇、季铵盐等）并不能满足上述要求。

3. 加强药材入库验收 药材入库时应严格进行验收工作，除了进行一般的检验外，应着重检验其水分含量、色泽气味变化等，以便及时发现问题，及时采取适当的处理方法来处理药材，防止药材入库后发生霉变。例如，中药材在入库检验时应做到以下几点。①辨别是新货还是陈货，对当年产的新货或当地直接采集的药材，更应注意检验其水分含量或是否干透。②检验包装容器周围四角部分有无水渍和发霉现象，同时也要注意检查有无异味等。③取样检验含水量是否正常、内外部是否发霉，并根据各种药材的不同性状特点，从形状、色泽、气味、重量、大小、软硬程度以及相互撞击时声响等方面进行检查。④如发现有发霉变质的药材，成件的应单独堆放，一件内有部分发霉变质的药材，应尽量进行挑选，并及时采取相应措施。水分过大的需进行干燥。包装不适合的要整修或改换包装。

4. 加强药物制剂的微生物检验 对某些药物制剂，如注射剂、手术用具及眼药等，必须保证无菌；而对于口服及外用的药物制剂，如片剂、丸剂、散剂等，只需将微生物的数量限制在一定的范围内，但必须不含致病菌。因此，在药品的生产或贮存过程中，应按规定对所贮存药物进行各项微生物学检验，由于药物制剂的种类、给药途径和使用目的不同，其微生物学检验的项目也不同。对灭菌制剂（注射剂、手术用眼药等）进行无菌检验、对注射剂进行热原测定，对非灭菌制剂（口服及外用药物等）进行细菌总数测定、霉菌总数测定、控制菌（包括大肠埃希菌、铜绿假单胞菌、金黄色葡萄球菌、沙门菌、破伤风梭菌）检验及活螨的检验，来检测药物被污染的程度。

5. 合理贮存、加强在库检查 合格的药品，若贮存不当，也可被微生物污染，导致药物失效、变质。因此，应根据药物剂型的不同，采取合理的贮存方法，如干燥、冷藏、防潮、避光等，以减少污染的机会。

常规的在库检验工作主要从以下几方面入手。①了解各种易发霉药材的性质，掌握其水分含量、存贮时间、存贮条件等情况，以便重点检查。②检查库内地面是否潮湿、库房顶盖是否漏雨、温度是否过高、货垛的下垫高度是否合适，以及包装容器外部是否有水渍、潮湿现象等。③对大垛药材应从上部和下部取样检查，对重点药材必须拆包或开箱检查。对露天货垛，应检查货垛地势的高低和排水情况是否良好，垛顶和四周苫盖是否严密，垛底是否受潮等。④根据具体情况，还应做定期或不定期的检查，平均每月可检查一次，梅雨季节应每五天检查一次。另外，每月再全面普查一次。

总之，微生物污染与药物质量有很大的关系，目前尚有一些药物失效、变质的问题未得到彻底的解决，需要药学工作者进行不断的研究和探索，以防止污染，提高药品质量。

第二节　灭菌制剂的无菌检查

药物的无菌检查法是用于检查《药典》要求无菌的药品、生物制品、医疗器械、原料、辅料及其他品种是否无菌的一种方法。各种注射剂（包括输液剂）、滴眼剂、无菌溶液及外科用的器材等，都必须保证无菌，否则接触人体后将会引起严重事故。无菌药物由于某些药物成分不耐热，在制备过程中采用间歇灭菌或过滤灭菌等方法灭菌，导致存在灭菌不彻底的可能。因此，这类制剂在出厂前必须进行无菌检验。

一、无菌检验的基本原则

无菌检验最重要的是严格按无菌操作法，将被检验的药物分别接种于适合各种微生物生长（《药典》规定）的不同培养基上，在不同的适宜温度和一定的时间范围内培养，观察有无微生物生长，以判断被检药物是否无菌。具体的操作方法按照《药典》的规定进行。

无菌检验是根据对整体中部分样品检验的结果，推断整体的灭菌情况（无菌或染菌），因此，当一批药物中只有少量药物染菌时，染菌检出的概率小；随着取样量的增加，检出染菌的概率增大。因此，无菌检验的取样量及检验程序必须遵循《药典》的规定。

二、无菌检查的药物制剂种类

《药典》无菌检查法规定需要进行无菌检查的药物制剂主要包括如下。

1. 注射剂　用于静脉注射、肌内注射、皮下注射、皮内注射及腔内注射等多种注射途径的各种针剂，包括注射用的无菌水、溶媒和溶剂、输液、注射剂原料及粉针剂等。

2. 植入剂　是指由药物与辅料制成的供植入体内的无菌固体制剂。如不溶于水的激素、避孕药物、缓解疼痛药物、免疫药物及抗肿瘤、抗成瘾药物等要求无菌的制剂。

3. 眼用和外伤用制剂　用于眼科手术、角膜创伤的眼用制剂，如滴眼剂、洗眼剂、眼内注射溶液、眼用凝胶、眼膏剂、眼用膜剂、插入剂等；以及用于手术、一般创伤、溃疡和烧伤等的外科用药物制剂。

4. 外科用的敷料和器材　如外科手术用脱脂棉、纱布、结扎线、缝合线、可被组织吸收的肠线、一次性注射器、一次性无菌手术刀片、输血袋以及角膜接触镜等。

5. 可吸收的止血剂　如明胶发泡剂、凝血酶等用于止血并可被吸收的药物制剂。

上述各类制剂必须进行无菌检查，不得检出细菌、放线菌、霉菌及酵母菌等活菌。

三、无菌检查的基本方法

《药典》收录的药物无菌检查法包括薄膜过滤法和直接接种法。只要供试品性质允许，应采用薄膜过滤法。薄膜过滤法适用于有抗菌作用的或大容量的供试品，使用时应采用封闭式薄膜过滤器；直接接种法适用于无抗菌作用的非抗菌剂、无防腐剂或非油剂供试品。

（一）抽样

无菌检查时首先要进行抽样，抽样采取随机抽样的方式，抽样的数量由检验数量决定。

1. 检验数量　是指一次试验所用供试品最小包装容器的数量，由每批产品数量决定，成品每批均应进行无菌检查。除另有规定外，出厂产品和上市产品的抽样按《药典》规定进行，抽取出的样品要逐个检查。

2. 检验量　检查时所需要的量即检验量，是指供试品接种至每份培养基的最小量（g 或 ml），取决于供试品的装量。若每支（瓶）供试品的装量按规定足够接种两种培养基，则应分别接种硫乙醇酸盐流体培养基和胰酪大豆胨液体培养基；若每支（瓶）供试品的装量按规定不够接种两种培养基，抽取样品时最少检验数量应加倍。

操作时，用适宜的方法对供试品容器表面进行彻底消毒，如果供试品容器内有一定的真空度，可用适宜的无菌器材（如带有除菌过滤器的针头）向容器内导入无菌空气，再按无菌操作启开容器，取出内容物。

（二）试验对照

对药品进行无菌检验时，应同时以同样的培养基，在同样的条件下做阳性对照试验和阴性对照试验。

1. 阳性对照　根据供试品特性选择阳性对照菌。《药典》规定：无抑菌作用及抗革兰阳性菌为主的供试品，以金黄色葡萄球菌为对照菌；抗革兰阴性菌为主的供试品，以大肠埃希菌为对照菌；抗厌氧菌的供试品，以生孢梭菌为对照菌；抗真菌的供试品，以白色念珠菌为对照菌，以证明微生物确实可在应用的试验条件下生长。阳性对照菌加菌量不大于100cfu，供试品用量同供试品无菌检查时每份培养基接种的样品量。阳性对照管培养不超过 5 天，应生长良好。

2. 阴性对照　供试品无菌检查时，应取相应溶剂和稀释液、冲洗液同法操作，作为阴性对照。《药典》微生物限度检查法中，可选用的稀释液有 pH 7.0 无菌氯化钠 – 蛋白胨缓冲液和0.9% 无菌氯化钠溶液。无菌试验过程中，若需使用表面活性剂、灭活剂、中和剂等试剂，应设置对照试验以证明其有效性和对微生物无毒性（表 13 – 2）。

表 13 – 2　无菌检查的基本要求

稀释液（阴性对照）	阳性对照菌种（加菌量≤100cfu）	待检菌种	培养基及培养温度	培养条件
pH 7.0 无菌氯化钠 – 蛋白胨缓冲液 或 0.9% 无菌氯化钠溶液	金黄色葡萄球菌	革兰阳性菌	硫乙醇酸盐流体培养基，30~35℃	阳性对照管培养≤5 天 阴性对照、供试品培养≥14 天
	大肠埃希菌	革兰阴性菌		
	生孢梭菌	厌氧菌	胰酪大豆胨液体培养基，20~25℃	
	白色念珠菌	真菌		

（三）供试液及培养基的制备

无菌检查时，供试品应制备成适合接种或过滤的供试液以及培养基。对于常见的液体制剂，可取规定量供试品直接接种或过滤；对于水溶性固体制剂，可加适宜的稀释液溶解或按标签说明复溶，制成适合接种或过滤的供试液。培养基的配制按《药典》规定的处方，配制适合需氧菌、厌氧菌或霉菌生长的培养基，并按《药典》规定进行分装，灭菌后，进行一定的质量检查。合格后备用。

练一练

无菌检查所用的培养基是硫乙醇酸盐流体培养基及（　）
A. 沙氏葡萄糖培养基　　　　　B. 胰酪大豆胨培养基
C. 营养琼脂　　　　　　　　　D. 改良马丁培养基
E. 胆盐乳糖培养基

答案解析

（四）接种

无菌检查法包括薄膜过滤法和直接接种法。

1. 薄膜过滤法　一般应采用封闭式薄膜过滤器，根据供试品及其溶剂的特性选择滤膜材质。无菌检查用的滤膜孔径应不大于0.45μm，滤膜直径约为50mm，若使用其他尺寸的滤膜，应对稀释液和冲洗液体积进行调整，并重新验证。滤膜使用前，应用适宜的方法灭菌。使用时，应保证滤膜在过滤前后的完整性。

对于水溶性供试液过滤前，一般应先用少量的冲洗液过滤，以润湿滤膜；对于油类供试品，其滤膜和过滤器在使用前应充分干燥。为发挥滤膜的最大过滤效率，应注意保持供试品溶液及冲洗液覆盖整个滤膜表面。用薄膜过滤供试液后，若需要用冲洗液冲洗滤膜，每张滤膜每次冲洗量一般为100ml，总冲洗量一般不超过500ml，最高不得超过1000ml，以避免滤膜上的微生物受损伤。

若供试品中有微生物存在，便会被截留在滤膜上，过滤完毕，向接种金黄色葡萄球菌、大肠埃希菌、生孢梭菌的滤筒内加硫乙醇酸盐流体培养基，向接种枯草芽孢杆菌、白色念珠菌、黑曲霉的滤筒内加胰酪大豆胨液体培养基；置于规定的温度下培养，观察是否有菌生长，从而判定供试品中是否有菌。

另取一装有同体积培养基的容器，加入与试验菌等量的阳性菌株，作为对照。置规定温度下培养，培养时间不得超过5天。

（1）水溶性液体供试品　取规定量，直接过滤，或混合至含不少于100ml适宜稀释液的无菌容器中，混匀，立即过滤。如供试品具有抑菌作用，须用冲洗液冲洗滤膜，冲洗次数一般不少于3次。除生物制品外，一般样品冲洗后，1份滤器中加100ml硫乙醇酸盐流体培养基，1份滤器中加100ml胰酪大豆胨液体培养基。生物制品样品冲洗后，2份滤器中加100ml硫乙醇酸盐流体培养基，1份滤器中加100ml胰酪大豆胨液体培养基。

（2）水溶性固体和半固体供试品　取规定量，加适宜的稀释液溶解或按标签说明复溶，然后照水溶性液体供试品项下的方法操作。

（3）非水溶性供试品　取规定量，直接过滤；或混合溶于适量含聚山梨酯80（吐温80）或其他适宜乳化剂的稀释液中，充分混合，立即过滤。用含0.1%~1%聚山梨酯80的冲洗液冲洗滤膜至少3次。加入含或不含聚山梨酯80的培养基。接种培养基照水溶性液体供试品项下的方法操作。

（4）可溶于十四烷酸异丙酯的膏剂和黏性油剂供试品　取规定量，混合至适量的无菌十四烷酸异丙酯中，剧烈振摇，使供试品充分溶解，如果需要可适当加热，加热温度一般不超过40℃，最高不得超过44℃，趁热迅速过滤。对仍然无法过滤的供试品，在含有适量的无菌十四烷酸异丙酯的供试液中加入不少于100ml的适宜稀释液，充分振摇萃取，静置，取下层水相作为供试液过滤。过滤后滤膜冲洗及接种培养基照非水溶性制剂供试品项下的方法操作。

（5）无菌气雾剂供试品　取规定量，采用专用设备将供试品转移至封闭式薄膜过滤器中。或将各容器置-20℃或其他适宜温度冷冻约1小时，取出，迅速消毒供试品开启部位或阀门，正置容器，用无菌钢锥或针样设备以无菌操作迅速在与容器阀门结构相匹配的适宜位置钻一小孔，不同容器钻孔大小和深度应保持基本一致，钻孔后应无明显抛射剂抛出，轻轻转动容器，使抛射剂缓缓释出，释放抛射剂后再无菌开启容器，并将供试液转移至无菌容器中混合，必要时用冲洗液冲洗容器内壁。供试品亦可采用其他适宜的方法取出。然后照水溶性液体供试品或非水溶性供试品项下的方法操作。

（6）装有药物的注射器供试品　取规定量，将注射器中的内容物（若需要可吸入稀释液或标签所示的溶剂溶解）直接过滤，或混合至含适宜稀释液的无菌容器中，然后照水溶性液体或非水溶性供试品项下方法操作。同时应采用适宜的方法对包装中所配带的针头等要求无菌的部件进行无菌检查。

（7）具有导管的医疗器械（输血、输液袋等）供试品　除另有规定外，取规定量，每个最小包装用适量（通常 50~100ml）的冲洗液分别冲洗内壁，收集冲洗液于无菌容器中，然后照水溶性液体供试品项下方法操作。同时应采用适宜的方法对包装中所配带的针头等要求无菌的部件进行无菌检查。

2. 直接接种法　适合于无法用薄膜过滤法进行无菌检查的供试品。取规定量供试品，直接加到含有硫乙醇酸盐流体培养基（用于培养需氧菌、厌氧菌）及胰酪大豆胨液体培养基（用于培养真菌和需氧菌）的试管中，在适当的温度下培养一定时间，观察是否有菌生长。硫乙醇酸盐流体培养基主要用于厌氧菌的培养，也可用于需氧菌的培养；胰酪大豆胨液体培养基用于真菌和需氧菌的培养。

（1）混悬液等非澄清水溶性液体供试品　取规定量，等量接种至各管培养基中。

（2）固体供试品　取规定量，直接等量接种至各管培养基中；或加入适宜的溶剂溶解，或按标签说明复溶，取规定量，等量接种至各管培养基中。

（3）非水溶性供试品　需加入适量的聚山梨酯 80 或其他适宜的乳化剂及稀释剂使其乳化。

（4）敷料供试品　取规定数量，以无菌操作拆开每个包装，于不同部位剪取约 100mg 或 1cm×3cm 的供试品，等量接种于各管足以浸没供试品的适量培养基中。

（5）肠线、缝合线等供试品　对于肠线、缝合线及其他一次性使用的医用材料，按规定量取最小包装，以无菌操作拆开包装，等量接种于各管足以浸没供试品的适量培养基中。

（6）灭菌医用器械供试品　除另有规定外，取规定量，必要时应将其拆散或切成小碎段，等量接种于各管足以浸没供试品的适量培养基中。

（7）放射性药品　取供试品 1 瓶（支），等量接种于装量为 7.5ml 的硫乙醇酸盐流体培养基和胰酪大豆胨液体培养基中。每管接种量为 0.2ml。

采用薄膜过滤法时，只要供试品特性允许，应将容器内的全部内容物过滤；采用直接接种法时，按规定量接种。

若每支（瓶）供试品的装量按规定足够接种两种培养基，则应分别接种硫乙醇酸盐流体培养基和胰酪大豆胨液体培养基，除另有规定外，供试品检验量按表 13-3 规定。

表 13-3　供试品的最小检验量

供试品	供试品装量	每支供试品接入每种培养基的最少量
液体制剂	$V \leqslant 1ml$	全量
	$1ml < V \leqslant 40ml$	半量，但不得少于 1ml
	$40ml < V \leqslant 100ml$	20ml
	$V > 100ml$	10%，但不少于 20ml
固体制剂	$M < 50mg$	全量
	$50mg \leqslant M < 300mg$	半量
	$300mg \leqslant M < 5g$	150mg
	$M \geqslant 5g$	500mg
生物制品原液及半成品		半量
医疗器具	外科用敷料棉花及纱布	取 100mg 或 1cm×3cm
	缝合线、一次性医用材料	整个材料
	带导管的一次性医疗器具（如输液袋）	二分之一内表面积

（五）培养及观察

将上述接种供试品后的培养基容器分别按各培养基规定的温度培养不少于 14 天；接种生物制品的硫乙醇酸盐流体培养基的容器应分成两等份，一份置 30~35℃培养，一份置 20~25℃培养。培养期间应定期观察并记录是否有菌生长。如在加入供试品后或在培养过程中，培养基出现浑浊，培养 14 天后，不能从外观上判断有无微生物生长，可取该培养液不少于 1ml，转种至同种新鲜培养基中，将原始培养物和新接种的培养基继续培养不少于 4 天，观察接种的同种新鲜培养基是否再出现浑浊；或取培养液涂片，染色，镜检，判断是否有菌。

（六）结果与判断

灭菌制剂要求不得检出任何活的微生物，否则判定供试品无菌检测不符合规定。根据观察记录的结果来判断供试液中是否确有微生物生长，首先阳性对照管应生长良好，否则试验无效。再看供试品管，若供试品管均澄清，或虽显浑浊但经确证无菌生长，判供试品符合规定；若供试品管中任何一管显浑浊并确证有菌生长，判供试品不符合规定。除非能充分证明试验结果无效，即生长的微生物非供试品所含。

只有符合下列至少一个条件时，方可认为试验无效：①无菌检查试验所用的设备及环境的微生物监控结果不符合无菌检查法的要求。②回顾无菌试验过程，发现有可能引起微生物污染的因素。③在阴性对照中观察到微生物生长。④供试品管中生长的微生物经鉴定后，确证是因无菌试验中所使用的物品和（或）无菌操作技术不当引起的。

试验若经评估确认无效后，应重试。重试时，重新取同量供试品，依法检查，若无菌生长，判供试品符合规定；若有菌生长，则判供试品不符合规定。

第三节　非灭菌制剂的微生物限度检查

PPT

一、微生物限度检查的概念

微生物限度检查是指对非规定灭菌制剂及其原、辅料受到微生物污染程度的一种检查方法，包括微生物总数检查和控制菌的检查。

多种中西药制剂剂型如口服液、外用药等是非密封药物，不可能绝对无菌。《药典》规定，对于非规定灭菌制剂，允许一定数量的微生物存在，但需进行微生物限度检查和致病控制菌测定。

二、微生物限度检查的项目

药物微生物限度检查的项目包括微生物总数（需氧性嗜温细菌数，霉菌数、酵母菌数）检查和控制菌检查。

1. 微生物总数测定　包括需氧性嗜温细菌以及霉菌、酵母菌的总数检查。细菌总数测定是检测药物卫生质量的重要指标之一。药物细菌总数是检查药物在单位重量或体积（g 或 ml）内所含的需氧性活细菌的数量。

2. 霉菌和酵母菌总数检测　是进行药物卫生学综合评价的依据之一，药物中污染霉菌和酵母菌的数量是判定药物受到污染程度的标志之一。

3. 控制菌检查　药物的控制菌检测包括耐胆盐革兰阴性菌、大肠埃希菌、沙门菌、铜绿假单胞菌、金黄色葡萄球菌、梭菌和白色念珠菌七种。需要指出的是：对某一具体制剂不必全部检测这七种菌，需要检测的控制菌种类与药物剂型、给药途径、原料来源及医疗目的有关。例如，中药饮片微生物限度的检查项目包括需氧菌总数、霉菌和酵母菌总数、耐热菌总数、耐胆盐革兰阴性菌、大肠埃希菌、沙门菌等。

三、微生物菌落总数测定

非灭菌产品微生物限度检查的方法中的微生物计数法，包括平皿法、薄膜过滤法和最可能数法（most probable number method，MPNM）。MPN法用于微生物计数时，精确度较差，但对于某些微生物污染量很小的供试品，MPN法可能是更适合的方法。下面着重介绍平皿法。

胰酪大豆胨琼脂培养基或胰酪大豆胨液体培养基用于测定需氧菌总数；沙氏葡萄糖琼脂培养基用于测定霉菌和酵母菌总数。

平皿法基本流程：抽样→供试液制备→接种、稀释与培养→菌落总数计算→结果判断。

（一）抽样

由于药物的特殊性，不可能对每个药物最小包装进行检验，为了保证检测结果的代表性和可靠性，一般采取随机抽样的方法。抽样中如发现异样及可疑的样品，应抽取有疑问的样品。凡能从外观发现长菌、发霉、虫蛀及变质的药物，直接判为不合格，不必抽样检测。一般抽样量应为检测用量的 3～5 倍，以备留样观察。

1. 确定检验用量和检验量　检验用量是一次检验所需要的最小包装数量。《药典》规定，一般应随机抽取不少于 2 个最小包装的供试品，混合，取规定量供试品进行检验。

除另有规定外，一般供试品的检验量为 10g 或 10ml；膜剂、贴剂和贴膏剂为 100cm²。检验时，应从 2 个以上最小包装单位中抽取供试品，大蜜丸还不得少于 4 丸，膜剂、贴剂和贴膏剂还不得少于 4 片。

贵重药品、微量包装药品的检验量可以酌减。若供试品处方中每一剂量单位（如片剂、胶囊剂）活性物质含量小于或等于 1mg，或每 1g 或每 1ml（制剂）活性物质含量低于 1mg 时，检验量应不少于 10 个剂量单位或 10g 或 10ml 供试品；若为样品量有限或批产量极小（如：小于 1000ml 或 1000g）的活性物质供试品，除另有规定外，其检验量最少为批产量的 1%，检验量更少时需要进行风险评估；若为批产量少于 200 的供试品，检验量可减少至 2 个单位；批产量少于 100 的供试品，检验量可减少至 1 个单位。

3. 试验对照设置　以稀释液代替供试液进行阴性对照试验，阴性对照应无菌生长。如果阴性对照有菌生长，应进行偏差调查，分析原因并重新检验。阴性对照试验用以消除培养基、操作人员及环境带入的外源性微生物对检验结果的干扰，通常以稀释液代替供试液同法检测。平皿法应同时进行阴性对照试验。

（二）供试液制备

供试品中含有的微生物数较多时，为了便于计数，需要将供试品进行稀释。供试品有水溶性、水不溶性非油脂类、油脂类、膜剂、肠溶及结肠溶制剂、气雾剂、贴剂、贴膏剂等类型，根据供试品的理化特性与生物学特性，采取《药典》规定的适宜的方法制备供试液。供试液制备若需加温，应均匀加热，且温度不应超过 45℃。供试液从制备至加入检验用培养基，不得超过 1 小时。

供试液制备按照《药典》规定进行，例如：水溶性供试品制备方法如下。

取规定量供试品，用 pH 7.0 无菌氯化钠 - 蛋白胨缓冲液或 pH 7.2 磷酸盐缓冲液按 1∶10、1∶100、1∶1000 系列稀释成若干稀释级供试液。

（三）接种、稀释与培养

平皿法是指将供试液加到平板中，使药物中的微生物细胞充分分散，在平板中经培养后形成肉眼可见的单个菌落，以形成的平均菌落数乘以稀释倍数即为单位药物中的活菌数。

平皿法包括倾注法和涂布法。

1. 倾注法　取供试液 1ml，置直径 90mm 的无菌平皿中，注入 15～20ml 温度不超过 45℃、熔化的胰酪大豆胨琼脂培养基或沙氏葡萄糖琼脂培养基，混匀，凝固，倒置培养。若使用直径较大的平皿，培养基的用量应相应增加。

2. 涂布法 取适量（通常为 15~20ml）温度不超过 45℃ 的胰酪大豆胨琼脂培养基或沙氏葡萄糖琼脂培养基，注入直径 90mm 的无菌平皿，凝固，制成平板，采用适宜的方法使培养基表面干燥。若使用直径较大的平皿，培养基用量也应相应增加。供试液不少于 0.1ml。

根据供试品污染情况选取已制备好的连续 3 级稀释液为供试液，每稀释级至少各制备 4 个平板。其中 2 个平板加入胰酪大豆胨琼脂培养基用于培养需氧菌，置于 30~35℃ 下培养 3~5 天；另 2 个平板加入沙氏葡萄糖琼脂培养基用于培养霉菌、酵母菌，置于 20~25℃ 下 5~7 天，观察菌落生长情况。

（四）菌落总数计算

培养一定时间后，点计各平板上生长的菌落数，然后计算各稀释级供试液的平均菌落数。菌落蔓延生长成片的平板不宜计数。若同稀释级两个平板的菌落数平均值不小于 15，则两个平板的菌落数不能相差 1 倍或以上。需氧菌总数测定宜选取平均菌落数小于 300cfu 的稀释级，霉菌和酵母菌总数测定宜选取平均菌落数小于 100cfu 的稀释级，作为菌数报告的依据。

（五）结果判断

需氧菌总数是指胰酪大豆胨琼脂培养基上生长的总菌落数（包括真菌菌落数），霉菌和酵母菌总数是指沙氏葡萄糖琼脂培养基上生长的总菌落数（包括细菌菌落数）。各品种项下规定的微生物限度标准解释如下。

10^1cfu：可接受的最大菌数为 20。

10^2cfu：可接受的最大菌数为 200。

10^3cfu：可接受的最大菌数为 2000。

依此类推。

若供试品的需氧菌总数、霉菌和酵母菌总数的检查结果均符合该品种项下的规定，判供试品符合规定；若其中任何一项不符合该品种项下的规定，判供试品不符合规定。各类药物制剂微生物限度标准见表 13-4。

表 13-4 各类药物制剂微生物限度标准

给药途径	需氧菌总数 （cfu/g、cfu/ml 或 cfu/10cm²）	霉菌、酵母菌数 （cfu/g、cfu/ml 或 cfu/10cm²）	控制菌
口服固体制剂 口服液体制剂	10^3 10^2	10^2 10^1	不得检出大肠埃希菌（1g 或 1ml）；含脏器提取物的制剂还不得检出沙门菌（10g 或 10ml）
齿龈给药制剂 鼻用制剂	10^2	10^1	不得检出大肠埃希菌、金黄色葡萄球菌、铜绿假单胞菌（1g、1ml 或 10cm²）
耳用制剂 皮肤给药制剂	10^2	10^1	不得检出金黄色葡萄球菌、铜绿假单胞菌（1g、1ml 或 10cm²）
呼吸道吸入给药制剂	10^2	10^1	不得检出大肠埃希菌、金黄色葡萄球菌、铜绿假单胞菌、耐胆盐革兰阴性菌（1g 或 1ml）
阴道、尿道给药制剂	10^2	10^1	不得检出金黄色葡萄球菌、铜绿假单胞菌、白色念珠菌（1g、1ml 或 10cm²）
固体直肠给药 液体直肠制剂	10^3 10^2	10^2 10^2	不得检出金黄色葡萄球菌、铜绿假单胞菌（1g、1ml）
手术、烧伤等局部给药制剂	10^2	10^2	不得检出金黄色葡萄球菌、铜绿假单胞菌（1g、1ml 或 10cm²）

平皿法检测药物微生物的特点有：只能计数药物中活菌的数量，计数结果常小于实际值，适用于无抗菌活性的药物，通常供试品需要经过一定的稀释等。

四、控制菌检查

控制菌检查法是用于在规定的试验条件下，检查供试品中是否存在特定的微生物。

控制菌的检验包括耐胆盐革兰阴性菌的检验、大肠埃希菌的检验、沙门菌检验、金黄色葡萄球菌检验、梭菌检验、铜绿假单胞菌检验、白色念珠菌检验等。

（一）控制菌检查基本要求

1. 控制菌检查的原则 非规定灭菌制剂不但要控制微生物的数量，同时不允许含有致病菌。在实际工作中，应根据药物生产实践中污染的可能性、潜在的危害性、检测方法的稳定性和可操作性，选择几种致病菌或指示菌来评价药物的卫生质量，保证用药安全。药物剂型不同，《药典》规定的供试品中不得含有的控制菌的种类也不同，如口服药物中不得检出大肠埃希菌，一般外用药物和眼科制剂中不得检出金黄色葡萄球菌和铜绿假单胞菌。

2. 控制菌检查的流程 控制菌检查的一般流程包括：样品处理→增菌培养→分离培养→纯培养→形态观察（染色、镜检）→生化试验→结果判定。

3. 控制菌检查的结果判定标准 供试品检出规定控制菌时，以一次检出结果为准判供试品限度检查不符合规定，无需复试。

4. 对照试验设置及培养条件

（1）阳性对照试验 为检出相应的控制菌，加量应不大于100cfu。如：金黄色葡萄球菌、铜绿假单胞菌、大肠埃希菌、沙门菌、白色念珠菌等。阳性对照菌应能生长。

培养条件：金黄色葡萄球菌、铜绿假单胞菌、大肠埃希菌、沙门菌分别接种于胰酪大豆胨液体培养基中或胰酪大豆胨琼脂培养基上，30~35℃培养18~24小时；白色念珠菌接种于沙氏葡萄糖琼脂培养基上或沙氏葡萄糖液体培养基中，20~25℃培养2~3天；生孢梭菌接种于梭菌增菌培养基中，置厌氧条件下30~35℃培养24~48小时，或接种于硫乙醇酸盐流体培养基中30~35℃培养18~24小时。上述培养物用pH 7.0无菌氯化钠-蛋白胨缓冲液或0.9%无菌氯化钠溶液制成适宜浓度的菌悬液。

（2）阴性对照试验 以稀释剂代替供试液，照相应控制菌检查法检查，阴性对照应无菌生长。如果阴性对照有菌生长，应进行偏差调查。

除另有规定外，取供试液10ml（相当供试品1g、1ml、10cm^2），直接或处理后接种，经分离培养后，进行革兰染色、生化试验与血清凝集试验等项检查。

（二）大肠埃希菌的检验

1. 供试液制备和增菌培养 取供试品，制成1:10供试液。取相当于1g或1ml供试品的供试液，接种至适宜体积（经方法适用性试验确定）的胰酪大豆胨液体培养基中，混匀，30~35℃培养18~24小时。

2. 选择和分离培养 取麦康凯液体培养基3份，每份各100ml，2份分别加入1ml的供试液和阳性对照菌，第3份加入与供试液等量的稀释剂作阴性对照，42~44℃培养24~48小时。分别取出3份麦康凯液体培养物，划线接种于麦康凯琼脂培养基平板上，30~35℃培养18~72小时。

3. 结果判断 阳性对照的平板生长良好，阴性对照应无菌生长。若供试液在麦康凯琼脂培养基平板上有菌落生长，呈现菌落特征是鲜桃红色或微红色，菌落中心深桃红色，圆形，扁平，边缘整齐，表面光滑，湿润，应进行分离、纯化及适宜的鉴定试验，确证是否为大肠埃希菌；若麦康凯琼脂培养基平板上没有菌落生长，或虽有菌落生长但鉴定结果为阴性，判供试品未检出大肠埃希菌。

（三）沙门菌的检验

1. 供试液制备和增菌培养 取 10g 或 10ml 供试品，直接或处理后接种至适宜体积的胰酪大豆胨液体培养基中，混匀，30～35℃培养18～24小时。

2. 选择和分离培养 取上述培养物0.1ml，接种至10ml RV 沙门菌增菌液体培养基中，30～35℃培养18～24小时。取少量 RV 沙门菌增菌液体培养物，划线接种于木糖赖氨酸脱氧胆酸盐琼脂培养基平板上，30～35℃培养18～48小时。

沙门菌在木糖赖氨酸脱氧胆酸盐琼脂培养基平板上生长良好，菌落为淡红色或无色、透明或半透明、中心有或无黑色。用接种针挑选疑似菌落于三糖铁琼脂培养基高层斜面上进行斜面和高层穿刺接种，培养18～24小时，或采用其他适宜方法进一步鉴定。

3. 结果判断 若木糖赖氨酸脱氧胆酸盐琼脂培养基平板上有疑似菌落生长，且三糖铁琼脂培养基的斜面为红色、底层为黄色，或斜面黄色、底层黄色或黑色，应进一步进行适宜的鉴定试验，确证是否为沙门菌。如果平板上没有菌落生长，或虽有菌落生长但鉴定结果为阴性，或三糖铁琼脂培养基的斜面未见红色、底层未见黄色，或斜面黄色、底层未见黄色或黑色，判供试品未检出沙门菌。

（四）金黄色葡萄球菌的检验

1. 供试液制备和增菌培养 取供试品，制成1∶10供试液。取胰酪大豆胨液体培养基3份，每份各100ml，2份分别加入相当于1g或1ml规定量的供试液和阳性对照液，第3份加入与供试液等量的稀释剂作为阴性对照。阴性对照应无菌生长。取其余2份培养液，划线接种于取的供试液；接种至适宜体积（经方法适用性试验确定）的胰酪大豆胨液体培养基中，混匀，30～35℃培养18～24小时。

2. 选择和分离培养 上述培养物中，阴性对照应无菌生长。取其余2份培养液分别划线接种于甘露醇氯化钠琼脂培养基平板上，30～35℃培养18～72小时。

3. 结果判断 阳性菌株生长，供试菌若在甘露醇氯化钠琼脂培养基平板上有黄色菌落或外周有黄色环的白色菌落生长，应进行分离、纯化及适宜的鉴定试验，确证是否为金黄色葡萄球菌；若平板上没有与上述形态特征相符或疑似的菌落生长，或虽有相符或疑似的菌落生长但鉴定结果为阴性，判供试品未检出金黄色葡萄球菌。

（四）铜绿假单胞菌的检验

1. 供试液制备和增菌培养 取供试品，制成1∶10供试液。取胰酪大豆胨液体培养基3份，每份各100ml，2份分别加入相当于1g或1ml的供试液和阳性对照菌液，第3份加入与供试液等量的稀释剂作为阴性对照。混匀，30～35℃培养18～24小时。阴性对照应无菌生长。

2. 选择和分离培养 取上述培养物，划线接种于溴化十六烷基三甲铵琼脂培养基平板上，30～35℃培养18～72小时。

取上述平板上生长的菌落进行氧化酶试验，或采用其他适宜方法进一步鉴定。

3. 氧化酶试验 将洁净滤纸片置于平皿内，用无菌玻棒取上述平板上生长的菌落涂于滤纸片上，滴加新配制的1%二盐酸 N，N－二甲基对苯二胺试液，在30秒内若培养物呈粉红色并逐渐变为紫红色，为氧化酶试验阳性，否则为阴性。

4. 结果判断 若溴化十六烷基三甲铵琼脂培养基平板上有菌落生长，且氧化酶试验阳性，应进一步进行适宜的鉴定试验，确证是否为铜绿假单胞菌；如果平板上没有菌落生长，或虽有菌落生长但鉴定结果为阴性，或氧化酶试验阴性，判供试品未检出铜绿假单胞菌。

上述各项试验任何一项不符合或有可疑反应的培养物，均应进一步鉴定后再做判断。

实验十九 灭菌制剂的无菌检查 微课

一、实验目的

1. 掌握 一般注射剂的无菌检查方法。

2. 了解 抗生素等特殊灭菌制剂的无菌检查方法。

二、实验原理

无菌检查法是检查灭菌制剂中是否含菌的一种方法。《药典》规定，各种无菌的药品、注射剂、手术制剂、眼科制剂都必须保证无菌。若供试品符合无菌检查法的规定，仅表明供试品在该检验条件下未发现微生物污染。无抗菌活性的药品可采用直接接种法，有抗菌活性的药品可采用薄膜过滤法。

三、实验材料

1. 待检药品 氯化钠注射液。

2. 培养基 需氧菌、厌氧菌培养基（硫乙醇酸盐流体培养基）、真菌培养基（沙氏葡萄糖液体培养基）。

3. 试剂与用具 无菌生理盐水、无菌吸管、试管、注射器、针头、酒精棉球等、细菌滤器、隔水恒温普通培养箱、微型涡旋混合器、台式离心机等。

4. 菌种

（1）金黄色葡萄球菌（*Stpyococuo aureus*）〔CMCC（B）26003〕。

（2）生孢梭菌（*Clostridium sporogenes*）〔CMCC（B）64941〕。

（3）白色念珠菌（*Candida albicans*）〔CMCC（B）98001〕。

四、实验方法

（一）直接接种法

1. 接种 以无菌操作方法分别吸取对照菌液、待测药品、稀释剂 1ml，加到盛有 15ml 培养基的试管中，摇匀（表13-5，表13-6）。

表13-5 阳性菌株的培养条件

菌种	培养基	培养条件	菌液溶度	稀释液
金黄色葡萄球菌	需氧菌培养基（硫乙醇酸盐流体培养基）	30~35℃培养18~24小时		pH 7.0 无菌氯化钠-蛋白胨缓冲液或0.9%无菌氯化钠溶液
生孢梭菌	厌氧菌培养基（硫乙醇酸盐流体培养基）	20~25℃培养2~3天	100cfu/ml	
白色念珠菌	真菌培养基（胰酪大豆胨培养基）			

表13-6 无菌检查结果（培养基分装量15ml，接种量1ml）

培养基	接种	培养14天后的结果
需氧菌培养基	金黄色葡萄球菌	
	阴性对照	
	氯化钠注射液	
	氯化钠注射液	

续表

培养基	接种	培养 14 天后的结果
厌氧菌培养基	生孢梭菌	
	阴性对照	
	氯化钠注射液	
	氯化钠注射液	
真菌培养基	白色念珠菌	
	阴性对照	
	氯化钠注射液	
	氯化钠注射液	

2. 培养 需氧菌培养基和厌氧菌培养基置于 30 ~ 35℃ 的培养箱中培养 14 天，真菌培养基置于 20 ~ 25℃ 的培养箱中培养 14 天。接种生物制品的硫乙醇酸盐流体培养基的容器应分成两等份，一份置 30 ~ 35℃ 培养，一份置 20 ~ 25℃ 培养。培养期间应定期观察并记录是否有菌生长。

3. 观察 培养期间应逐日检查是否有菌生长，结果记录在表 13 – 6 中，阳性对照应有菌生长。

4. 结果判断 当阳性对照管浑浊并证实确有菌生长，阴性对照管无菌生长时，若试验管需氧菌、厌氧菌及真菌培养基管均为澄清，或浑浊但经镜检证实无菌生长，则可判定为待测药品无菌检验合格。

如在加入供试品后或在培养过程中，培养基出现浑浊，培养 14 天后，不能从外观上判断有无微生物生长，可取该培养液不少于 1ml 转种至同种新鲜培养基中，将原始培养物和新接种的培养基继续培养不少于 4 天，观察接种的同种新鲜培养基是否再出现浑浊；或取培养液涂片，染色，镜检，判断是否有菌。

（二）薄膜过滤法

1. 供试液制备及过滤 氯化钠注射液可直接过滤，取供试品 2 瓶（或根据需要增加抽样量），用碘酒或乙醇棉球将安瓿瓶顶部消毒，用砂轮将颈部打开。取 3 个封闭式集菌培养器并编号，1 号集菌培养器用于检查需氧菌、厌氧菌，2 号集菌培养器用于检查真菌，3 号集菌培养器用作阳性对照；两份供试品（氯化钠注射液）分别在 1 号和 2 号集菌培养器，直接过滤。

2. 添加培养基 过滤完成后，向 2 号集菌培养器（用于真菌检查）中加胰酪大豆胨液体培养基 100ml；向 1 号（用于需氧菌、厌氧菌检查）和 3 号（用于阳性对照）集菌培养器各加入硫乙醇酸盐流体培养基 100ml。

3. 阳性对照试验 将已操作完毕的 3 个集菌培养器移出无菌室，在接种室内，向 3 号阳性集菌培养器内加小于 100cfu/ml 金黄色葡萄球菌对照液 1ml 作为阳性对照，在 30 ~ 35℃ 下培养 24 ~ 48 小时。

4. 培养 将 1 号培养器（硫乙醇酸盐流体培养基管）置于 30 ~ 35℃ 下，2 号培养器（胰酪大豆胨液体培养基管）置于 20 ~ 25℃ 下，各培养 14 天（表 13 – 7）。

表 13 – 7 培养基及培养条件

培养基	需氧菌、厌氧菌培养（1 号滤器）	真菌培养（2 号滤器）	阳性对照培养（3 号）
胰酪大豆胨液体培养基	—	100ml	—
硫乙醇酸盐流体培养基	100ml	—	100ml
培养条件	30 ~35℃ 14 天	20 ~25℃ 14	30 ~35℃ 24 ~ 48 小时

5. 结果判断 培养期间应每日观察并记录是否有菌生长（表 13 – 8）。3 号培养器（阳性对照管）应在 30 ~ 35℃ 下培养 24 ~ 48 小时，若有菌生长，检查有效。

表 13-8　药品无菌检查记录

培养基	培养时间（天）													
	1	2	3	4	5	6	7	8	9	10	11	12	13	14
胰酪大豆胨														
硫乙醇酸盐														
阳性对照														
阴性对照														

五、结果与讨论

1. 抗菌药品的无菌检查应如何进行？

2. 需要进行无菌检查的药品有哪些？

实验二十　微生物的限度检查

一、实验目的

1. 熟悉　用平皿菌落计数法测定药物中细菌以及霉菌和酵母菌的总数，检查药物是否符合微生物限度标准。

2. 了解　微生物限度检查法系检查非规定灭菌制剂及其原、辅料受微生物污染程度的方法。

二、实验原理

口服药及外用药物不需要达到绝对无菌的要求，按照《药典》的规定只需要限制微生物的种类和数量，包括需氧菌总数、霉菌和酵母菌总数以及大肠埃希菌、金黄色葡萄球菌、铜绿假单胞菌、沙门菌等病原菌的检查。

实验内容：需氧菌总数、霉菌和酵母菌总数的检测。

三、实验材料

1. 药物　止咳糖浆。

2. 阳性对照菌种

（1）大肠埃希菌（*Escherichia coli*）〔CMCC（B）44102〕。

（2）金黄色葡萄球菌（*Stpyococuo aureus*）〔CMCC（B）26003〕。

（3）生孢梭菌（*Clostridium sporogenes*）〔CMCC（B）64941〕。

（4）枯草芽孢杆菌（*Bacillus subtilis*）〔CMCC（B）63501〕。

（5）白色念珠菌（*Candida albicans*）〔CMCC（F）98001〕。

3. 培养基　胰酪大豆胨琼脂培养基、沙氏葡萄糖琼脂培养基。

4. 试剂及用具　无菌生理盐水、无菌吸管、无菌培养皿、无菌试管。

四、实验方法

1. 供试稀释液配制　在无菌条件下，将止咳糖浆摇匀，用吸管吸取 10ml 并加到 90ml 无菌生理盐水中，制备成 1∶10 的供试液；再从稀释度为 1∶10 的供试液中取 1ml 置于 9ml 无菌生理盐水中，制备成 1∶100 的稀释液，用同样的方法制备 1∶1000 的稀释液。

2. 需氧菌总数的测定 分别吸取各稀释度的稀释液 1ml 置于无菌平皿中，加入 15ml 冷却至 45~50℃ 的胰酪大豆胨琼脂培养基混匀，每个稀释度做 2~3 个平皿。用金黄色葡萄球菌或其他一种需氧菌做阳性对照，用无菌生理盐水稀释液做阴性对照，琼脂凝固后置于 30~35℃ 温箱中倒置培养 3 天。

3. 霉菌、酵母菌总数的测定 分别吸取各稀释度的稀释液 1ml 置于无菌平皿中，加入 15ml 冷却至 45~50℃ 的沙氏葡萄糖琼脂培养基混匀，每个稀释度做 2~3 个平皿。用白色念珠菌或其他已知真菌做阳性对照，用无菌生理盐水稀释液做阴性对照，琼脂凝固后于 20~25℃ 温箱中倒置培养 5 天（图 13-1）。

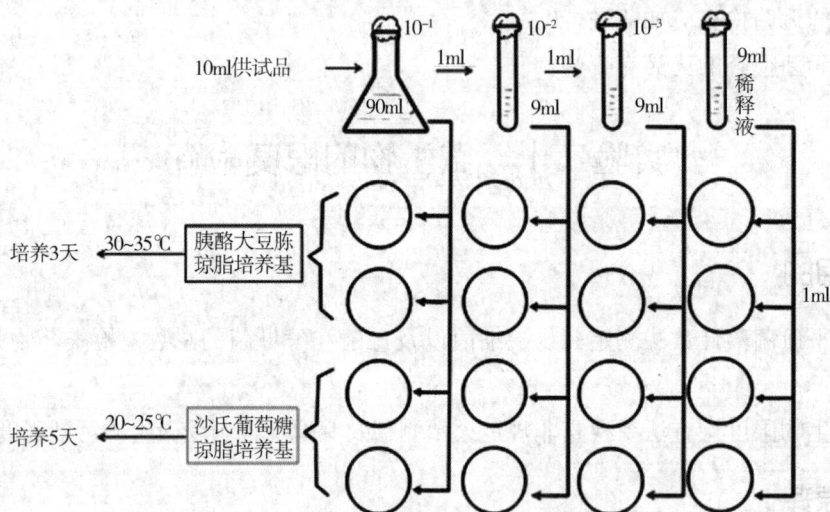

图 13-1 平皿法

4. 菌落计数 结果记录在表 13-9 中。计数平板上的菌落数，以最高的平均菌落数乘以稀释倍数的值报告 1ml 供试品所含菌数。需氧菌总数、霉菌和酵母菌总数如果都在限量之内，则判供试品合格；如果任何一项目超过限量，则判不合格。

表 13-9 微生物限度检查结果

微生物	不同稀释度供试品菌落数（cfu/ml）			
	1∶10	1∶100	1∶1000	生理盐水对照
需氧菌				
霉菌、酵母菌				

五、结果与讨论

1. 在实验过程中，应该注意哪些方面的问题？
2. 为什么要对药物进行细菌及真菌的检查？

目标检测

答案解析

一、选择题

（一）单项选择题

1. 下列关于微生物限度检测的说法中，正确的是（　　）

    A. 指细菌数检测和控制菌检测　　　　　　　B. 指细菌、真菌数检测和控制菌检测

    C. 控制菌检测　　　　　　　　　　　　　　D. 指无菌检测和控制菌检测

    E. 指细菌、真菌数和无菌检测

2. 对止咳糖浆应进行（　　）

    A. 内毒素检查　　　　　　　　　　　　　　B. 无菌检测

    C. 微生物限度检查　　　　　　　　　　　　D. 效价检测

    E. 微生物总数检测

3. 下列药物剂型中，需要进行无菌检测的是（　　）

    A. 植入剂　　　　　B. 片剂　　　　　C. 膜剂　　　　　D. 胶囊剂　　　　　E. 外用制剂

4. 口服药不得检出（　　）

    A. 沙门菌　　　　　　　　　　　　　　　　B. 金黄色葡萄球菌

    C. 耐胆盐革兰阴性菌　　　　　　　　　　　D. 铜绿假单胞菌

    E. 大肠埃希菌

5. 无菌检查用的滤膜孔径不大于（　　）μm

    A. 0.20　　　　　B. 0.22　　　　　C. 0.40　　　　　D. 0.45　　　　　E. 0.55

（二）多项选择题

1. 药物中微生物的来源主要有（　　）

    A. 原料药材　　　　　B. 机器设备　　　　　C. 天气情况　　　　　D. 操作人员　　　　　E. 环境

2. 下列药物中，需要进行无菌检查的是（　　）

    A. 双黄连口服液　　　　　　　　　　　　　B. 氯化钠注射液

    C. 冰硼散　　　　　　　　　　　　　　　　D. 硝酸咪康唑乳膏

    E. 胰岛素

3. 对于不同的药物制剂，如出现（　　）情况，即可判断该药已经被微生物污染

    A. 灭菌制剂中有活的微生物存在

    B. 微生物总数超出一定限量

    C. 从药物中分离到病原微生物或某些不得检出的特定菌种

    D. 微生物已死亡或被排除，但其毒性代谢产物热原仍然存在

    E. 微生物污染后导致药物的物理性状及化学性状发生改变

4. 由于严重的污染或微生物大量繁殖引起的药物变质，主要表现为（　　）

    A. 异味　　　　　　　　　　　　　　　　　B. 变色

    C. 黏丝　　　　　　　　　　　　　　　　　D. 液体表面有膜状物、结团或沉淀物产生

    E. 变酸或胀气

5. 影响药物变质的因素主要有（　　）

    A. 污染量　　　　　　　　　　　　　　　　B. 营养物质量

    C. 含水量　　　　　　　　　　　　　　　　D. pH 值

    E. 温度的影响

6. 《中国药典》"微生物限度检查法"中，可选用的稀释液有（　　）

    A. pH 7.0 无菌氯化钠 - 蛋白胨缓冲液　　　　B. pH 6.8 无菌磷酸盐缓冲液

    C. pH 7.6 无菌磷酸盐缓冲液　　　　　　　　D. 0.9% 无菌氯化钠溶液

    E. pH 7.0 无菌磷酸盐缓冲液

7. 控制菌检查的一般流程包括（　　）

    A. 增菌培养　　　B. 分离培养　　　C. 染色、镜检　　　D. 纯培养　　　E. 生化试验

8. 《中国药典》收录的药物无菌检查法包括（　　）

    A. 薄膜过滤法　　　B. 平皿法　　　C. 梯度稀释法　　　D. 直接接种法　　　E. 凝胶法

9. 平皿法检测药物微生物的特点包括（　　）

    A. 只能计数药物中活菌的数量　　　　　　　B. 计数结果常小于实际值

    C. 适用于无抗菌活性的药物　　　　　　　　D. 通常供试品需要经过一定的稀释

    E. 不适用于固体药物

（三）配伍选择题

A. 胰酪大豆胨琼脂培养基　　B. 沙氏葡萄糖琼脂培养基　　C. 硫乙醇酸盐流体培养基

1. 测定需氧菌总数时，以金黄色葡萄球菌作为阳性对照菌，在（　　）中培养

2. 控制菌检查时，阳性对照菌铜绿假单胞菌可以在（　　）中培养

3. 抗真菌的供试品，以白色念珠菌为对阳性对照菌，以证明微生物确实可在（　　）中培养

4. 抗厌氧菌的供试品，以生孢梭菌为对照菌，检查（　　）是否适合生孢梭菌生长

二、综合问答题

1. 什么是药物的无菌检查和微生物限度检查？

2. 微生物的限度检查包括哪些内容？

书网融合……

    📄 重点回顾　　　　　📱 微课　　　　　📄 习题

第十四章 免疫学基础与应用

学习目标

知识目标：

1. **掌握** 免疫、抗原、抗体、超敏反应、免疫预防的概念；免疫系统的组成；超敏反应及常见病。

2. **熟悉** 免疫应答的类型；免疫预防方法。

3. **了解** 超敏反应的防治原则；免疫学的应用。

技能目标：

能进行血清学检测。

素质目标：

具有辩证思维以及独立思考、分析、解决问题的能力。

导学情景

情景描述： 患者，女，18岁，一个月前下水田插秧时，左足被木刺戳伤，伤后未做任何处理，伤口自愈。4日前感觉咀嚼不便，张口困难，随后颈部转动不灵活，背部和腹部肌肉僵硬，1日前出现阵发性抽搐。病人入院后，临床诊断为破伤风，对患者进行伤口清创，使用破伤风免疫球蛋白和破伤风抗毒素中和游离毒素，镇静解痉，预防肺部感染、心力衰竭等并发症。

情景分析： 破伤风一旦发病，死亡率达50%，因此，在伤口有可能感染破伤风的情况下应及早处理。

讨论： 针对破伤风患者，为什么可使用破伤风免疫球蛋白和破伤风抗毒素进行治疗？

学前导语： 破伤风引起感染，其主要致病物质为破伤风痉挛毒素，这是一种毒性很强的外毒素。针对这种外毒素，患者可注射相应的抗体（抗毒素）来中和其强烈的毒性，达到治疗疾病的目的。

第一节 抗 原

PPT

抗原（antigen，Ag）是指能够刺激机体免疫系统，诱导免疫应答，并能与相应免疫应答的产物（抗体或致敏淋巴细胞）在体内或体外发生特异性结合的物质。抗原具有免疫原性和抗原性两种性能。免疫原性是指抗原刺激机体产生免疫应答，诱导产生抗体或致敏淋巴细胞的能力；抗原性（也称免疫反应性）是指抗原与抗体或致敏淋巴细胞在体内或体外发生特异性结合反应的能力。两种性能都具备的物质称为完全抗原；只有抗原性而无免疫原性的物质称为不完全抗原或半抗原。半抗原多为简单的小分子物质，与大分子载体结合后具有免疫原性，即转化为完全抗原。

一、构成抗原的条件

某种物质要成为抗原，必须具备以下主要理化特性。

（一）异物性

若某种物质的化学结构与宿主的自身成分相异或机体的免疫活性细胞从未与它接触过，这种物质即称为异物。异物性是抗原物质的首要性质。免疫应答就其本质来说，就是识别异物和排斥异物的应答，故激发免疫应答的抗原一般为异物。

（二）理化特性

1. 分子量　具有免疫原性的物质通常为大分子的有机物质，分子量通常在10kD以上。在一定范围内，分子量越大，免疫原性越强，这可能是因为大分子物质在水溶液中易形成胶体，化学性质较稳定，不易被机体破坏或清除，在体内停留时间较长，能持续刺激免疫细胞产生免疫应答。

2. 化学结构　抗原物质的化学组成和结构可决定其免疫原性。多数抗原为蛋白质，蛋白质含有大量芳香族氨基酸（尤其是酪氨酸），免疫原性较强；而非芳香族氨基酸的蛋白质，免疫原性则弱。糖类物质分子量较小，多数单糖不具有免疫原性；而聚合成多糖时，可以成为抗原。核酸分子的免疫原性很弱，若能与蛋白质结合形成核蛋白，则具有免疫原性。脂类一般无免疫原性。

3. 物理性状　一般情况下，聚合状态的蛋白质较单体蛋白质的免疫原性强；颗粒性抗原较可溶性抗原的免疫原性强。这可能是因为，抗原分子的性状决定分子结构的复杂性、决定簇的含量以及在体内滞留的程度。因此，许多免疫原性较弱的物质吸附在某些大颗粒物质表面，可增强其免疫原性。

（三）其他因素

1. 宿主反应性　不同种动物甚至同种动物的不同个体，对同一抗原的应答性差别很大，这与不同的遗传性、生理状态及个体发育等因素有关。机体对抗原的免疫应答能力受免疫应答基因（主要是MHC）控制。一般来说，青壮年动物比幼年和老年动物免疫应答强，雌性动物比雄性动物免疫应答强。

2. 免疫方法　抗原进入的途径、剂量、次数、间隔时间以及免疫佐剂的使用等因素，也可影响免疫应答。适当剂量的抗原能引起良好的免疫应答，剂量过大或过小，反而容易诱导机体对该抗原的免疫耐受。若将佐剂先于抗原或与抗原同时注入机体，可增强抗原的免疫原性。

二、抗原的分类

天然抗原物质种类繁多，且无统一的分类标准。以下为几种常见的分类法。

（一）根据诱导的免疫应答分类

1. 胸腺依赖性抗原（thymus dependent antigen，TD - Ag）　绝大多数的天然抗原是此类抗原，如病原微生物、血细胞和血清蛋白等。此类抗原可诱导机体产生体液免疫应答、细胞免疫应答和免疫记忆。

2. 非胸腺依赖性抗原（thymus independent antigen，TI - Ag）　这类抗原在自然界中较少，如细菌脂多糖（LPS）、荚膜多糖和聚合鞭毛素等。此类抗原只引起体液免疫应答，多不能引起细胞免疫应答，也不引起免疫记忆。

3. 超抗原（superantigen，SAg）　是只需极低浓度（1～10ng/ml）就可使机体产生极强免疫应答的物质，如金黄色葡萄球菌肠毒素A～E、链球菌致热外毒素A～C等。

超抗原可参与机体的多种生理和病理效应。例如，金黄色葡萄球菌肠毒素可活化多数T细胞使其释放大量细胞因子，引起毒素休克综合征等临床症状；超抗原可激活体内自身反应性T淋巴细胞，导致自身免疫病；超抗原可导致T细胞数量或功能失调，继发免疫抑制状态；在超抗原直接刺激下，大量细胞毒性T细胞被激活，对肿瘤细胞发挥明显的杀伤效应。

（二）根据抗原与宿主的亲缘关系分类

1. 异种抗原　为来自另一物种的抗原，如各种微生物及其代谢产物、异种动物蛋白和植物蛋白等。它们与宿主的生物学亲缘关系越远，其组织成分的化学结构差异越大，免疫原性越强；反之，种系关系越近，免疫原性越弱。

2. 同种异型抗原　高等动物同种不同个体之间，由于遗传基因不同，其组织成分的化学结构也有差异，称为同种异型抗原。人类常见的同种异型抗原包括血型抗原和主要组织相容性抗原。

3. 自身抗原　自身组织成分在正常情况下不具有免疫原性，但在某些异常情况下，自身成分能诱导宿主发生自身免疫应答，称自身抗原。

4. 异嗜性抗原　不同种属的生物（如人、动植物和微生物）之间具有相同的抗原成分，称异嗜性抗原。例如：溶血性链球菌与人心肌组织、肾小球基底膜有相同的抗原成分，属于异嗜性抗原。链球菌感染后，可刺激机体产生相应抗体，这类抗体除与链球菌结合外，还可与心肌、肾小球基底膜结合，从而引起心肌炎或肾小球肾炎。

三、医学上重要的抗原 [e]微课

（一）病原微生物

各种病原微生物如细菌、病毒和立克次体等，虽结构简单，但化学组成相当复杂，其本身是多种抗原的复合体。当病原微生物感染人体，机体受这些抗原成分的刺激，可产生特异性免疫反应。

（二）细菌外毒素、抗毒素和类毒素

细菌的外毒素是蛋白质，其毒性很强，免疫原性也很强，能刺激机体产生相应的抗体，即抗毒素。外毒素经 0.3% ~ 0.4% 甲醛溶液处理后，便失去毒性，但仍保留其免疫原性，称类毒素。类毒素可作为人工自动免疫制剂，常用于免疫预防的类毒素有白喉类毒素和破伤风类毒素。

（三）动物免疫血清

动物免疫血清是用类毒素免疫动物（常用马）制备的免疫血清或精制抗体。这种动物来源的抗毒素具有两面性：作为抗体，可中和相应外毒素的毒性，起到防治疾病的作用；但对人体来说，它是异种动物蛋白，作为抗原，可引起过敏性休克，严重者造成死亡，所以在使用前应做皮肤过敏试验。

（四）同种异型抗原

人类同种异型抗原主要包括两类。①红细胞血型抗原：包括 ABO、Rh 等 40 余个抗原系统，其对安全输血极为重要。②人类主要组织相容性抗原：即人白细胞抗原（HLA），与组织器官移植有关。

（五）自身抗原

自身成分一般不具免疫原性。但遇以下三种情况，自身成分可作为抗原。

1. 修饰的自身抗原　自身组织在烧伤、感染、电离辐射、化学药品等因素的影响下，结构发生变化，从而形成新的抗原成分，成为自身抗原。

2. 隐蔽的自身抗原　机体内有些成分如甲状腺球蛋白、晶体蛋白、精子等，在正常情况下与免疫系统是隔绝的，在胚胎期，免疫细胞未能对其建立免疫耐受，所以这些成分可称为隐蔽抗原。在外伤、感染、手术等情况下，隔绝屏障被打破，这些隐蔽抗原可释放入血或淋巴系统，激活相应自身反应性淋巴细胞。

3. 自身正常组织　由于功能异常，免疫系统对自身组织产生免疫应答，导致自身免疫病的发生。

（六）肿瘤抗原

肿瘤抗原是指在肿瘤发生、发展过程中新出现或过度表达的抗原物质。

1. 肿瘤特异性抗原（TSA） 是指只存在于肿瘤细胞表面而不存在于正常组织细胞表面的抗原，为某一种肿瘤细胞所特有。如人类黑色素瘤抗原。

2. 肿瘤相关抗原（TAA） 是指非肿瘤细胞所特有，正常组织或细胞也可有的抗原物质，只是细胞癌变时含量会明显增加。TAA 表达无严格肿瘤特异性，如甲胎蛋白。

第二节 免疫系统与免疫应答

PPT

一、免疫系统

免疫系统是人和高等动物中承担识别自我和危险信号，引发免疫应答、执行免疫效应和维护机体自身免疫状态平衡的解剖学系统。免疫系统包括免疫器官、免疫细胞、免疫分子，是机体免疫机制发生的物质基础。

（一）免疫器官

免疫器官主要分为中枢性免疫器官和外周性免疫器官。

1. 中枢免疫器官 是免疫细胞产生、发育、分化、成熟的场所，同时对外周免疫器官的发育和全身免疫功能起调节作用。人类中枢免疫器官包括骨髓和胸腺。

（1）骨髓 是人和其他哺乳动物的造血器官，各种血细胞包括免疫细胞都是从骨髓的多能干细胞发育而来。多能干细胞经过增殖和分化，成为髓样干细胞和淋巴样干细胞。前者是红细胞、粒细胞、单核细胞的前身；后者分化出 T 淋巴细胞和 B 淋巴细胞的前体细胞。其中，前体 B 细胞在骨髓中分化为成熟的 B 细胞。骨髓是 B 细胞生成、分化、成熟的部位。

（2）胸腺 人的胸腺大小和结构随年龄不同而有明显差别。新生期胸腺重约 15 ~ 20g；以后逐渐增大，青春期可达 30 ~ 40g，其后随年龄增长而逐渐萎缩退化；老年期胸腺明显缩小，大部分被脂肪组织所取代（图 14 - 1）。

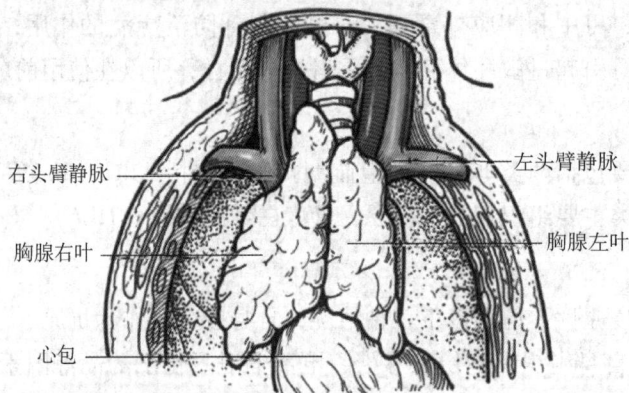

图 14 - 1 胸腺

胸腺是 T 细胞分化、成熟的场所。来源于骨髓的前 T 细胞到达胸腺后，仅不足 5% 的细胞分化为成熟的 T 细胞。胸腺还可以调节机体的免疫平衡，维持自身免疫稳定性。摘除胸腺的小鼠体内无 T 细胞生成，并且可出现严重的细胞免疫缺陷和总体免疫功能降低。

2. 外周免疫器官 是成熟淋巴细胞定居、增殖、发生免疫应答的场所，包括淋巴结、脾、扁桃体、皮肤黏膜相关淋巴组织。

（1）淋巴结 是结构最完整的外周免疫器官。正常人体内分布有 500 ~ 600 个淋巴结，淋巴结内的淋巴细胞大约75%为T细胞，25%为B细胞。淋巴结是T细胞、B细胞定居和接受抗原刺激后产生特异性免疫应答的重要场所，同时具有过滤、清除异物和参与淋巴细胞再循环的作用（图14-2）。

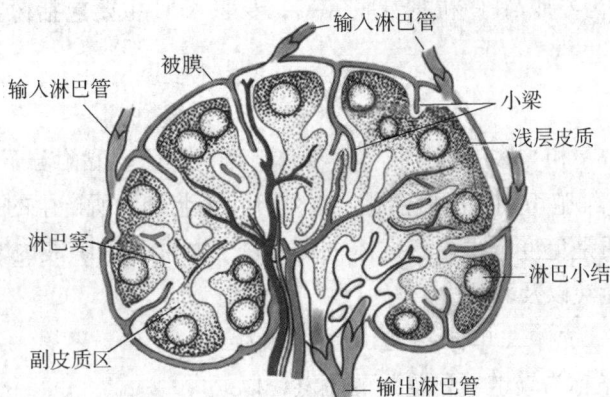

图14-2　淋巴结解剖图

（2）脾　是人体最大的外周免疫器官。脾是胚胎期重要的造血器官，也是贮存和调节血量的器官，出生后，其造血功能停止；脾能够清除血液中的病原微生物及自身损伤或衰老的细胞，起过滤血液的作用；脾能够合成免疫活性物质，富含B细胞和T细胞，B细胞约占60%，T细胞约占40%，是接受抗原刺激并产生免疫应答的场所。在异常情况下，当自身抗体产生过多导致严重疾病时，可用切除脾的方法进行缓冲治疗，但脾切除后，机体的抗感染能力显著降低。

（3）皮肤、黏膜相关淋巴组织　皮肤的表皮层和真皮层存在免疫细胞，此外，机体50%以上的淋巴组织存在于黏膜系统，分布于胃肠道、呼吸道、乳腺、泪腺、唾液腺以及泌尿生殖道等处的黏膜组织中。其中，最重要的是胃肠道黏膜相关淋巴组织和呼吸道黏膜相关淋巴组织。

（二）免疫细胞

从广义上讲，所有与免疫相关的细胞都属于免疫细胞，其中较为主要的是淋巴细胞和抗原提呈细胞（APC）。

1. 淋巴细胞　主要分为T细胞、B细胞和NK细胞三类。T细胞和B细胞是发挥核心作用的免疫细胞，分别负责细胞免疫和体液免疫，称免疫活性细胞。

（1）T淋巴细胞　又称为胸腺依赖性淋巴细胞，简称T细胞。外周血中，T细胞占淋巴细胞总数的65%~80%，除负责细胞免疫外，还对体液免疫起辅助和调节作用。

T细胞根据其膜表面分子的不同，可分为$CD4^+$T细胞和$CD8^+$T细胞；根据功能的不同，可分为辅助性T细胞（Th）、细胞毒性T细胞（CTL，Tc）和抑制性T细胞（Ts）。其中，Th细胞多数为$CD4^+$T细胞，可促进T细胞、B细胞及其他免疫细胞的增殖、分化，协调免疫细胞间的相互作用；CTL（Tc）大多为$CD8^+$T细胞，主要参与抗病毒免疫、抗肿瘤免疫及移植排斥反应；Ts也属于$CD8^+$T细胞，可抑制特异性免疫反应。

（2）B淋巴细胞　因其直接在骨髓内分化成熟，故称骨髓依赖性淋巴细胞，简称B细胞。B细胞的主要功能是产生抗体，介导体液免疫功能；此外，还能产生多种淋巴因子，提呈抗原，进行免疫调节。外周血中，B细胞约占淋巴细胞总数的8%~15%。根据其表面标志和功能，B细胞分为B_1和B_2两个亚群。

（3）自然杀伤细胞（NK细胞）　此类细胞在外周血中数量较少，约占淋巴细胞总数的15%。NK细胞是不同于T细胞和B细胞的独立的淋巴细胞群，无需抗原预先致敏即可直接杀伤靶细胞（肿瘤细胞以及病毒感染的细胞等）。NK细胞具有抗肿瘤、抗感染、免疫调节等功能。

2. 抗原提呈细胞　除淋巴细胞外，免疫应答过程还需要另一类细胞如树突状细胞和单核巨噬细胞的参与。这一类细胞具有摄取、加工、处理抗原，并将有效的抗原肽提呈给淋巴细胞的功能，称抗原提呈细胞（APC）。APC分为专职APC和非专职APC。专职APC主要包括树突状细胞（DC）、单核巨噬细胞和活化的B细胞。

（三）免疫分子

参与免疫应答的免疫分子相当多，包括抗体、补体、细胞因子、黏附分子等。

1. 抗体（Ab）　是B细胞识别抗原后活化、增殖分化为浆细胞所产生的一类能与相应抗原特异性结合的球蛋白，其化学本质是免疫球蛋白。抗体主要存在于血液和组织液内，也可存在于其他体液如呼吸道黏液、小肠黏液、唾液以及乳汁中。

（1）抗体的基本结构　抗体（单体）是由两条称为重链（H链）的长链和两条称为轻链（L链）的短链，以二硫键连接组成的四肽链。每条多肽链都有氨基端（N端）和羧基端（C端），在抗体多肽链N端，L链的1/2与H链的1/4或1/5区域内，氨基酸的种类、排列顺序与构型变化很大，称可变区（V区），V区可特异性结合抗原。每个单体有两个抗原结合部位，故其抗原结合价为二价。在抗体多肽链羧基端（C端），L链的1/2与H链的3/4或4/5区域内，氨基酸的种类、排列顺序及构型相对恒定，称恒定区（C区）。IgG、IgA的CH1与CH2之间的区域称为铰链区，此区含有大量脯氨酸，富有弹性及伸展性，张合自如，能使抗体分子与不同距离的抗原决定簇结合，也利于暴露Ig分子上的补体C1q结合点而激活补体（图14-3）。

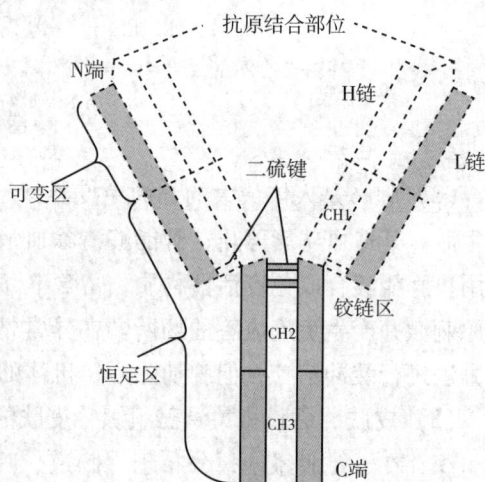

图14-3　抗体的基本结构

（2）抗体的功能区　IgG、IgA和IgD的H链有四个功能区，IgM和IgE的H链有五个功能区，多一个CH4。各功能区的功能如下。①VH和VL：结合抗原的部位。②CH1和CL：遗传标志所在部位。③CH2（IgG）或CH3（IgM）：有补体C1q结合位点，可启动补体活化的经典途径。④CH3（IgG、IgA）或CH4（IgE）：与细胞表面Ig的Fc受体结合（图14-4）。

（3）抗体的酶解片段　用木瓜蛋白酶水解IgG，可将其从H链铰链区二硫键近N端部位切断，得到三个片段，其中两个为完全相同的片段，具有结合抗原的能力，称抗原结合片段（Fab段）；另一个片段称为可结晶片段（Fc段）。Fc段不能结合抗原，但具有抗原决定簇及与某些细胞表面的Fc受体结合等生物学活性。用胃蛋白酶水解IgG，可将其从H链铰链区二硫键近C端切断，得到一个大分子片段和若干小分子多肽碎片。大片段称为"F(ab')₂"段；小分子多肽碎片无任何生物学活性，称"pFc'"段（图14-4，图14-5）。

（4）五类抗体的特性和功能　根据重链的不同，抗体可分为五种类型。①IgG：多以单体形式存在。人类IgG有IgG1、IgG2、IgG3和IgG4四个亚类，存在于血液与其他体液中，是血清中含量最高的Ig，占血清Ig总量的75%。IgG是主要的抗感染抗体，抗毒素、抗病毒和大多数抗菌抗体均为IgG。IgG也是唯一能通过胎盘的抗体，是新生儿抗感染的重要因素。IgG于出生后3个月开始合成，3~5岁接近成人水平。IgG半衰期最长，可达23天。②IgM：占血清Ig总量的6%~10%，由5个单体聚合而成，又称巨球蛋白。因分子量大，IgM不能透过血管壁，合成的IgM几乎全在血液中，因此，IgM在抵御菌血症中起重要作用。IgM在个体发育过程中最早合成，胎儿晚期已合成，IgM不能通过胎盘，若

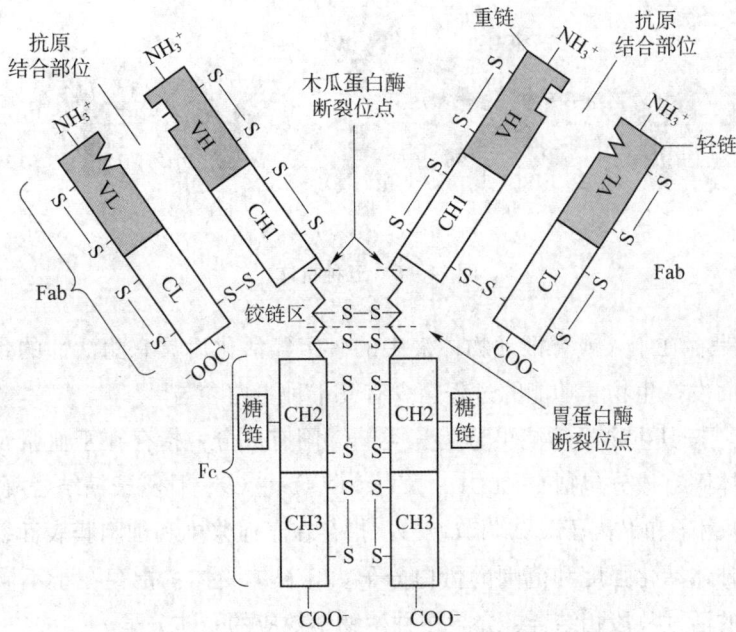

图 14-4　抗体的功能区

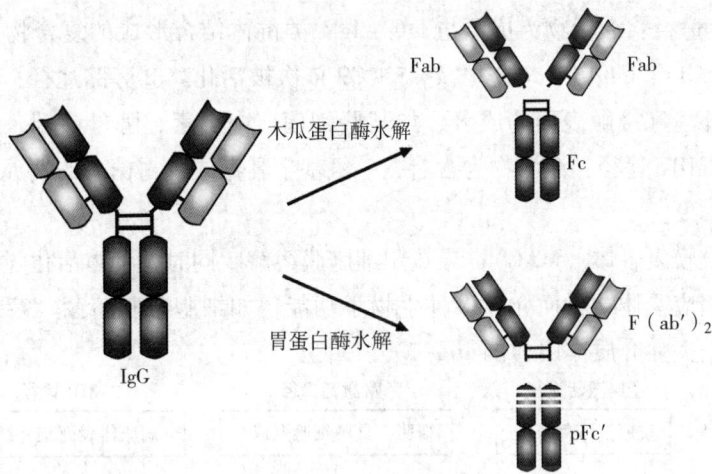

图 14-5　抗体的酶解片断

脐带血中 IgM 增多，提示胎儿可能发生宫内感染。IgM 也是机体受抗原刺激后最早产生的，但其半衰期短（约 5 天），因此，若血清中特异性 IgM 类抗体含量增高，表明为感染的早期。③IgA：分为血清型 IgA 和分泌型 IgA（SIgA）两种类型。血清型 IgA 绝大多数为单体，具有中和毒素、调理吞噬的作用。SIgA 为二聚体，是机体局部黏膜抗感染的重要因素。IgA 不能通过胎盘，婴儿在出生 4~6 个月后才能合成 IgA，但可从母乳中获得 SIgA，这对婴儿抵抗呼吸道和消化道病原微生物感染具有重要作用，也是临床上提倡用母乳喂养婴儿的原因之一。④IgD：以单体形式存在于血清中，含量很低，血清中 IgD 的功能尚不清楚。⑤IgE：是种系进化过程中最晚出现的 Ig，也是血清中含量最低的一种 Ig，仅占血清 Ig 总量的 0.002%。但在过敏性疾病和某些寄生虫感染的患者血清中，特异性 IgE 含量显著增高。血清 IgE 为单体（图 14-6）。

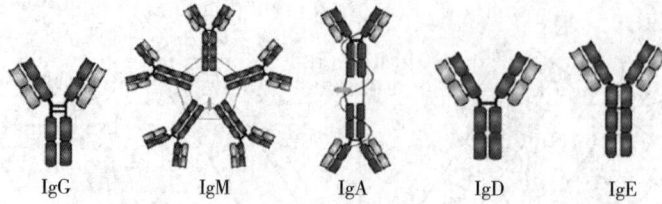

| IgG | IgM | IgA | IgD | IgE |

图 14 - 6　五种抗体

2. 补体（C）　　是存在于人或脊椎动物体液中的一组经活化后具有酶活性的蛋白质。补体并非单一成分，补体被活化而发挥生物学功能的过程至少有几十种蛋白参与。

（1）补体的组成　按其生物学功能可分为三类。①固有成分：指存在于血浆及体液中，构成补体基本组成的蛋白。补体固有成分包括 C1（C1q、C1r、C1s）~ C9；甘露聚糖结合凝集素（MBL），丝氨酸蛋白酶；B 因子、D 因子和 P 因子。②调节蛋白：指存在于血浆中和细胞膜表面，通过调节补体激活途径中关键酶来控制补体活化强度和范围的蛋白分子。③补体受体：指存在于不同细胞膜表面，可与补体激活过程中形成的活性片段相结合、介导多种生物学效应的受体分子。

（2）补体的激活　正常情况下，血浆中的补体以无活性形式存在，当存在激活物时，补体可被激活，表现出生物学活性。补体的激活有三条途径，这三条途径具有共同的末端通路，即形成膜攻击复合物（MAC）。①经典途径：激活物为抗原与 IgG、IgM 类抗体结合形成的复合物。当 C1q 与激活物结合后，后序成分 C1r、C1s、C4、C2、C3 以及 C5 ~ C9 依次被活化。②旁路途径：激活物为一些能够为补体活化提供保护性环境和接触表面的成分，如某些细菌、内毒素、酵母多糖、葡聚糖等。其激活顺序为 C3、C5 ~ C9。③MBL 途径：激活物为含有 N - 氨基半乳糖或甘露糖基的病原微生物，其激活顺序为 C4、C2、C3、C5 ~ C9。

补体活化后产生攻膜复合体（MAC），导致靶细胞膜溶解。同时，补体活化过程中会生成多种裂解片段，通过与细胞膜相应受体结合而介导多种生物学功能，如细胞毒和溶菌、溶解病毒作用以及免疫黏附作用、调理作用、炎症介质作用（图 14 - 7）。

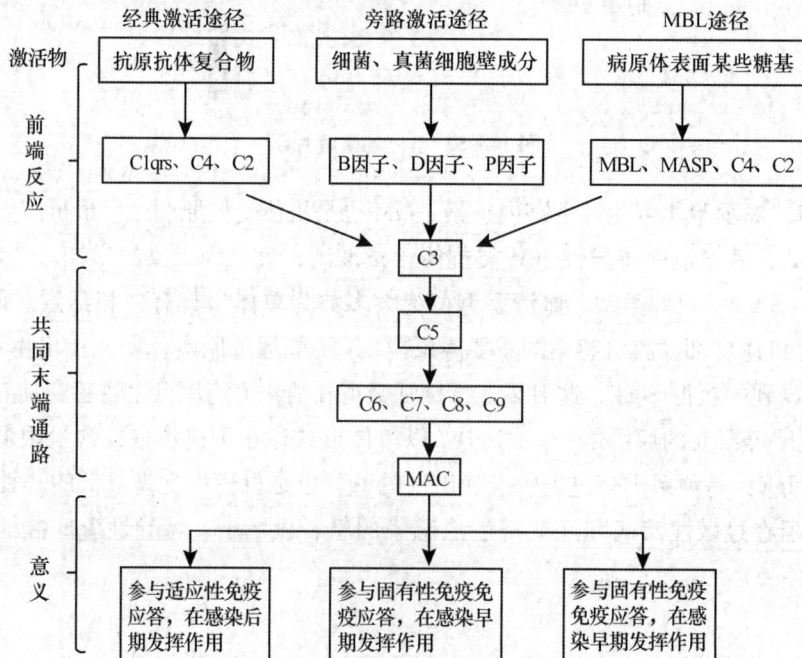

图 14 - 7　补体的三条激活途径

3. 细胞因子（CK） 是由多种细胞特别是免疫细胞所产生，具有广泛生物学活性的小分子蛋白。细胞因子除了参与和调节免疫反应外，还具有介导炎症、促进创伤愈合、杀伤肿瘤细胞、调节细胞生长、促进细胞分化等作用。细胞因子主要包括白细胞介素（IL）、干扰素（IFN）、肿瘤坏死因子（TNF）、集落刺激因子（CSF）、生长因子（GF）、趋化因子六大类。

👁 **看一看**

细胞因子风暴

某些病毒性疾病患者在发病早期普遍症状较轻，但病情进展会突然加速，出现"细胞因子风暴"，造成多器官衰竭甚至死亡。细胞因子风暴（也称炎症风暴）是人体免疫系统对病毒的一种过度反应。当病毒入侵人体后，机体会分泌细胞因子对抗病毒。随着病毒不断蔓延，越来越多的细胞受到感染。为了消灭入侵者，机体就会分泌更多的细胞因子，它们吸引更多的免疫细胞聚集到炎症部位，这些免疫细胞又进一步分泌细胞因子，从而形成持续放大、过度活跃的免疫反应，即细胞因子风暴。这种失控的免疫反应最终会造成免疫细胞的过度损伤，从而导致多种组织和器官损伤、功能衰竭。

二、免疫应答

免疫是指机体免疫系统识别抗原性异物后，启动免疫应答加以清除，以维持机体生理平衡与稳定的功能。

（一）免疫的功能

1. 免疫防御 是指阻止病原微生物侵入机体，抑制其在体内繁殖、扩散，从体内清除病原微生物及其产物，保护机体免受损害的功能。该功能若有缺陷，可发生反复感染；若反应过于强烈，则会造成自身组织损害，如引起超敏反应。

2. 免疫稳定 是指清除体内变性、损伤及衰老的细胞，维持内环境平衡与稳定的功能。若该功能异常，可造成自身正常的组织、细胞损伤，从而引起自身免疫病。

3. 免疫监视 是指识别、杀伤与清除体内的突变细胞，防止发展为肿瘤的功能。若该功能失调，突变细胞可逃避免疫，引起恶性肿瘤。

免疫功能是由免疫系统完成的。在免疫过程中，免疫器官、免疫细胞与免疫分子相互协调、相互制约，适当而精确地完成复杂的免疫功能。免疫系统中各组分完善和功能正常，是机体具备正常免疫功能的基础。任一组分或功能异常，均可能导致免疫功能不全，使机体丧失抗感染、抗肿瘤等能力，或形成各种类型的自身免疫病。

（二）免疫的类型

机体的免疫类型包括固有免疫和适应性免疫两大类。

1. 固有免疫 也称先天性免疫或非特异性免疫，是生物在长期种系发育和进化过程中逐渐形成的一系列防御机制，是机体一切免疫防护作用的基础。其特点是：在种系进化过程中逐渐形成；可以遗传；作用迅速但无特异性。

固有免疫的构成因素包括如下。

（1）屏障结构 ①皮肤黏膜屏障：是阻止病原微生物感染的第一道防线。完整的皮肤和黏膜可阻挡病原体侵入机体，黏液的冲刷、黏膜上皮细胞纤毛的摆动及肠蠕动等生理机制可加快机体排除病原体；皮肤与黏膜分泌物含有多种杀菌、抑菌物质，如皮肤汗腺分泌的乳酸、皮脂腺分泌的脂肪酸，胃液中的胃酸、肠道分泌物中的多种蛋白酶，这些物质均有杀灭微生物的作用；正常菌群在代谢过程中可合成细菌素或产生其他代谢产物，阻止入侵细菌的定植，起到生物拮抗作用。②血脑屏障：由软脑膜、脉络丛、脑血管和星状胶质细胞等组成。血脑屏障可以阻挡细菌、病毒等微生物及其毒性产物从血流进入脑组织或脑脊液，从而保护中枢神经系统。3 岁以内婴幼儿的血脑屏障发育尚未完善，故易发生中枢神经系统感染。③胎盘屏障：由母体子宫内膜的基蜕膜和胎儿绒毛膜组成。胎盘屏障可阻止母体感染的病原微生物及其有害产物进入胎儿，对胎儿的生长发育起保护作用。妊娠 3 个月内，胎盘屏障发育还不完善，此时若母体发生感染，病原体有可能通过胎盘侵犯胎儿，导致胎儿畸形、死胎或流产。药物亦可通过不完善胎盘影响胎儿。因此，母体在妊娠早期应尽量防止感染和使用能通过胎盘的药物。

（2）吞噬细胞　包括单核巨噬细胞系统和中性粒细胞。

①吞噬杀菌过程的三个阶段。A. 接触：吞噬细胞与病原微生物的接触可以是偶然相遇，但更多的是吞噬细胞受到趋化因子的吸引，到达病原微生物所在部位，进行有目的的接触。B. 吞入病原菌：吞入方式有两种。一是吞噬，即由吞噬细胞伸出伪足，将较大的颗粒病原体如细菌等包绕，并摄入细胞质，形成吞噬体。另一种是吞饮，即吞噬细胞在接触病毒等较小病原体时，其接触部位的细胞膜内陷，将病毒等吞入细胞质，形成吞饮体。C. 杀死、破坏病原菌：吞噬体或吞饮体形成后，胞内的溶酶体与之融合，形成吞噬溶酶体。溶酶体中的溶菌酶、髓过氧化物酶、碱性磷酸酶、过氧化氢酶及其他蛋白水解酶可将细菌杀死，并将菌体消化分解，最后把残渣排出胞外。

②吞噬作用的最终结果。由于病原微生物种类、机体免疫状况等的不同，吞噬作用的最终结果各不相同。A. 完全吞噬：病原菌被吞噬后，在吞噬溶酶体中被杀灭、消化，或形成残渣，最后被排出吞噬细胞。如化脓性球菌被中性粒细胞吞噬后，一般在 5～10 分钟被杀死，30～60 分钟被破坏清除。这类细菌也称为胞外菌，绝大多数细菌属于胞外菌。B. 组织损伤：吞噬细胞在吞噬的过程中，由吞噬溶酶体释放的多种杀菌物质和水解酶可造成邻近周围组织的损伤。C. 不完全吞噬：某些胞内寄生菌（如结核分枝杆菌、伤寒沙门菌等）和某些病毒（如水痘 - 带状疱疹病毒、麻疹病毒等），虽被吞噬细胞吞噬，但不被杀死，反而在吞噬细胞内生长、繁殖，或借助吞噬细胞的游走向全身其他部位扩散，甚至有些胞内病原体会引起吞噬细胞死亡。但在适应性免疫产生后，吞噬细胞可借抗体、补体、细胞因子的作用增强其杀伤能力，或通过细胞免疫最终将胞内病原体杀灭并清除。

（3）NK 细胞　可直接对抗胞内病原微生物的感染，如直接杀伤病毒感染的细胞及肿瘤细胞，在固有免疫抗病毒感染中发挥重要作用。

（4）正常体液和组织中的抗菌物质　如补体、溶菌酶、干扰素等。①溶菌酶：是一种低分子碱性蛋白质，广泛存在于机体正常组织和体液中，可裂解革兰阳性菌细胞壁的肽聚糖，使细胞壁损伤而溶菌。②干扰素：由被病毒感染的细胞或致敏 T 细胞等合成的一类糖蛋白，可保护易感细胞，干扰病毒在细胞内的复制，限制病毒的扩散。③防御素：是一类富含精氨酸的小分子多肽，对病原微生物具有广谱的毒杀效应，是防御病原体入侵的重要防御物质。

2. 适应性免疫　又称获得性免疫或特异性免疫，是个体在生长发育过程中与病原微生物等抗原物质接触后，在多种细胞和分子的参与下形成的免疫应答。其特点是：出生后受抗原物质刺激而产生；具有特异性、记忆性、放大性；有明显的个体差异；不能遗传。特异性免疫包括体液免疫和细胞免疫两大类（图 14 - 8）。

（1）体液免疫　是指 B 细胞在抗原刺激下活化、增殖、分化为浆细胞，浆细胞合成并分泌抗体至体液中，由体液中的抗体发挥免疫效应的过程。体液免疫主要针对体液中的各种病原生物感染、细胞的外毒素及其他有害产物。参与抗感染的抗体主要类型是 IgG、IgM、SIgA，分别在全身抗感染、血液抗感染以及局部抗感染中起重要作用。

抗体产生的规律通常分为初次应答和再次应答。①初次应答：机体一次受抗原刺激，B 细胞抗原活

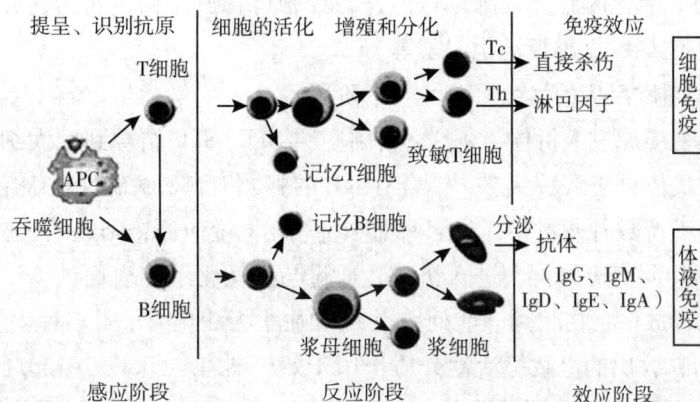

图 14 - 8　适应性免疫应答的基本过程

化、增殖和分化为浆细胞，合成抗体，释放入血。从抗原进入到抗体出现所需的时间为潜伏期，一般为 5 ~ 15 天。以后抗体逐渐增多，至 2 ~ 3 周，抗体水平达高峰，然后缓慢下降。首先产生 IgM，滴度不高，消失也快。IgG 出现稍晚于 IgM，当 IgM 接近消失时，IgG 达高峰。②再次应答：机体再次受同一抗原刺激后引起，抗体产生动态和抗体特性与初次应答有所不同，抗体产生快、产量高、亲和力强且较均一，维持时间长。IgM 产生的数量和在体内存留的时间与初次免疫应答相似；而 IgG 类抗体产量较初次应答高出数倍至数十倍，且抗体在体内维持时间长。

（2）细胞免疫　是 T 细胞在抗原刺激下，活化、增殖、分化为效应 T 细胞，由效应 T 细胞（效应 Tc、效应 Th）发挥免疫效应的过程。细胞免疫有两种方式。①CD8$^+$效应 T 细胞介导的细胞毒效应：效应 CD8$^+$ Tc 特异性识别并结合相应靶细胞，通过释放穿孔素、颗粒酶或表达 FasL 来杀伤和清除靶细胞。②CD4$^+$效应 T 细胞通过释放细胞因子介导的炎症效应。细胞免疫具有抗病毒、抗肿瘤、抗胞内寄生菌（结核分枝杆菌、麻风分枝杆菌、布鲁氏菌等）的作用。

三、超敏反应

超敏反应又称为变态反应，是指机体再次接受相同抗原刺激，发生的一种以生理功能紊乱或组织损伤为主的特异性免疫应答。它是一种异常或病理性免疫应答，具有特异性和记忆性。引起超敏反应的抗原称为变应原（变应原可以是完全抗原，也可以是半抗原，来源于体外或体内）。超敏反应与机体的免疫状态有关，只有少数人才会发生超敏反应，临床上称过敏体质者，与遗传有关。

根据超敏反应的发生机制及临床特点，可将其分为四型，即 Ⅰ 型、Ⅱ 型、Ⅲ 型和Ⅳ 型超敏反应。Ⅰ 型、Ⅱ 型、Ⅲ 型为抗体参与的反应，Ⅳ 型为效应性 T 细胞参与的反应。

（一）Ⅰ型超敏反应

Ⅰ型超敏反应是临床上最常见的超敏反应，又称过敏反应，主要由血清中的 IgE 介导，因其反应发生迅速，又称速发型超敏反应。

1. 发生机制　参与反应的成分和细胞有以下几种。

（1）变应原　主要包括如下。①吸入性变应原；如植物花粉、螨虫、真菌、动物皮毛及皮屑等。②食入性变应原：如牛奶、鸡蛋、虾等。③药物性变应原：如抗毒素、青霉素、普鲁卡因、有机碘等。

（2）抗体　参与 Ⅰ 型超敏反应的抗体是 IgE，其主要由鼻咽、扁桃体、气管及胃肠道等处黏膜固有层淋巴组织中的浆细胞合成。IgE 是亲细胞抗体，易与肥大细胞、嗜碱性粒细胞的细胞膜上 IgE 的 Fc 受体结合。

（3）效应细胞　参与 Ⅰ 型超敏反应的主要细胞是肥大细胞、嗜碱性粒细胞。

（4）生物活性介质　活化的肥大细胞、嗜碱性粒细胞可释放多种生物活性介质，如组胺、激肽释放酶、前列腺素 D_2、白三烯、血小板活化因子等。

2. 发生过程　I 型超敏反应的发生可分为三个阶段。

（1）致敏阶段　指变应原进入机体，刺激 B 细胞产生 IgE，IgE 结合到肥大细胞、嗜碱性粒细胞的细胞膜上的过程，此时机体处于致敏状态。结合有 IgE 的肥大细胞、嗜碱性粒细胞，称致敏靶细胞。靶细胞的致敏状态通常可维持数月或数年，此期间如不接触相同变应原，则致敏状态逐渐消失。

（2）发敏阶段　指相同变应原再次进入机体，通过与致敏靶细胞表面的 IgE 特异性结合，使之脱颗粒，释放组胺、激肽释放酶、白三烯、前列腺素 D_2 和血小板活化因子等多种生物活性介质的过程。

（3）效应阶段　指释放出的组胺等活性介质作用于效应器官与组织，引起局部或全身过敏反应的过程。各种活性介质（组胺、激肽释放酶、前列腺素 D_2、白三烯、血小板活化因子）的作用不尽相同，但最终造成毛细血管扩张、通透性增加，支气管平滑肌、胃肠道平滑肌收缩，以及促进黏膜腺体分泌（图 14-9）。

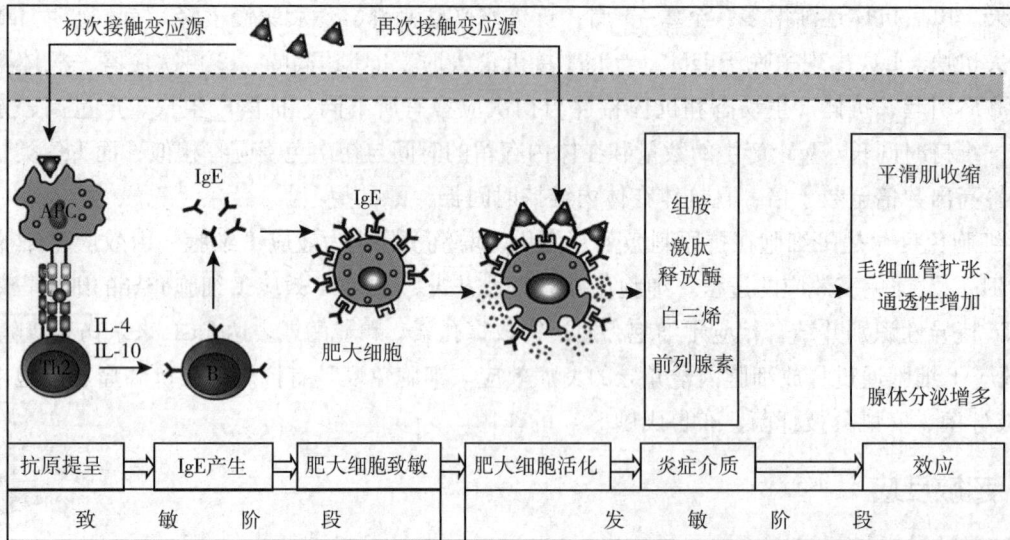

图 14-9　I 型超敏反应发生机制

3. 临床常见疾病

（1）过敏性休克　是最严重的一种过敏反应，多于再次注射药物或抗毒素血清后数秒至数分钟内发生，患者可表现为烦躁不安、胸闷气急、呼吸困难、恶心呕吐、出冷汗、面色苍白、血压下降等，甚至可致昏迷、抽搐，抢救不及时可导致死亡。

过敏性休克主要由药物或异种动物血清引起。①药物过敏性休克：青霉素、头孢菌素、链霉素、普鲁卡因等药物可引起过敏性休克，以青霉素最为常见。青霉素进入人体后，其降解产物青霉噻唑醛酸或青霉烯酸与体内组织蛋白结合，刺激机体产生特异性 IgE 类抗体，从而使肥大细胞和嗜碱性粒细胞致敏。机体再次接触青霉素时，即可触发 I 型超敏反应，重者可发生过敏性休克，甚至引起死亡。少数人初次注射青霉素也会发生过敏性休克，可能是曾使用过被青霉素污染的医疗器械或吸入空气中的青霉菌孢子等所致。②血清过敏性休克：临床上使用动物免疫血清如破伤风抗毒素进行治疗或紧急预防时，也可引发过敏性休克。严重的血清过敏性休克患者，在短时间内可发生死亡。

（2）呼吸道过敏　致敏个体再次吸入相应过敏原后引起的过敏反应。常见的有过敏性哮喘和过敏性鼻炎。

（3）消化道过敏反应　少数人食入鱼、虾、蟹、贝、乳、蛋等食物后，可出现以恶心呕吐、腹痛腹泻等症状为主的过敏性胃肠炎。

（4）皮肤过敏反应　主要表现为荨麻疹、特应性皮炎、特应性湿疹和血管性水肿等，可由药物、食物、花粉、肠道寄生虫或冷热刺激引起。

4. 防治原则

（1）查明变应原，避免再次接触　可通过过敏史询问和实验室检查来确定变应原，避免与之接触。

（2）特异性皮肤试验　是临床上检测、确定变应原最常见的方法，以皮内试验应用最广。常选用一侧前臂中段内侧作为皮试部位，并用另一侧作为对照。具体方法是：将 0.1~0.2ml 试验抗原注入皮内，使局部产生一个圆形隆起的皮丘。如果同时试验多种变应原，相互之间的距离应不小于 4cm，以避免反应结果相互混淆。一般注射 15~30 分钟后观察局部皮肤反应现象。

（3）脱敏治疗　对于需要使用抗毒素血清治疗而皮试阳性的患者，可采用脱敏治疗，即采用小剂量、短间隔（20~30 分钟）、连续多次注射的方法进行治疗。其机制可能是：微量变应原与致敏靶细胞上的 IgE 结合后，释放的生物活性介质数量少，不足以引起明显的临床症状；短时间内连续多次注射，逐渐消耗了致敏靶细胞中所有的预存颗粒，使机体暂时处于脱敏状态，此时大剂量注射抗毒素血清，不会发生超敏反应。一定时间（1~2 天）后，机体又可重新被致敏。

（4）减敏治疗　适用于变应原已明确但又难以避免接触的患者，可用小剂量、间隔较长时间（1 周左右）、反复多次皮下注射变应原进行减敏治疗。其机制可能是：刺激机体产生 IgG 类封闭性抗体，减少 IgE 抗体产生，从而阻断变应原与致敏靶细胞结合。

（5）抗过敏药物治疗　应根据超敏反应的发生机制，针对其发生的主要环节，选择不同的药物，阻断、干扰或抑制超敏反应的进程，从而达到治疗的目的。①抑制生物活性介质合成和释放的药物：主要有阿司匹林、色甘酸钠、肾上腺素、氨茶碱等。②生物活性介质拮抗药物：主要有苯海拉明、异丙嗪、阿司匹林、多根皮苷酊磷酸盐等。③改善效应器官反应性的药物：主要有肾上腺素、葡萄糖酸钙、氯化钙、维生素 C 等。

？想一想

某患者需要注射狂犬病抗毒素，但皮试阳性，该如何处理？

答案解析

（二）Ⅱ型超敏反应

Ⅱ型超敏反应又称为细胞溶解型或细胞毒型超敏反应。Ⅱ型超敏反应是由 IgG 和 IgM 与靶细胞表面相应抗原或半抗原结合，在补体、巨噬细胞、NK 细胞参与下，引起的以细胞溶解或组织细胞损伤为主的病理性免疫反应。其特点为：①抗体主要是 IgG 和 IgM；②补体、巨噬细胞和 NK 细胞共同参与；③靶细胞主要是血细胞或某些自身组织细胞。

1. 发生机制　参与反应的成分和细胞包括如下。

（1）变应原　①细胞固有抗原：包括人类红细胞血型抗原如 ABO 血型抗原与 Rh 血型抗原，以及人类白细胞抗原如有核血细胞与血小板表面的 HLA 分子。②自身抗原：机体自身细胞经某些因素作用后，其抗原性发生改变而成为自身抗原。③外来抗原或半抗原：某些药物半抗原进入机体后，可与体内的血细胞或蛋白质结合，成为完全抗原。

（2）抗体　主要是 IgG、IgM。

（3）细胞　单核吞噬细胞、中性粒细胞以及 NK 细胞等均参与Ⅱ型超敏反应的效应过程，各种血细胞均可作为被破坏的靶细胞。

2. 发生过程 Ⅱ型超敏反应的发生可分为两个阶段。

（1）致敏阶段 除 ABO 血型抗原外，上述变应原进入机体后，刺激机体产生 IgG、IgM 类抗体。人类体内存在着天然的 ABO 血型抗体，且均为 IgM 类，故无需抗原预先刺激。

（2）发敏阶段 IgG、IgM 类抗体与靶细胞表面的固有抗原、吸附的抗原与半抗原或自身抗原结合，或抗体先与药物半抗原结合成复合物后再吸附到靶细胞表面，进而通过三条途径导致靶细胞的破坏与溶解。①经典途径：活化补体，溶解靶细胞。②调理与免疫黏附作用：激活吞噬细胞，将靶细胞吞噬、破坏。③ADCC 效应：破坏靶细胞。

3. 临床常见疾病

（1）输血反应 又可分为溶血性与非溶血性两种。①溶血性输血反应：多发生于 ABO 血型不合的输血；也可发生于 Rh 血型不合的输血，即第二次将 Rh$^+$ 血输给 Rh$^-$ 者。②非溶血性输血反应：由于反复输入异型 HLA 血液，受血者体内可产生抗异型白细胞、血小板等的抗体，该抗体与供血者的白细胞、血小板等结合，进而导致白细胞与血小板的破坏。

（2）新生儿溶血症 常见于母亲为 Rh$^-$，胎儿为 Rh$^+$。母亲在首次分娩时，会有少量 Rh$^+$ 胎儿血细胞进入母体，母体对其产生免疫反应，产生 IgG 类抗 Rh$^+$ 的抗体；当再次分娩且胎儿仍为 Rh$^+$ 时，母体内已有的 Rh 抗体（IgG）经胎盘进入胎儿体内，破坏胎儿红细胞，引起流产或新生儿溶血症。

（3）药物过敏性血细胞减少症 应用某些药物或病原微生物感染，可通过Ⅱ型超敏反应机制造成血细胞破坏。

（4）自身免疫性溶血性贫血 病毒感染或应用某些化学药品，可导致红细胞的抗原性发生改变，诱导机体产生红细胞自身抗体，如反复用药或感染，刺激机体产生的抗体达到一定水平时，就可在补体参与下引起溶血性贫血。

（5）自身免疫性甲亢 是一种特殊的Ⅱ型超敏反应，即抗体刺激型超敏反应。该类患者体内可产生针对甲状腺细胞表面的促甲状腺激素（TSH）受体的自身抗体，为 IgG。此种自身抗体与 TSH 受体结合后，可刺激甲状腺细胞合成、分泌甲状腺素，从而导致甲状腺功能亢进。

（三）Ⅲ型超敏反应

Ⅲ型超敏反应又称为免疫复合物型或血管炎型超敏反应，主要由 IgG、IgM 参与。

1. 发生机制 是由中等大小的免疫复合物（IC）沉积于局部或全身毛细血管壁基底膜上，激活补体或招引粒细胞、血小板及其他细胞等，导致以充血水肿、局部坏死和中性粒细胞浸润为主要特征的炎症反应及组织损伤。

（1）中等大小免疫复合物的形成 抗原与相应抗体结合可形成免疫复合物（IC）。大分子 IC 可被单核巨噬细胞吞噬、清除；小分子 IC 可被肾小球滤过而排出体外。只有在抗原量稍多于抗体量时，形成的中等大小的 IC 长期在血液中循环，当其沉积于毛细血管基底膜时，可引起Ⅲ型超敏反应。

（2）免疫复合物的沉积 IC 沉积于血管壁基底膜后，可通过以下几种作用导致组织损伤及炎症反应：①激活补体；②中性粒细胞在吞噬清除 IC 的过程中，可释放出多种溶酶体酶，使血管基底膜和周围组织发生损伤；③血小板的作用等。

2. 临床常见疾病

（1）局部免疫复合病 在临床上，如多次给患者注射胰岛素、生长激素、狂犬病疫苗及类毒素，在注射的局部可出现皮肤红肿、出血甚至坏死。这是抗原在注射局部与已产生的相应抗体结合成 IC 并沉积而导致的急性炎症反应。

（2）全身免疫复合病 ①血清病：初次接受大剂量异种动物免疫血清治疗后，在 1～2 周内，有的患者可出现局部红肿、皮疹、淋巴结肿大、关节肿痛、发热和一过性蛋白尿等症状，称初次血清病。

②感染后肾小球肾炎：多发生在 A 族溶血性链球菌感染后 2~3 周，为体内产生的抗链球菌抗体与链球菌可溶性抗原结合成 IC，沉积在肾小球基底膜所致。③系统性红斑狼疮（SLE）和类风湿关节炎（RA）：二者都是自身免疫病，病因尚未查明。

（四）Ⅳ型超敏反应

Ⅳ型超敏反应是由效应 T 细胞与相应变应原作用后，引起的以单个核细胞浸润和组织损伤为主的炎症反应。其特点为：①只有效应 T 细胞和细胞因子参与反应，抗体、补体不参与；②反应发生慢（24~72 小时），消失也慢，故又称迟发型超敏反应；③无明显的个体差异。

1. 发生机制　Ⅳ型超敏反应的发生机制与细胞免疫应答基本一致，是同一过程的两个方面，前者表现为组织细胞损伤，后者表现为病原体或异物的清除，机体得以保护。参与反应的主要是效应 Tc 和效应 Th 释放的各种细胞因子。

2. 临床常见疾病

（1）传染性Ⅳ型超敏反应　胞内寄生菌、病毒和真菌感染等可使机体发生Ⅳ型超敏反应，由于此类超敏反应是在传染过程中发生的，故称传染性超敏反应。

（2）接触性皮炎　某些患者的皮肤与染料、油漆、农药、化妆品、青霉素、磺胺等小分子半抗原接触后，当再次接触相应抗原时，接触的局部皮肤可于 24 小时后出现皮肤红肿、皮疹、水疱，48~96 小时炎症达高峰，严重者甚至可发生剥脱性皮炎。

此外，同种异体移植排斥反应和某些自身免疫病的发生机制均与Ⅳ型超敏反应有关。

练一练

一名外科医生计划给实施移植手术前的患者注射抗淋巴细胞球蛋白（由马制备），拟测定该患者对马血清蛋白是否过敏，常应用（　　）

A. Ⅰ型超敏反应　　　　　　　B. Ⅱ型超敏反应

C. Ⅲ型超敏反应　　　　　　　D. Ⅳ型超敏反应

答案解析

第三节　免疫学应用

PPT

免疫学在临床中的应用不仅限于传染病，也应用于非传染性疾病的诊断、治疗和预防。

一、免疫预防

免疫预防是指采用人工方法将抗原或抗体制成各种制剂，接种于人体，使人体主动或被动获得特异性免疫能力，以达到预防某些疾病目的的一种措施。免疫预防包括人工主动免疫和人工被动免疫。

（一）人工主动免疫

人工主动免疫是指给机体输入疫苗或类毒素等抗原物质，刺激机体产生特异性免疫力。人工主动免疫的免疫力产生较慢，但效果较持久，临床上常用于预防。

1. 传统疫苗

（1）死疫苗　是用物理或化学方法将病原微生物灭活并制成的制剂，也称灭活疫苗。死疫苗在机体内不能生长繁殖，对机体免疫系统的刺激作用较弱，必须进行多次（2~3 次）免疫接种才能使机体获得强而持久的免疫力，并且剂量较大，接种后发生不良反应的概率也高。但死疫苗稳定，易保存，无毒力回复突变危险。如霍乱、百日咳、伤寒等的疫苗。

（2）**活疫苗**　是用无毒或充分减毒但仍保留免疫原性的活的病原微生物制成的制剂。活疫苗在机体可继续生长繁殖，产生类似自然途径感染的轻型感染或隐性感染作用，一般只需接种一次，且用量较小，接种后发生不良反应的概率也低。活疫苗的缺点是稳定性较差，不易保存，而且有毒力回复突变可能。如卡介苗、脊髓灰质炎活疫苗、水痘活疫苗等。

2. 新型疫苗

（1）**亚单位疫苗**　是提取病原微生物有效抗原组分制成的制剂。亚单位疫苗不含无效抗原组分和核酸，可减少接种所致不良反应和降低病毒核酸致癌的可能性。我国目前使用的乙型肝炎疫苗就是分离纯化乙型肝炎病毒小球型颗粒 HbsAg 制成的亚单位疫苗。

（2）**合成疫苗**　是从病原生物中获得具有免疫保护作用的有效组分的氨基酸序列，根据此序列人工合成抗原肽并将其结合到载体上，再加入佐剂制成的制剂。

（3）**基因工程疫苗**　是提取病原微生物有效抗原组分的 DNA 片段（目的基因），将其结合到载体上形成重组 DNA，再导入宿主细胞，使目的基因表达大量有效抗原组分，由此制备的人工自动免疫制剂。

（4）**核酸疫苗**　分为 DNA 疫苗和 RNA 疫苗，是将编码某种抗原蛋白的外源基因（DNA 或 RNA）直接导入动物体细胞，并通过宿主细胞的表达系统合成抗原蛋白，诱导宿主产生对该抗原蛋白的免疫应答，以达到预防和治疗疾病的目的。

3. 类毒素　是外毒素经 0.3% ~ 0.4% 甲醛处理，失去毒性而保留免疫原性制成的制剂。

药爱生命

我国是世界上最大的疫苗生产国，年产能超过 10 亿剂次，是世界上为数不多的能够依靠自身能力解决全部计划免疫疫苗的国家之一，国产疫苗约占全国实际接种量的 95% 以上。然而，就是这一关乎广大人民生命健康的疫苗，却屡屡被爆出造假、劣质等重大问题。2018 年以前，长春长生生物科技有限责任公司堪称中国的"疫苗大王"。它曾是国内最大的乙肝疫苗和流感疫苗的生产企业，然而疫苗造假让长春长生走向破产。这一系列现象的发生绝不是企业生产技术不过关、工艺达不到造成的；而是企业置国家的法律法规于不顾，一心逐利，对人民的健康缺乏敬畏之心。医药行业与人民的健康密切相关，任何一点的马虎都有可能造成重大的责任事故。所以，我们在工作中要踏实、认真、仔细，本着为患者生命、健康负责的态度，严格按照规范进行操作。

（二）人工被动免疫

人工被动免疫是指给机休输入抗体，使机体获得特异性免疫力。输入抗体后，机体立即获得免疫力，但维持时间短，一般为 2 ~ 3 周，临床上主要用于治疗或紧急预防。

1. 抗毒素　是指用细菌外毒素或类毒素免疫动物而使之产生大量抗体，经纯化、精制而成的免疫血清，具有中和外毒素的作用。如破伤风抗毒素、白喉抗毒素、精制气性坏疽拐毒素和抗狂犬病血清等。

2. 人免疫球蛋白　从正常人血浆和健康产妇胎盘血中提取，前者称为人血浆丙种球蛋白，后者称为胎盘丙种球蛋白。该制剂所含抗体为多克隆抗体，是正常人群中经常流行的传染病病原体的抗体，主要用于甲肝、麻疹、脊髓灰质炎等病毒性疾病的紧急预防和治疗。

3. 人特异性免疫球蛋白　是从恢复期患者、含高效价特异性抗体供血者的血浆以及接受类毒素和疫苗免疫者血浆中提取的人特异性免疫球蛋白，常用于过敏性体质及丙种球蛋白治疗不佳的病例。

二、免疫治疗

免疫治疗是指针对疾病的发生机制，利用免疫学原理，通过物理、化学和生物学手段，抑制或增强机体免疫应答的功能，对机体进行干预，以达到治疗疾病的目的。

（一）免疫调节

1. 免疫增强剂　是指一类能调节、增强和恢复机体免疫功能的制剂，其作用表现为对正常的免疫功能无影响，而对异常的免疫功具有双向调节作用，又称免疫调节剂，主要用于恶性肿瘤、免疫缺陷病和传染病的辅助治疗。免疫增强剂分以下几种类型。

（1）细胞因子　种类繁多，目前已在临床中应用的有 IFN、IL－2、胸腺素、转移因子等。它们主要用于病毒感染性疾病、免疫缺陷病、自身免疫病和肿瘤的免疫治疗。

（2）细菌制剂　①卡介苗：是减毒的结核分枝杆菌活疫苗，具有很强的非特异性免疫刺激作用，目前已用于多种肿瘤的免疫治疗。②短小棒状杆菌：可以非特异性地增强机体免疫功能，局部注射对于治疗黑色素瘤等有一定的临床疗效。

（3）化学合成药物　一些化学合成药物具有明显的免疫刺激作用，可增强机体的免疫功能。如左旋咪唑能激活吞噬细胞功能、增强 NK 细胞活性等。

（4）中草药　许多中草药成分具有不同程度的免疫增强作用，可用于肿瘤辅助治疗，如茯苓多糖、人参多糖等。

2. 免疫抑制剂　是一类能抑制免疫功能的制剂，常用于各种自身免疫病的治疗及延长移植物存活的时间。

（1）化学合成制剂　①硫唑嘌呤：属嘌呤类抗代谢药物，能抑制 DNA、RNA 和蛋白质的合成，对细胞免疫及体液免疫均有抑制作用，临床上用于预防移植排斥反应和自身免疫病的治疗。②环磷酰胺：属烷化剂，能抑制 DNA 复制与蛋白质合成，处于增殖、分化阶段的 T 细胞、B 细胞对烷化剂的作用较敏感，从而使细胞免疫和体液免疫均受抑制。③糖皮质激素：可抑制巨噬细胞的趋化作用，阻止巨噬细胞摄取和处理抗原，干扰 Tc 攻击和杀伤靶细胞，临床上多用于变态反应性疾病、某些自身免疫病的治疗以及移植排斥反应的预防。

（2）抗淋巴细胞丙种球蛋白和抗胸腺细胞球蛋白　分别为将人外周血或胸导管淋巴细胞作为抗原免疫动物而获得，具有较强的免疫抑制作用，用于抗移植排斥反应。

（3）单克隆抗体　目前已有三类单克隆抗体在临床免疫治疗中得到应用。①抗细胞表面分子单克隆抗体：如抗 CD3、抗 CD4 单克隆抗体，目前用于预防移植排斥反应、治疗类风湿关节炎。②抗细胞因子单克隆抗体：如抗 IL－1 单克隆抗体，可中和体液中的 IL－1，用于治疗类风湿关节炎等慢性炎症性疾病。③抗体导向药物：以单克隆抗体作为导向载体，与毒素、化疗药物或放射性核素桥联，制成"生物导弹"，对肿瘤细胞具有高度特异性和杀伤力，用于肿瘤治疗。

（4）中草药　多种中草药具有免疫抑制作用，如雷公藤、大黄等。

免疫抑制剂大多具有明显的毒性作用或副作用，主要是骨髓抑制和肝、肾毒性等。由于免疫抑制剂的作用是非特异性的，其可导致机体免疫功能的下降，引起病原微生物感染，长期使用可能提高肿瘤发生率。

（二）免疫重建

免疫重建是将免疫功能正常个体的造血干细胞或淋巴细胞移植给免疫缺陷个体，使后者免疫功能部分或全部得到恢复。免疫重建包括骨髓移植和胚胎肝移植。

1. 骨髓移植　①自体骨髓移植：在肿瘤患者接受放疗或化疗前，将患者骨髓取出，低温保存，待放疗或化疗结束后，再将低温保存的骨髓回输，其中的造血干细胞可以迅速增殖分化成为各系血细胞，使患者的造血系统和免疫系统得以重建。②同种异体骨髓移植：是不同个体间进行的骨髓移植，但供者与受者的 HLA 配型必须一致，特别是接受骨髓移植的患者常处于免疫缺陷状态，若供者与受者 HLA

不符而进行骨髓移植，将发生移植物抗宿主反应，可危及受者的生命。

2. 胚胎肝移植 胚胎肝含大量的造血多能干细胞，可作为免疫重建的细胞来源。胚胎期免疫细胞受抗原刺激后，易诱发免疫耐受，而胚胎肝组织中的 T 细胞含量极少，故移植后不易引起移植物抗宿主反应。

三、血清学试验

抗原与相应抗体的结合既可在体内发生，也可在体外作为免疫学实验的结果出现：在体内，可表现为溶菌、杀菌、促进吞噬或中和毒素等作用，有时亦可引起免疫病理损伤；在体外，由于相应抗原的物理性状（颗粒状或可溶性）以及反应的条件（电解质等）不同，可出现凝集、沉淀等现象。抗体主要存在于血清中，试验时多以血清作为标本，因此，抗原抗体的体外试验又称为血清学试验。血清学试验基本类型包括如下。

（一）凝集反应

细菌、红细胞等颗粒性抗原或表面覆盖抗原（或抗体）的颗粒状物质（如红细胞、聚苯乙烯胶乳等），与相应抗体（或抗原）结合，在一定条件下，形成肉眼可见的凝集团块现象。凝集反应可分为直接凝集反应和间接凝集反应。

1. 直接凝集 粒性抗原在适当电解质参与下，直接与相应抗体结合，出现肉眼可见的凝集现象。

（1）玻片法 是在玻片上进行抗原抗体反应，是一种定性试验，主要用于鉴定和血清学分型，也用于人类红细胞 ABO 血型鉴定。

（2）试管法 是在试管内进行抗原抗体反应，主要用已知抗原测定受检者血清中有无某种特异性抗体及其含量（效价），以辅助临床诊断疾病或进行流行病学调查。例如：诊断伤寒和副伤寒的肥达反应。本法操作较简单，目前仍有使用。

2. 间接凝集 将可溶性抗原（或抗体）吸附于与免疫无关的颗粒上，使之成为致敏颗粒，再与相应抗体（或抗原）作用，在适宜电解质存在的条件下，出现特异性凝集现象。

（1）正向间接凝集 是用抗原致敏载体检测标本中相应抗体的方法。

（2）反向间接凝集 是用抗体致敏载体检测标本中相应抗原的方法。

（3）间接凝集抑制试验 是以抗原致敏载体及相应抗体作为诊断试剂，用于检测标本中是否存在与致敏载体相同的抗原的试验。若标本中没有与抗体试剂相对应的抗原，则出现凝集；若标本中存在抗原，则凝集现象被抑制。

（4）协同凝集 多数金黄色葡萄球菌的细胞壁含有一种特殊的蛋白质，称葡萄球菌 A 蛋白质，可与血清中 IgG 类抗体结合。IgG 结合于葡萄球菌菌体表面后，仍保持结合抗原的活性和特异性，当其与特异性抗原相遇时，能出现特异的凝集现象。在此凝集中，金黄色葡萄球菌菌体形成了反应的载体，故称协同凝集试验。

（二）沉淀反应

沉淀反应是指可溶性抗原与相应抗体发生特异性结合，在适当条件下出现的沉淀现象。沉淀反应主要有三种技术类型。

1. 液相内沉淀 是以含盐缓冲液为反应介质的抗原抗体特异性结合的沉淀试验，可分为环状沉淀、絮状沉淀和免疫浊度沉淀。

2. 凝胶内沉淀反应 又称凝胶扩散，是将可溶性抗原与相应抗体分别放入凝胶进行扩散，二者在比例合适的位置形成肉眼可见的沉淀线或沉淀环。凝胶内沉淀试验分为单向琼脂扩散试验和双向琼脂扩散试验（图 14-10）。

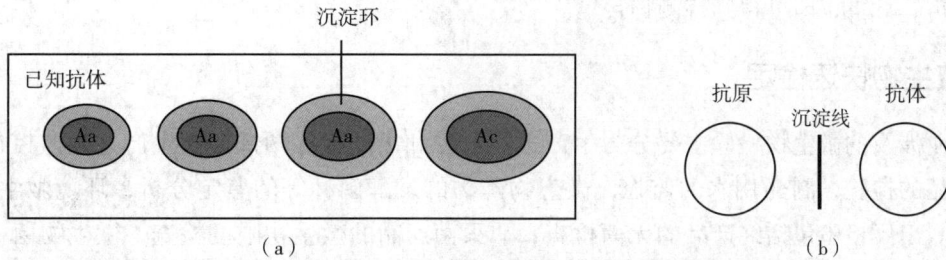

图 14-10　琼脂扩散试验示意图

（a）单向；（b）双向

3. 免疫电泳技术　是电泳分析与沉淀反应的结合产物。

（三）免疫标记技术

免疫标记技术是将某种可微量或超微量测定的物质（放射性核素、酶、荧光素、化学发光剂等）标记于抗原（抗体）上制成标记物，加到抗原抗体反应体系中与相应的抗体（抗原）反应，检测标记物的有无及含量，以间接反映被测物的存在与否及多少。与传统技术相比，免疫标记技术具有特异性高、敏感性强以及可定性、定量、定位的特点。常用标记物有酶、荧光素及放射性同位素，合称三大免疫标记技术。

1. 酶免疫标记技术　是将抗原抗体反应的特异性和酶高效催化反应的专一性相结合的一种免疫检测技术。其中应用最广的是酶联免疫吸附试验（ELISA）：将酶吸附于抗体（抗原）上，形成酶标记抗体（抗原），此结合物既保留抗体（抗原）的免疫学活性，又保留酶对底物的催化活性。将此标记物加到反应体系中，使其与待检抗原（抗体）发生反应，反应完成后，加入酶的底物，酶可催化底物显色，从而对待检抗原（抗体）进行定位、定性或定量分析。该技术具有敏感、特异、精确、酶标记物的有效期长等优点，发展十分迅速，现已被广泛用于医学和生物学科的各个领域（图 14-11）。

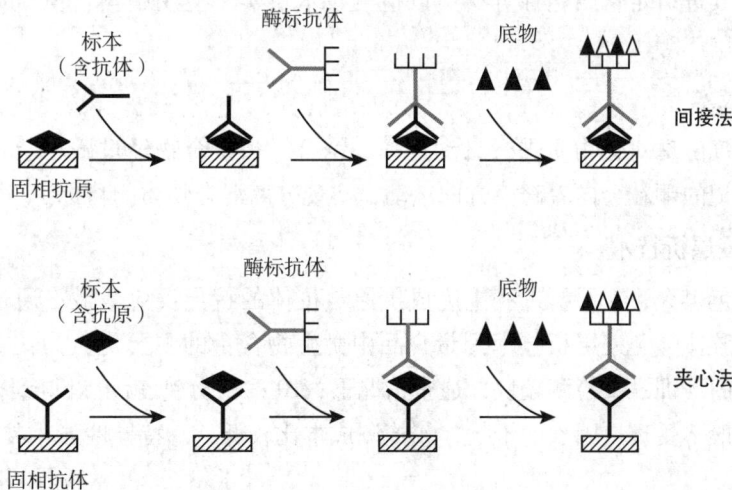

图 14-11　ELISA 原理示意图

2. 荧光免疫标记技术　是以荧光物质标记的特异性抗体或抗原作为标准试剂，用于相应抗原或抗体的分析鉴定和定量测定，是将抗原抗体反应的特异性与荧光物质检测的敏感性和直观性结合起来的一种免疫分析技术。荧光免疫标记技术是免疫标记技术中发展最早的一种。

3. 放射免疫标记技术　用放射性核素标记抗原（抗体），与相应抗体（抗原）结合，反应达平衡后，进行结合部分（B）和游离部分（F）的分离，然后测定 B 或 F 的放射性强度（用 cpm 表示），通过一系列分析、计算，即可得知待测物含量。

四、微生物快速检定

制药行业涉及的微生物检验主要分为生产过程监控和出厂检验两部分。生产过程监控包括：原辅料和中间产品的检验，制药用水的监控，微生物药物的发酵菌种等的鉴定分析，环境微生物的监控、调查和溯源。出厂检验包括终产品的无菌检查，非灭菌产品的微生物限度检查，微生物菌株等的鉴定分析。传统微生物检测方法简单有效、成本低，适用于大部分微生物检测实验室，但这些方法也存在检验周期长、不能实时反馈工艺和产品现状等问题，成为生产过程微生物质量实时监控及快速放行的障碍。

随着微生物检测技术的快速发展，近年来，国内外开发的一些快速微生物检测方法具有耗时短、检测快等优点。

（一）免疫扩散技术

将样品放到特定凝胶中，待检抗原（抗体）会在凝胶中扩散，特异性抗原和抗体相遇后，在凝胶内电解质的参与下，会在凝胶内形成较为明显的沉淀线，采用定量分析的方法对其进行处理，从而获取目标微生物的具体浓度。微生物检测所使用的凝胶种类相对较多，包括明胶、果胶、聚丙烯酰胺等。

（二）免疫荧光技术

在不影响抗原（抗体）正常活性的基础上，将特定荧光素注入样品，该荧光素会和特定的抗体或抗原结合在一起，同时显现特异性的荧光反应，用定量分析法确定待测物的具体浓度，满足具体的应用要求。该技术在实际应用中具备检测敏感度较高、检测较快、特异性较强等特征。

（三）酶联免疫吸附技术

加入待检样品，使之与固相抗原或抗体发生反应，再加入酶标试剂和底物，待检抗原或抗体会发生显色反应，从而对其进行定量或定性分析。该检测技术在实际应用中具备反应灵敏度较高、标记物稳定性较强、适用范围广等优势。

（四）免疫磁珠技术

其原理是应用免疫磁珠对靶物质进行自动选择、结合。当混合物经过磁场装置时，受外加磁场的影响，用免疫磁珠标记的颗粒会向着磁极方向运动，实现分离混合物质的目标。

（五）胶体金免疫层析技术

将胶体金作为显色媒介，在层析过程中完成抗原与抗体的特异反应，最终通过观察颜色的变化来确定测试结果。应用胶体金免疫层析技术测量食品中微生物含量的主要优点为：①操作简单，不需要对操作人员进行特殊的培训；②检测较快，通常情况下，10～15分钟 就可以得到检测结果；③检测过程稳定性比较好，一般不受环境因素的干扰；④检测成本比较低；⑤特异性强，灵敏度高。

实验二十一　纸片法快速检测食品中的大肠菌群

一、实验目的

1. 掌握　纸片法检测受检食品中大肠菌群的操作方法。

2. 熟悉　大肠菌群快速检验测试片的使用步骤。

3. 了解　纸片法检测大肠菌群的实验原理。

二、实验原理

大肠埃希菌测试片含有改良的 VRB 培养基、冷水可溶性凝胶和四唑嗪指示剂，可增强菌落计数效果；表面覆盖的薄膜可留住发酵乳糖的大肠菌群产生的气体。大肠菌群为革兰阴性杆菌，可发酵乳糖、产酸产气。大肠菌群菌落在大肠菌群测试片上生长、产酸。加入 pH 大肠菌群指示剂后培养基颜色变深，在红色菌落周围有气泡者，为大肠菌群。

三、实验器材

1. 标本　待检食物。

2. 器材　镊子、玻璃涂棒、三角瓶、1ml 移液管、培养箱、均质器、玻璃球、棉塞或硅胶塞，火柴，乳胶头，棉花、回形针、旧报纸、棉绳、玻棒。

3. 试剂　大肠菌群快速检验测试片试剂盒，无菌 1mol/L HCl，无菌 1mol/L NaOH，无菌生理盐水。

四、实验方法

1. 取样　称取 20g 待检样品，通过无菌操作置入均质袋或装玻璃球的三角瓶。

2. 稀释　加入适量无菌生理盐水，包上牛皮纸，旋摇 15 分钟，打散样品，继续加无菌生理盐水至 200ml 制成 1∶10 供试液。

3. 调整 pH　无菌操作。用无菌 1mol/L HCl 或 1mol/L NaOH，调整样品稀释液的 pH 至 6.6～7.2。

4. 揭膜　将测试片置于平坦的无菌操作台面上，揭开上层膜。（测试片未拆封时，请冷藏至 ≤8℃ 的环境中，并在保存期限内使用完。在高湿度的环境中可能出现冷凝水，最好在开包前将包装物回复到室温，以防止水汽凝结。对已开封的包装袋，将封口用胶带封紧，存放于 25℃、湿度 50% 以下的环境中，不要冷藏，并于一个月内使用完）

5. 加样　使用无菌移液管将 1ml 样品垂直滴加在测试片的中央处，细心将上层膜缓慢盖下，避免气泡产生，不要让上层膜直接落下。

6. 压板　将压板平面底朝下，放置在上层膜中央处，轻轻压下，使样品液均匀覆盖于圆形的培养面积上（切勿扭转或滑动压板，否则会影响检测结果）。拿起压板，静置至少 1 分钟，以使培养基凝固。

7. 培养　将测试片的透明膜朝上，可堆叠至 20 片，根据测试片推荐的参数，置于（35±1）℃环境中培养（24±2）小时，培养之后，生长的菌落可能在检测片上看不到，因为指示剂是含在大肠埃希菌检测反应片上的，此时将检测片再移动至（35±1）℃培养箱中，培养 1～4 小时。如果菌落需要进一步测试，检测片培养不要超过 1 小时。

8. 显色　使用无菌镊子取出圆形反应片，再掀开检测片上层膜，小心置入反应片，再将上层膜放下。为了确保反应片与培养胶均匀接触和避免夹带任何气泡，可以使用一个弯曲的玻璃棒轻压检测片。将已经置入反应片的大肠菌群检测片置于（35±1）℃培养箱中，培养 1～4 小时。所有红色的菌落即为大肠埃希菌的菌落。

五、结果与讨论

可目视或用菌落计数器、放大镜、自动判读计数仪计数，并可参照判读手册计算菌落数。也可分离菌落做进一步鉴定：掀起上层膜，在培养胶上挑取单个菌落，进行鉴定。

目标检测

答案解析

一、选择题

（一）单项选择题

1. 机体免疫系统识别和清除突变细胞的功能称为（　　）

  A. 免疫防御   B. 免疫自稳   C. 免疫监视   D. 免疫耐受   E. 免疫调节

2. 人类的中枢免疫器官包括（　　）

  A. 淋巴结和脾脏   B. 胸腺和骨髓

  C. 淋巴结和胸腺   D. 骨髓和黏膜相关淋巴组织

  E. 淋巴结和骨髓

3. 在抗感染中起主要作用的抗体类型是（　　）

  A. IgG   B. SIgA   C. IgM   D. IgD   E. IgE

4. 能与肥大细胞和嗜碱性粒细胞结合的抗体类型是（　　）

  A. IgM   B. IgG   C. IgA   D. IgD   E. IgE

5. T细胞分化、成熟的场所是（　　）

  A. 胸腺   B. 骨髓   C. 脾脏   D. 淋巴结   E. 法氏囊

6. 类毒素是（　　）

  A. 抗毒素经甲醛处理后的无毒物质

  B. 内毒素经甲醛处理后脱毒而保持抗原性的物质

  C. 外毒素经甲醛处理后脱毒而保持免疫原性的物质

  D. 细菌素经甲醛处理后的无毒物质

  E. 外毒素经甲醛处理后脱毒，改变抗原性的物质

7. 下列属于人工自动免疫制剂的是（　　）

  A. 用0.3%～0.4%甲醛处理的白喉类毒素

  B. 破伤风抗毒素

  C. 胎盘丙种球蛋白

  D. 人特异性免疫球蛋白

  E. 正常人丙种球蛋白

（二）多项选择题

1. 在Ⅰ型超敏反应中，肥大细胞释放的生物活性介质可引起（　　）

  A. 毛细血管扩张   B. 血管通透性增加

  C. 平滑肌收缩   D. 腺体分泌增加

  E. 横纹肌收缩

2. 以下关于IgG的说法中，错误的是（　　）

  A. 是人体最早产生的抗体   B. 是人体含量最多的抗体

  C. 与Ⅰ型超敏反应有关   D. 是抗感染的主要抗体

  E. 是唯一可以透过胎盘的抗体

3. 以下关于抗体的描述中，正确的是（　）

A. 抗体主要存在于体液中

B. 抗体是免疫球蛋白

C. 免疫球蛋白都是抗体

D. 抗体由二硫键连接的 2 条肽链组成

E. 抗体分为可变区和恒定区

4. 以下关于破伤风抗毒素的叙述中，正确的是（　）

A. 破伤风抗毒素是马血清抗破伤风外毒素的抗体

B. 主要用于破伤风的治疗与紧急预防

C. 注射破伤风抗毒素属于人工被动免疫

D. 注射破伤风抗毒素属于人工主动免疫

E. 对人体具有抗原、抗体二重性

5. 抗体再次应答时产生抗体的特征是（　）

A. IgM 的产量显著高于初次应答

B. IgG 的产量显著高于初次应答

C. IgM 和 IgG 的产量均显著高于初次应答

D. 抗体的潜伏期缩短

E. 抗体的亲和力增强

（三）配伍选择题

A. IgM　　B. IgG　　C. SIgA　　D. IgD　　E. IgE

1. 唯一可透过胎盘的是（　）

2. 与 I 型超敏反应有关的是（　）

3. 在黏膜抗感染中起主要作用的是（　）

4. 预防接种时最早产生的是（　）

5. 人体抗感染的主要抗体是（　）

二、综合问答题

简述人工主动免疫和人工被动免疫的不同。

三、实例分析题

患者，男，8 岁，因患白喉，需大量注射动物免疫血清。注射后 1～2 周，出现局部红肿、全身淋巴结肿大，皮肤出现皮疹、发痒，面部及眼睑浮肿，关节疼痛，发生肾小球肾炎、尿中出现蛋白。

请分析：这些现象出现的原因是什么？

书网融合……

重点回顾　　　　微课　　　　习题

附　录

附录一　常用洗涤剂的配制

1. 强酸氧化剂洗液　洗涤一般污渍效果好，对玻璃仪器无侵蚀作用，实验室内使用广泛。

12%铬酸洗液：①重铬酸钾60g，加水100ml，加热溶解，冷却。②将340ml浓硫酸慢慢加入上液，边加边搅拌。③冷却后装瓶备用。

2. 碱性洗液　采用长时间浸泡法或者浸煮法，去除油污效果好。

碱性乙醇溶液：60g氢氧化钠溶于60ml水中，再加入95%乙醇500ml即成。

附录二　常用染色液的配制

（一）革兰（Gram）染色液

1. 草酸铵结晶紫染液

溶液A：结晶紫2g，95%乙醇20ml。

溶液B：草酸铵0.8g，蒸馏水80ml。

将溶液A、B混合，静置48小时，用滤纸过滤后即可使用。

2. 卢戈氏（Lugol）碘液　碘1g，碘化钾2g，蒸馏水300ml。

先将碘化钾溶解在少量水中，再将碘溶解在碘化钾溶液中，待碘全溶后，加入蒸馏水，摇匀、定容，贮存于棕色瓶中。

3. 脱色液　95%乙醇。

4. 番红（沙黄）复染液　番红（safranine O）2.5g，95%乙醇100ml。

取上述配制好的番红、乙醇溶液10ml，与80ml蒸馏水混匀即成。

（二）芽孢染色液

1. 5%孔雀绿染色液　孔雀绿（malachite green）5g，蒸馏水100ml。

2. 0.5%番红水溶液　番红0.5g，蒸馏水100ml。

（三）荚膜染色液

1. 黑色素水溶液　黑色素5g，蒸馏水100ml，40%甲醛溶液0.5ml。

将黑色素溶于蒸馏水中，煮沸5分钟，然后加入40%甲醛溶液作为防腐剂。

2. 番红复染液　与革兰染色液中的番红复染液配制相同。

3. Tyler 染色液　结晶紫0.1g，冰乙酸0.25ml，蒸馏水100ml。

（四）鞭毛染色液

1. 硝酸银鞭毛染色液

溶液A：单宁酸5g，FeCl$_3$ 1.5g，蒸馏水100ml，15%甲醛2ml，10g/L NaOH溶液1ml。冰箱内可

保存 3~7 天，延长保存会产生沉淀，但用滤纸除去沉淀后，仍能使用。

溶液 B：AgNO₃ 2g，蒸馏水 100ml。

待 AgNO₃ 溶解后，取出 10ml 备用，在其余的 90ml AgNO₃ 溶液中滴加 NH₄OH，使之成为很浓的悬浮液，再继续滴加 NH₄OH 至新生成的沉淀又重新刚刚溶解为止。再缓慢加入备用的 10ml AgNO₃ 溶液，直到摇动后仍呈现轻微而稳定的薄雾状沉淀为止。冰箱内保存，通常 10 天内仍可使用。如雾重，则银盐析出，不宜使用。

2. Leifson 氏鞭毛染色液

溶液 A：碱性复红 1.2g，95% 乙醇 100ml。

溶液 B：单宁酸 3g，蒸馏水 100ml。

溶液 C：NaCl 1.5g，蒸馏水 100ml。

临用前，将 A 液、B 液、C 液等量混合，均匀后使用。3 种溶液于室温可保存数周，于冰箱中可保存数月。混合液装密封瓶内，置冰箱几周仍可使用。

取上述配好的番红复染溶液 10ml，与 80ml 蒸馏水混匀，即成 Leifson 氏鞭毛染色液。

（五）富尔根氏核染色液

1. 希夫（Schiff）试剂　将 1g 碱性复红加到 200ml 煮沸的蒸馏水中，振荡 5 分钟，冷却至 50℃ 左右，过滤，再加入 1mol/L HCl 20ml，摇匀。待冷却至 25℃ 时，加 Na₂S₂O₅（焦亚硫酸钠）3g，摇匀后装在棕色瓶中，用黑纸包好，放置暗处过夜，此时试剂应为淡黄色（如为粉红色，则不能用），再加中性活性炭过滤，滤液振荡 1 分钟后，再过滤，将此滤液置低温黑暗处备用（注意：过滤需在避光条件下进行）。

整个操作过程所用的一切器具必须十分洁净、干燥，以消除还原性物质。

2. Schandium 固定液

溶液 A：50ml 饱和升汞水溶液加 25ml 95% 乙醇，混合即得。

溶液 B：冰乙酸。

取 9ml 溶液 A、1ml 溶液 B，混匀后加热至 60℃，即为 Schandium 固定液。

3. 亚硫酸水溶液　取 10% 焦亚硫酸钠水溶液 5ml、1mol/L HCl 5ml，加蒸馏水 100ml，混合即得。

（六）乳酸石炭酸棉蓝染色液

石炭酸 10g，乳酸（相对密度 1.21）10ml，甘油 10ml，蒸馏水 20ml，棉蓝（cotton blue）0.02g。将石炭酸加到蒸馏水中，加热溶解，然后加入乳酸和甘油，最后加入棉蓝，使其溶解即成。

（七）稀释石炭酸复红溶液

溶液 A：碱性复红 0.3g，95% 乙醇 10ml。

溶液 B：石炭酸（苯酚）5g，蒸馏水 95ml。

将碱性复红溶于 95% 乙醇中，配成溶液 A；将石炭酸溶于蒸馏水中，配成溶液 B。将两者混合即成。

（八）吕氏（Lotfler）碱性亚甲基蓝染色液

溶液 A：亚甲基蓝（methylene blue）0.6g，95% 乙醇 30ml。

溶液 B：KOH 0.01g，蒸馏水 100ml。

分别配制溶液 A 和溶液 B，配好后混合即可。

（九）Jenner（May - grunwald）染液

Jenner 染料 0.25g，甲醇 100ml。

将 0.25g Jenner 染料经研细后加甲醇 100ml, 混匀即可。

(十) 姬姆萨 (Giemsa) 染液

姬姆萨染料 0.5g, 甘油 33ml, 甲醇 33ml。

将姬姆萨染料研细, 然后边加入甘油边继续研磨, 最后加入甲醇混匀, 放置于 56℃ 条件下 1～24 小时后, 即为姬姆萨贮存液。临用前, 在 1ml 姬姆萨贮存液中加入 pH 7.2 磷酸缓冲液 20ml, 配制成使用液。

附录三 常用培养基的配方

(一) 牛肉膏蛋白胨培养基 (培养细菌用)

牛肉膏 3g/L, 蛋白胨 10g/L, NaCl 5g/L, 琼脂 15～20g/L, 用蒸馏水定容至 1000ml, pH 7.0～7.2, 121.3℃ 灭菌 20 分钟。

(二) 高氏 (Gause) 1 号培养基 (培养放线菌用)

可溶性淀粉 20g/L, KNO_3 1g/L, NaCl 0.5g/L, $K_2HPO_4 \cdot 3H_2O$ 0.5g/L, $MgSO_4 \cdot 7H_2O$ 0.5g/L, $FeSO_4 \cdot 7H_2O$ 0.01g/L, 琼脂 15～20g/L, 用蒸馏水定容至 1000ml, pH 7.2～7.4。

配制时, 先用少量冷水将淀粉调成糊状, 倒至煮沸的水中, 边加热边搅拌, 同时加入其他成分, 溶解后, 用蒸馏水定容至 1000ml, 121.3℃ 灭菌 20 分钟。

(三) 察氏 (Czapek) 培养基 (培养霉菌用)

$NaNO_3$ 2g/L, K_2HPO_4 1g/L, KCl 0.5g/L, $MgSO_4$ 0.5g/L, $FeSO_4$ 0.01g/L, 蔗糖 30g/L, 琼脂 15～20g/L, 用蒸馏水定容至 1000ml, pH 自然。121.3℃ 灭菌 20 分钟。

(四) 马丁氏 (Martin) 琼脂培养基 (分离真菌用)

葡萄糖 10g/L, 蛋白胨 5g/L, KH_2PO_4 1g/L, $MgSO_4 \cdot 7H_2O$ 0.5g/L, 1/3000 孟加拉红 (rose bengal, 玫瑰红水溶液) 300ml/L, 琼脂 15～20g/L, 用蒸馏水定容至 1000ml, pH 自然, 121.3℃ 灭菌 20 分钟。

使用前, 加入 0.3mg/ml 链霉素稀释液 100ml, 使每毫升培养基中含链霉素 30μg。

(五) 马铃薯培养基 (PDA, 培养真菌用)

马铃薯 200g/L, 蔗糖 (或葡萄糖) 20g/L, 琼脂 15～20g/L, 用蒸馏水定容至 1000ml, pH 自然。

马铃薯洗净、去皮, 切成块, 煮沸 30 分钟, 然后用纱布过滤, 再加糖及琼脂, 溶解后, 补足水至 1000ml。121.3℃ 灭菌 30 分钟。

(六) 麦芽汁琼脂培养基

取大麦或小麦种子若干, 用水洗净, 浸泡 6～12 小时, 置 15℃ 阴暗处发芽, 上盖纱布 1 块, 每日早、中、晚各淋水 1 次, 麦根伸长至麦粒的 2 倍时, 即停止发芽, 摊开晒干或烘干, 贮存备用。

将干麦芽磨碎, 1 份麦芽加 4 份水, 在 65℃ 水浴锅中糖化 3～4 小时, 糖化程度可用碘滴定之。

将糖化液用 4～6 层纱布过滤。滤液如浑浊不清, 可用鸡蛋白澄清, 方法是将一个鸡蛋白加水约 20ml, 调匀至生泡沫时为止, 然后倒在糖化液中搅拌, 煮沸后再过滤。

将滤液稀释到 5～6 波美度, pH 约 6.4, 加入 2% 琼脂即成, 121.3℃ 灭菌 30 分钟。

(七) 无氮培养基 (自生固氮菌、钾细菌)

KH_2PO_4 10g/L, $MgSO_4 \cdot 7H_2O$ 0.2g/L, NaCl 0.2g/L, $CaSO_4 \cdot 7H_2O$ 0.2g/L, $CaCO_3 \cdot 7H_2O$ 5g/L, 用

蒸馏水定容至1000ml，pH 7.0~7.2，113℃灭菌30分钟。

（八）半固体牛肉膏蛋白胨培养基

半固体牛肉膏蛋白胨培养基100ml/L，琼脂0.35~0.4g/L，用蒸馏水定容至1000ml，pH 7.6，121.3℃灭菌20分钟。

（九）合成培养基

$(NH_4)_3PO_4$ 1g/L，KCl 0.2g/L，$MgSO_4 \cdot 7H_2O$ 0.2g/L，豆芽汁10ml/L，琼脂15~20g/L，用蒸馏水定容至1000ml，pH 7.0。

加12ml 0.04%溴甲酚紫（pH 5.2~6.8，颜色由黄变紫，作指示剂），121.3℃灭菌20分钟。

（十）豆芽汁蔗糖（或葡萄糖）培养基

黄豆芽100g/L，蔗糖（或葡萄糖）50g/L，pH自然，用蒸馏水定容至1000ml。

称取新鲜豆芽100g，放入烧杯，加水1000ml，煮沸约30分钟，用纱布过滤。用水补足原量，再加入蔗糖（或葡萄糖）50g，煮沸融化，121.3℃灭菌20分钟。

（十一）油脂培养基

蛋白胨5g/L，牛肉膏5g/L，NaCl 5g/L，香油或花生油10g/L，1.6%中性红水溶液1ml，琼脂15~20g/L，用蒸馏水定容至1000ml，调pH至7.2。

注：①不能使用变质油；②油、琼脂和水先加热；③调好pH后，再加入中性红；④分装时，需不断搅拌，使油均匀分布于培养基中。

（十二）淀粉培养基

蛋白胨10g/L，NaCl 5g/L，牛肉膏5g/L，可溶性淀粉2g/L，琼脂15~20g/L，用蒸馏水定容至1000ml，121.3℃灭菌20分钟。

（十三）明胶培养基

牛肉膏蛋白胨液100ml/L，明胶12~18g/L，pH 7.2~7.4，用蒸馏水定容至1000ml。

在水浴锅中将上述成分熔化，不断搅拌，用蒸馏水定容至1000ml，融化后，调pH为7.2~7.4，121.3℃灭菌30分钟。

（十四）蛋白胨水培养基

蛋白胨10g/L，NaCl 5g/L，pH 7.6，用蒸馏水定容至1000ml，121.3℃灭菌20分钟。

（十五）糖发酵培养基

牛肉膏蛋白胨液100ml/L，明胶12~18g/L，在水浴锅中将上述成分熔化，不断搅拌，用蒸馏水定容至1000ml，融化后调pH为7.2~7.4，121.3℃灭菌30分钟。

另配200g/L糖溶液（葡萄糖、乳糖、蔗糖等）各10ml。配制方法如下。

1. 将上述含指示剂的蛋白胨培养基（pH 7.6）分装于试管中，在每管内放倒置的德汉氏管，使充满培养液。

2. 将已分装好的蛋白胨水培养基和200g/L的各种糖溶液分别灭菌，蛋白胨水121.3℃灭菌20分钟，糖溶液112℃灭菌30分钟。

3. 灭菌后，每管以无菌操作分别加入200g/L无菌糖溶液0.5ml（按每10ml培养基中加入200g/L的糖液0.5ml，则成1g/L的质量浓度）。

配制用的试管必须洗干净，避免结果混乱。

（十六）葡萄糖蛋白胨水培养基

蛋白胨 5g/L，葡萄糖 5g/L，K_2HPO_4 2g/L，pH 7.0～7.2，用蒸馏水定容至 1000ml。过滤。分装试管，每管 10ml，112℃灭菌 30 分钟。

（十七）麦氏（Meclary）琼脂（培养酵母用）

葡萄糖 1g/L，KCl 1.8g/L，酵母浸膏 2.5g/L，乙酸钠 8.2g/L，琼脂 15～20g/L，113℃灭菌 20 分钟。

（十八）克氏（Kleyn）培养基（培养酵母的子囊孢子）

KH_2PO_4 0.12g/L，K_2HPO_4 0.2g/L，乙酸钠 5g/L，葡萄糖 0.62g/L，NaCl 0.62g/L，蛋白胨 2.5g/L，水洗琼脂 20g/L，生物素（biotin）20μg/L，混合盐溶液 10ml/L，用蒸馏水定容至 1000ml，pH 6.9～7.1，56kPa 灭菌 15 分钟。

混合盐溶液：$MgSO_4·7H_2O$ 0.4g，NaCl 0.4g，$CuSO_4·5H_2O$ 0.02g，$MnSO_4·4H_2O$ 0.2g，$FeSO_4·4H_2O$ 0.2g，H_2O 100ml。

（十九）柠檬酸盐培养基

$NH_4H_2PO_4$ 1g/L，K_2HPO_4 1g/L，NaCl 5g/L，$MgSO_4$ 0.2g/L，枸橼酸钠 2g/L，琼脂 15～20g/L，1% 溴香草酚蓝乙醇溶液 10ml/L，用蒸馏水定容至 1000ml，pH 6.8。

将上述各成分加热溶解后，用蒸馏水定容至 1000ml，pH 6.8。然后加入指示剂，摇匀，用脱脂棉过滤。制成后为黄绿色，分装试管，121.3℃灭菌 20 分钟后，制成斜面。配制时，注意控制好 pH，不要过碱，以黄绿色为准。

（二十）醋酸铅培养基

pH 7.4 的牛肉膏蛋白胨琼脂 100ml/L，硫代硫酸钠 0.25g/L，10% 醋酸铅水溶液 1ml/L。

将牛肉膏蛋白胨琼脂培养基 100ml 加热溶解，待冷却至 60℃时，加入硫代硫酸钠 0.25g，调 pH 至 7.2，分装于三角瓶中，115℃灭菌 15 分钟。取出后，待冷却至 55～60℃，加入无菌的 10% 醋酸铅水溶液 1ml，混匀后倒入灭菌试管或平板中。

（二十一）玉米粉蔗糖培养基

玉米粉 60g/L，KH_2PO_4 3g/L，维生素 B_1 100mg/L，蔗糖 10g，$MgSO_4·7H_2O$ 1.5g/L，用蒸馏水定容至 1000ml，121.3℃灭菌 30 分钟。维生素 B_1 单独灭菌 15 分钟后另加。

（二十二）酵母膏麦芽汁琼脂

麦芽粉 3g/L，酵母浸膏 0.1g/L，用蒸馏水定容至 1000ml，121.3℃灭菌 20 分钟。

（二十三）月桂基硫酸盐胰蛋白胨（LST）肉汤

胰蛋白胨或胰酪胨 20g/L，NaCl 5g/L，乳糖 5g/L，K_2HPO_4 2.75g/L，KH_2PO_4 2.75g/L，月桂基硫酸钠 0.1g/L，蒸馏水 1000ml，pH 6.0～7.0，121.3℃灭菌 15 分钟。

（二十四）煌绿乳糖胆盐（BGLB）肉汤

蛋白胨 10g/L，乳糖 10g/L，100g/L 牛胆粉溶液 200ml/L，0.1% 煌绿水溶液 13.3ml/L，蒸馏水定容至 1000ml，pH 7.1～7.3，121.3℃高压灭菌 15 分钟。

（二十五）复红亚硫酸钠培养基（远藤培养基）

蛋白胨 10g/L，乳糖 10g/L，K_2HPO_4 3.5g/L，琼脂 20～30g/L，无水亚硫酸钠 5g/L，5% 碱性复红乙醇溶液 20ml/L，pH 7.2～7.4，补足蒸馏水至 1000ml。

先将琼脂加到 900ml 蒸馏水中，加热溶解，再加入 K₂HPO₄ 及蛋白胨，使溶解，调 pH 至 7.2 ~ 7.4，补足蒸馏水至 1000ml。加入乳糖，混匀溶解后，115℃灭菌 20 分钟。称取亚硫酸钠，置一无菌空试管中，加入无菌水少许使溶解，在水浴中煮沸 10 分钟后，立刻滴加于 20ml 5% 碱性复红乙醇溶液中，直至深红色褪成淡粉红色为止。将此亚硫酸钠与碱性复红的混合液全部加至上述已灭菌的并仍保持熔化状态的培养基中，充分混匀，倒平板，放冰箱备用。贮存时间不宜超过 2 周。

（二十六）伊红亚甲蓝培养基（EMB 培养基）

蛋白胨水琼脂培养基 100ml/L，200g/L 乳糖溶液 2ml/L，2% 伊红水溶液 2ml/L，0.5% 亚甲蓝水溶液 1ml/L，用蒸馏水定容至 1000ml。

将已灭菌的蛋白胨水琼脂培养基（pH 7.6）加热融化，冷却至 60℃左右时，再将已灭菌的乳糖溶液、伊红水落液及亚甲蓝水溶液按上述量以无菌操作加入。摇匀后，立即倒平板。乳糖在高温灭菌下易被破坏，必须严格控制灭菌温度，115℃灭菌 20 分钟。

（二十七）乳糖蛋白胨培养液（水中细菌学检查用）

蛋白胨 10g/L，牛肉膏 3g/L，乳糖 5g/L，NaCl 5g/L，1.6% 溴甲酚紫乙醇溶液 1ml/L，pH 7.2 ~ 7.4，用蒸馏水定容至 1000ml。

将蛋白胨、牛肉膏、乳糖及 NaCl 加热溶解于 1000ml 蒸馏水中，调 pH 至 7.2 ~ 7.4。加入 1.6% 溴甲酚紫乙醇溶液 1ml，充分混匀，分装于有德汉氏小管的试管中。115℃灭菌 20 分钟。

（二十八）石蕊牛奶培养基

牛奶粉 100g/L，石蕊 0.075g/L，pH 6.8，121.3℃灭菌 15 分钟，用蒸馏水定容至 1000ml。

（二十九）BCG 牛乳营养琼脂平板

称取脱脂乳粉 10g，溶于 50ml 水中，加入 1.6% 溴甲酚绿乙醇溶液 0.07ml，0.075MPa 灭菌 20 分钟。另称琼脂 2g，溶于 50ml 水中，加酵母膏 1g，溶解后调 pH 至 6.8，0.1MPa 灭菌 20 分钟。趁热将以上两种溶液以无菌操作混合均匀，倒平板，待冷凝后，置 37℃培养 24 小时，若无杂菌生长即可使用。

（三十）尿素琼脂培养基

尿素 20g/L，NaCl 5g/L，KH₂PO₄ 2g/L，蛋白胨 1g/L，酚红 0.012g/L，琼脂 15g/L，pH 6.8 ± 0.2，用蒸馏水定容至 1000ml。

培养基的制备：在蒸馏水或去离子水 100ml 中，加入上述所有成分（除琼脂外）。混合均匀，过滤灭菌。将琼脂加到 900ml 蒸馏水或去离子水中，加热煮沸。在 121.3℃下灭菌 15 分钟。冷却至 50℃，加入已灭菌的基本培养基，混匀后，分装于灭菌的试管中，放在倾斜位置上使其凝固。

（三十一）庖肉培养基

取已去肌膜、脂肪的牛肉 500g，切成小方块，置 1000ml 蒸馏水中，以弱火煮 1 小时，用纱布过滤，挤干肉汁，将肉汁保留备用。将肉渣用绞肉机绞碎，或用刀切至成细粒。

将保留的肉汁加蒸馏水，使总体积为 2000ml，加入蛋白胨 20g、葡萄糖 2g、氯化钠 5g 及绞碎的肉渣，置烧瓶摇匀，加热使蛋白胨溶化。

取上层溶液测量 pH，并调整至 8.0，在烧瓶壁上用记号笔标示瓶内液体高度，121.3℃灭菌 15 分钟后，补足蒸发的水分，重新调整 pH 为 8.0，再煮沸 10 ~ 20 分钟，补足水量后，调整 pH 为 7.4。

将烧瓶内容物摇匀，将溶液和肉渣分装于试管中，肉渣约占培养基的 1/4。经 121.3℃灭菌 15 分钟后备用，如当日不用，应以无菌操作加入已灭菌的石蜡和凡士林，以隔绝氧气。

（三十二）乳糖牛肉膏蛋白胨培养基

乳糖 5g/L，牛肉膏 5g/L，酵母膏 5g/L，蛋白胨 10g/L，葡萄糖 10g/L，NaCl 5g/L，琼脂粉 15g/L，pH 6.8，用蒸馏水定容至 1000ml。

（三十三）马铃薯牛乳培养基

200g 马铃薯（去皮）煮出汁，脱脂鲜乳 100ml，酵母膏 5g，琼脂粉 15g，加水至 1000ml，pH 7.0。制平板培养基时，牛乳与其他成分分开灭菌，倒平板前再混合。

参考文献

[1] 周长林. 微生物学 [M]. 4版. 北京: 中国医药科技出版社, 2020.

[2] 周德庆. 微生物学教程 [M]. 4版. 北京: 高等教育出版社, 2020.

[3] 刘晓蓉. 微生物学基础 [M]. 2版. 北京: 中国轻工业出版社, 2020.

[4] 徐德强, 王英明, 周德庆. 微生物学实验教程 [M]. 4版. 北京: 高等教育出版社, 2019.

[5] 陈明琪. 药用微生物学基础 [M]. 3版. 北京: 中国医药科技出版社, 2018.

[6] 韩秋菊. 药用微生物 [M]. 北京: 化学工业出版社, 2018.

[7] 郝乾坤. 药用微生物技术 [M]. 重庆: 重庆大学出版社, 2015.

[8] 李阜棣, 胡正嘉. 微生物学 [M]. 北京: 中国农业出版社, 2015.

[9] 李娜. 医学免疫学与病原生物学 [M]. 3版. 西安: 世界图书出版公司, 2020.

[10] 李睿, 杨翀. 病原生物学与免疫学 [M]. 2版. 北京: 北京大学医学出版社, 2019.

[11] 杨玉红, 高江原. 食品微生物学基础 [M]. 北京: 中国医药科技出版社, 2019.

[12] 凌庆枝. 微生物学 [M]. 北京: 人民卫生出版社, 2013.

[13] 沈关心, 徐威. 微生物学与免疫学 [M]. 8版. 北京: 人民卫生出版社, 2016.

[14] 刘荣臻, 曹元应. 病原生物与免疫学 [M]. 北京: 人民卫生出版社, 2019.

[15] 赵金海. 微生物学基础 [M]. 北京: 中国轻工业出版社, 2019.

[16] 蔡凤. 微生物学与免疫学 [M]. 北京: 科学出版社, 2017.

[17] 臧学丽. 实用发酵工程技术 [M]. 北京: 中国医药科技出版社, 2017.

[18] 李明远. 微生物学与免疫学 [M]. 6版. 北京: 高等教育出版社, 2018.

[19] 顾卫兵. 农业微生物 [M]. 2版. 北京: 中国农业出版社, 2019.

[20] 李志香. 微生物学及技能训练 [M]. 北京: 中国轻工业出版社, 2014.

[21] 刘文辉, 张其霞. 免疫学检验 [M]. 北京: 中国医药科技出版社, 2019.

[22] 李丹丹, 孙中文. 微生物学基础 [M]. 2版. 北京: 中国医药科技出版社, 2015.